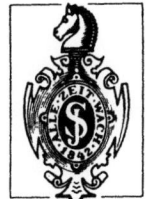

H. Ludwig

# Multiples Myelom

Diagnose, Klinik und Therapie

Mit 67 Abbildungen

Springer-Verlag
Berlin  Heidelberg  New York 1982

Dr. Heinz Ludwig
Allgemeines Krankenhaus der Stadt Wien
II. Medizinische Universitätsklinik
Garnisongasse 13, A-1090 Wien

Publiziert mit Unterstützung des Fonds zur Förderung der wissenschaftlichen Forschung, Wien

ISBN-13: 978-3-642-68769-3   e-ISBN-13: 978-3-642-68768-6
DOI: 10.1007/978-3-642-68768-6

CIP-Kurztitelaufnahme der Deutschen Bibliothek
*Ludwig, Heinz :* Multiples Myelom: Diagnose, Klinik u. Therapie/H. Ludwig. – Berlin; Heidelberg ; New York: Springer, 1982.

Das Werk ist urheberrechtlich geschützt. Die dadurch begründeten Rechte, insbesondere die der Übersetzung, des Nachdruckes, der Entnahme von Abbildungen, der Funksendung, der Wiedergabe auf photomechanischem oder ähnlichem Wege und der Speicherung in Datenverarbeitungsanlagen bleiben, auch bei nur auszugsweiser Verwertung, vorbehalten. Die Vergütungsansprüche des § 54, Abs. 2 UrhG werden durch die ‚Verwertungsgesellschaft Wort', München, wahrgenommen.

© by Springer-Verlag Berlin · Heidelberg 1982
Softcover reprint of the hardcover 1st edition 1982

Die Wiedergabe von Gebrauchsnamen, Warenbezeichnungen usw. in diesem Werk berechtigt auch ohne besondere Kennzeichnung nicht zu der Annahme, daß solche Namen im Sinne der Warenzeichen- und Markenschutzgesetzgebung als frei zu betrachten wären und daher von jedermann benutzt werden dürften.

Satz- und Bindearbeiten: Appl, Wemding. Druck: aprinta, Wemding
2127/3140-543210

# Vorwort

Das multiple Myelom zieht mit seinem vielfältigen und bunten Zellbild nicht nur begeisterte Zytomorphologen in seinen Bann, sondern fasziniert gleichwohl Internisten, Hämatologen, Onkologen, Immunologen, Radiologen und möglicherweise auch Neurochirurgen und Orthopäden. Dieses breite Interesse ruft es sicher nicht zu Unrecht hervor, da wohl keine andere Erkrankung die immunbiologische Forschung mehr als das multiple Myelom befruchtet hat. Durch das Studium der Natur dieser Plasmazelldyskrasie wurden maßgebende Erkenntnisse über die Physiologie und Pathophysiologie des immunkompetenten Systems gewonnen. So konnten Plasmazellen vor allem aufgrund von Beobachtungen beim multiplen Myelom als antikörperproduzierende Zellen identifiziert und 2 bis dahin unbekannte Immunglobulinklassen (IgE und IgD) durch deren Vorkommen als Paraproteine bei Patienten mit multiplem Myelom entdeckt werden. Außerdem konnte die Aufklärung der Aminosäuresequenz von Immunglobulinen bisher ausschließlich an Paraproteinen durchgeführt werden. Gegenwärtig stehen Fragen bezüglich der klonalen Entwicklung normaler und neoplastischer Plasmazellen, der Regulation, Proliferation, Differenzierung und Wachstumskinetik von Plasmazellklonen, sowie die Interaktion mit anderen immunkompetenten Zellen, aber auch mit nicht verwandten Zellpopulationen, wie zum Beispiel Osteoklasten im Vordergrund des wissenschaftlichen Interesses. Daher ist in Zukunft auf diesem Gebiet mit erweiterten Erkenntnissen zu rechnen, die möglicherweise bisher anerkannte Konzepte in Frage stellen und einzelne Abschnitte dieser kurzen Monographie überholen könnten noch bevor deren Drucklegung abgeschlossen ist. All die Bestrebungen, den Eigenschaften maligner Plasmazelldyskrasien auf den Grund zu kommen, werden von intensiven Bemühungen zur Verbesserung der Therapie übertroffen. In diesem Zusammenhang sind die ersten Erfolge bestimmter Polychemotherapieregimes, die die mediane Überlebenszeit möglicherweise im Vergleich zur Standardtherapie um einige Monate verlängern können, zu erwähnen. Weiteres ist auf die ersten Versuche, Myelomstammzellen in vitro zu kultivieren und dieses Kultivierungsverfahren für die in vitro Austestung der individuellen Zytostatikasensitivität heranzuziehen, hinzuweisen. Sollten sich diese Methoden in Zukunft bewähren, so würde sich damit eine neue Dimension in der Behandlung des multiplen Myeloms eröffnen. Aber auch hier ist, wie bei den meisten Innovationen auf dem Gebiet der Medizin, wegen zahlreicher Probleme vorsichtige Zurückhaltung gegenüber ungebremstem Optimismus angebracht. Diese Einstellung empfiehlt sich auch gegenüber der Suche nach neuen, beim multiplen Myelom wirksamen antiproliferativen Substanzen wie z.B. Interferon.

In der kurzen Monographie wird versucht, die für die klinische Betreuung von Patienten mit multiplem Myelom relevanten Informationen anzuführen. Für die individuelle Interpretation, Betonung, sowie Übergehung bestimmter Probleme fühlt sich der Autor verantwortlich und dankt für die Anregungen, die Kritiker sicherlich finden werden. Ein Teil der Ausführungen basiert auf Untersuchungsergebnissen der eigenen Arbeitsgruppe. Dazu zählen Studien über die Epidemiologie des multiplen Myeloms in Österreich, die neben für mitteleuropäische Verhältnisse erwarteten Ergebnissen ein auffallend hohes Manifestationsalter gezeigt haben. In einer eigenen Untersuchung und einer nachfolgenden Analyse aller verfügbaren Daten konnten konkrete Hinweise auf eine genetische Prädisposition für das multiple Myelom – ähnlich wie es bereits für den Morbus Hodgkin bekannt ist – gefunden werden. Histomorphologische Untersuchungen des Beckenkammknochengewebes haben bei dem Großteil der Patienten stark gesteigerte Umbauvorgänge zusätzlich zu der bekannten Reduktion der Knochenvolumina aufgezeigt. Interessanterweise war selbst bei den Patienten mit massiv verringertem Knochenvolumen das periphere Skelettsystem – wie densitometrische Untersuchungen ergeben haben – vollkommen normal. Die analysierten Parameter des Mineralstoffwechsels wie Parathormon, Kalzitonin sowie enterale Kalziumresorption zeigten unwesentliche Abweichungen vom Normalbereich. Nur bei einigen Patienten mit Niereninsuffizienz konnten erhöhte PTH-Werte im Sinne eines sekundären Hyperparathyreoidismus festgestellt werden.

In einer weiteren Studie wurde die Verteilung myelombedingter Skelettläsionen mittels konventioneller Radiographie untersucht und als bevorzugte Manifestationsregionen die untere Brustwirbel- und Lendenwirbelsäule identifiziert. In einer nachfolgenden Vergleichsanalyse über die Wertigkeit radiographischer und szintigraphischer Techniken zum Nachweis myelombedingter Knochenläsionen stellte sich die Radiographie als überlegene Methode heraus. Ihre Sensitivität lag bei 91% im Vergleich zur Sensitivität der Skelettszintigraphie von nur 46%.

In ultrastrukturellen Studien an Myelomzellen wurden bisher nicht oder nur oberflächlich erwähnte Veränderungen des Golgi-Apparates detailliert beschrieben. Außerdem wurden intermediäre Mikrofilamente in Myelomzellen aller Patienten gefunden und gelegentlich in ungewöhnlicher Anordnung in Form dicker Bündel beobachtet. Im Zuge der klinischen Tätigkeit konnte ein Patient mit dem seltenen Phänomen phagozytierender Plasmazellen sowie eine

Patientin mit „benigner" monoklonaler IgE-Gammopathie beschrieben werden.

Die Analyse der laborchemischen Parameter ließ interessante Verschiebungen erkennen. Dabei fand sich eine deutliche Verschlechterungstendenz fast aller untersuchter Parameter im Rahmen des Krankheitsverlaufes. Diese natürliche, bisher aber nicht berücksichtigte Entwicklungstendenz dürfte die z.T. stark divergierenden Literaturangaben erklären. Studien über bestimmte Aspekte des immunkompetenten Systems haben gezeigt, daß die ConA-induzierte Suppressorzellaktivität bei 42% der Patienten stark erhöht ist, während die chemotaktische Aktivität beim multiplen Myelom signifikant vermindert ist. Die reduzierte Leukozytenchemotaxis konnte z.T. auf leukozyteninhärente und z.T. auf Serumfaktoren zurückgeführt werden. Untersuchungen mit monoklonalen Antikörpern ergaben auffallende Verschiebungen der Verteilung einzelner Lymphozytensubpopulationen. Neben der bekannten Verminderung SRBC-rosettierender T-Lymphozyten wurde eine signifikante Vermehrung von „Suppressor/Cytotoxic-T-Zellen" und eine signifikante Reduktion von „Helper/Inducer"-T-Zellen gefunden, sodaß eine signifikante Verminderung des „Helper/Suppressor" (OKT4/OKT8) Quotienten zu beobachten war.

In Untersuchungen über das Verhalten der β-Thromboglobulinserumkonzentrationen beim multiplen Myelom konnten signifikant erhöhte Werte festgestellt werden. Bei einer Analyse eventueller Korrelationen zwischen verschiedenen klinischen Parametern und Überlebenszeit zeigte sich, daß die Nierenfunktion, wie schon von anderen Autoren beschrieben, als wesentlichster Prognosefaktor anzusehen ist. Als weitere prognostisch relevante Parameter konnten die Hämoglobinkonzentration, die Serumkalziumkonzentration sowie die Paraproteinklasse identifiziert werden. Darüber hinaus wurde die prognostische Bedeutung des morphologischen Differenzierungsgrades der Myelomzellen zum Diagnosezeitpunkt analysiert. Die Patienten mit gut differenzierten, reifen Myelomzellen hatten eine mediane Überlebenszeit von 30,5 Monaten und jene mit schlecht differenzierten vorwiegend plasmoblastischen Tumorzellen eine mediane Überlebenszeit von 4,6 Monaten, während die mediane Überlebenszeit von Patienten mit plasmozytischem-plasmoblastischem Zelltyp zwischen diesen Werten lag (16,4 Monate).

Im Rahmen der Bemühungen zur Verbesserung der Chemotherapie des multiplen Myeloms wurde ein Kultivierungsverfahren für Myelomstammzellen entwickelt, wobei als besonderer Vorteil dieser Technik die Schaffung von Kulturbedingungen anzuführen ist, die der individuellen Situation des Patienten möglichst nahe kommen und vom Zusatz biologischer, nicht humaner Wachstumsfaktoren unabhängig sind. Mit diesem System wurde die Empfindlichkeit von Myelomstammzellen gegenüber einer Reihe von antiproliferativen Substanzen untersucht. Die inhibitorische Aktivität verschiedener bei multiplen Myelom wirksamer Zytostatika entsprach im wesentlichen den klinischen Erfahrungswerten. Lymphoblasteninterferon zeigte sich mit einer bei 53% der Patienten nachweisbaren Hemmwirkung dem Fibroblasteninterferon (inhibitorische Aktivität bei 23%) deutlich überlegen. Mit keinem der beiden Interferone wurde jedoch eine komplette Inhibition der in vitro Myelomstammzellproliferation beobachtet, während bestimmte Zytostatika durchaus komplette Hemmungen herbeigeführt haben. Bei Verwendung dieses Konzeptes zur Individualisierung der Chemotherapie und Behandlung der Patienten nach in vitro erhobenem Sensitivitätsprofil ließ sich eine befriedigende Korrelation zwischen in vitro ermittelter Zytostatikasensitivität und in vivo beobachtetem Therapieerfolg nachweisen. Wiederholte Sensitivitätstestungen bei im Intervall behandelten oder unbehandelten Patienten erbrachten interessante Ergebnisse. Nach 4- bis 8-monatigem Intervall zwischen Erst- und Zweittestung war bei den inzwischen behandelten Patienten eine deutliche Verminderung der Zytostatikasensitivität zu verzeichnen, während bei nicht behandelten Patienten ein nur geringer Sensitivitätsverlust zu beobachten war.

Mein Dank gilt Herrn Prof. Dr. G. Geyer, dem Vorstand der II. Medizinischen Universitätsklinik Wien, der mein Interesse an diesem Arbeitsgebiet geweckt und durch seine positive Einstellung einen wesentlichen Stimulus zur Abfassung dieses Buches gegeben hat. Dank möchte ich aber auch allen Kollegen für ihre Mitarbeit sagen, ohne die ein wesentlicher Teil dieser Monographie nicht zustande gekommen wäre. Herrn Prof. Dr. J. Kühböck, Herrn Dr. P. Pötzi, Herrn Dr. P. Aiginger, Herrn Dr. W. Linkesch möchte ich für die Erlaubnis, von ihnen betreute Patienten in die Auswertung miteinbeziehen zu dürfen, Dank aussprechen. Frau Dr. M. Pavelka möchte ich für ihre ultrastrukturellen Untersuchungen und für die Erlaubnis, einige noch unveröffentlichte Bilder zu verwenden, herzlich danken. Herr Prim. Doz. St. Wuketich hat mit großer Liebenswürdigkeit zahlreiche pathologisch-anatomische Aufnahmen aus seiner beeindruckenden Sammlung zur Verfügung gestellt. Von den Kollegen, die unmittelbar in die Arbeit involviert waren, möchte ich Herrn Dr. W. Kumpan, Herrn Doz. Th. Radaszkiewicz, Herrn Prof. W. R. Mayr, Herrn Doz. G. Schernthaner, Herrn Doz. H. Sinzinger, Herrn Dr. H. P. Friedl und Herrn Doz. H. Plenk besonders danken.

Ein Teil der eigenen Untersuchungen wurde mit Unterstützung des Österreichischen Fonds zur Förderung der wissenschaftlichen Forschung (Projekt 3997) durchgeführt.

Frau Spitzy hat einen Großteil der aufwendigen Literatursuche und Frau Szolga die endgültige Textverarbeitung bewältigt; dafür möchte ich aufrichtig danken. Ohne die entscheidende Mithilfe meiner langjährigen Mitarbeiterin Frau Fritz wäre aber dieses Buch nicht zustande gekommen. Sie hat nicht nur die Computerprogramme zur statistischen Auswertung der Daten entwickelt, mit größtem technischen Geschick und großen Kenntnissen auf dem Gebiet der Gewebekultur den Assay zur Kultivierung und Zytostatikasensitivitätstestung von Myelomstammzellen etabliert und praktisch an allen in den folgenden Abschnitten beschriebenen Studien mitgearbeitet, sondern in vielen Diskussionen zur Abfassung des Manuskripts in der vorliegenden Fassung beigetragen.

Letztlich wird auch beim multiplen Myelom das Ziel erreicht werden, das beim solitären Plasmozytom und extramedullären Plasmozytom schon greifbar ist. Bei letztgenannten Plasmazelldyskrasien kann ein erheblicher Teil der Patienten bei rechtzeitiger und kunstgerechter Intervention geheilt werden, während beim multiplen Myelom gegenwärtig nur eine Verlängerung der Überlebenszeit und Linderung der Beschwerden erreichbar sind. Anregungen und Kritik der Leser sollten unsere Bemühungen um ein besseres Verständnis der Natur der Plasmazelldyskrasien hilfreich unterstützen.

H. Ludwig

# Inhaltsverzeichnis

| | |
|---|---:|
| *I. Historischer Rückblick* | 1 |
| *II. Ätiologie* | 5 |
| Chronische Antigenstimulation | 5 |
| Ionisierende Strahlung | 7 |
| Viren | 9 |
| Umweltfaktoren und Chemikalien | 9 |
| *III. Inzidenz und Epidemiologie* | 11 |
| Chromosomenaberrationen | 19 |
| *IV. Diagnose des multiplen Myeloms* | 20 |
| Symptome | 20 |
| Knochenmark | 21 |
| Paraproteine | 24 |
| Skelettläsionen | 25 |
| Differentialdiagnose zwischen „benigner" monoklonaler Gammopathie und multiplem Myelom | 26 |
| *V. Myelomzellen* | 31 |
| Klonale Entwicklung | 31 |
| Zellkinetik | 32 |
| Morphologie | 34 |
| Ultrastruktur | 38 |
| Zytochemische Befunde | 49 |
| *VI. Paraproteine* | 51 |
| Immunglobulinsynthese | 51 |
| Elektrophorese | 57 |
| Immunelektrophorese | 60 |
| Immunfixation | 62 |
| Harnanalyse | 64 |
| Kryoglobuline | 65 |
| Pyroglobuline | 65 |

Remissionskriterien . . . . . . . . . . . . . . . . . . . . . . . 152
Zellkinetische Überlegungen . . . . . . . . . . . . . . . . . 154
Sequentielle Therapie . . . . . . . . . . . . . . . . . . . . . . 155
Antiproliferative Substanzen . . . . . . . . . . . . . . . . . 156
Polychemotherapie . . . . . . . . . . . . . . . . . . . . . . . 167
Therapie der Remissionsphase . . . . . . . . . . . . . . . . 169
Therapie des malignen Endstadiums . . . . . . . . . . . 169
Nebenwirkungen der Chemotherapie . . . . . . . . . . . 170
Zukünftige Entwicklungen in der Therapie des multiplen Myeloms . . . . . . . . . . . . . . . . . . . . . . . . . . . . . . . 172
Strahlentherapie . . . . . . . . . . . . . . . . . . . . . . . . . 178
Symptomatische Therapie . . . . . . . . . . . . . . . . . . 179

*XIII. Literaturverzeichnis* . . . . . . . . . . . . . . . . . . . . 187

*XIV. Sachverzeichnis* . . . . . . . . . . . . . . . . . . . . . . . 231

# I. Historischer Rückblick

Archäologische Befunde an Skeletten von Indianern, die zwischen 1200 und 200 v.Chr. Nordamerika besiedelt haben, lassen das Auftreten des multiplen Myeloms bis in prähistorische Zeiten zurückverfolgen [701]. Dies scheint durch die Untersuchungen von Morse u. Ma. [589] weitgehend gesichert (Abb.1), obwohl nicht alle beschriebenen lytischen Skelettdestruktionen, insbesondere jene, die bei jüngeren Individuen gefunden wurden, auf multiple Myelome zurückzuführen sein dürften.

Die erste klinische Beschreibung der Erkrankung geht auf Beobachtungen von Dr. William McIntyre im Jahr 1845 zurück [546]. In diesem Jahr wurde der renommierte Londoner Arzt von einem 44jährigen Geschäftsmann, der über seit Monaten zunehmende Müdigkeit klagte, aufgesucht. Außerdem berichtete der Patient, daß während eines Landaufenthaltes bei einer abrupten Bewegung ein blitzartiger Schmerz aufgetreten sei, der ihn für mehrere Minuten bewegungslos

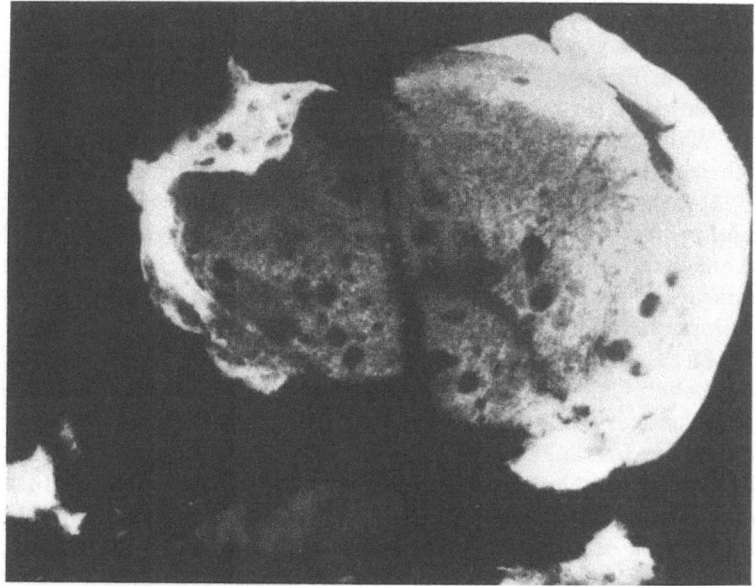

**Abb. 1.** Fragmente eines prähistorischen Schädels mit ausgestanzten, randständig reaktionslosen Knochenläsionen, die auf ein multiples Myelom hinweisen. Der Skelettfund stammt aus Ausgrabungen in den Calico Hills, Florida und wird auf die Periode zwischen 200 u. 900 v.Chr. zurückgeführt. (Aus Morse, D., Dailey, R.C. und Bunn, J., Bull. N.Y. Acad. Med. 1974; mit Genehmigung der Autoren)

zu Boden streckte; nur langsam und mit vorsichtigen kleinsten Bewegungen konnte sich der Patient damals wieder aufrichten. Diese Episode dürfte wohl als erste Schilderung einer Spontanfraktur beim multiplen Myelom aufzufassen sein. Der Patient wurde nach dieser Attacke mit Aderlässen und Blutegeln behandelt, konnte sich aber erwartungsgemäß nur langsam erholen. Nach passagerer Besserung trat eine Pleuritis auf. Als diese überstanden war, kam es zu Durchfällen und zunehmenden Schmerzen in der unteren Lendenwirbelsäule und im Ischiadicusbereich. Zusätzlich traten Ödeme auf, worauf Dr. McIntyre den Urin untersuchte, aber keinen Zucker nachweisen konnte. Gleichzeitig machte McIntyre eine erstaunliche Entdeckung: Beim Erhitzen des Harns zeigte sich eine starke Trübung, die sich nach Zugabe von Salpetersäure wieder klärte. Nach einiger Zeit entstand aber ein Präzipitat, das sich durch Erhitzen wieder auflösen ließ. McIntyre gab den Harn an den chemisch versierten, bei Liebig in Giessen ausgebildeten Kollegen Henry Bence Jones zur genauen Abklärung weiter. Dieser bestätigte die Beobachtung von McIntyre und schloß aus seiner Analyse, daß es sich bei dem Präzipitat um ein „Albumin-Trioxyd" handeln dürfte [66]. Der Zustand des Patienten verschlechterte sich zusehends, sodaß jede Bewegung zur Qual wurde und nur mit größter Vorsicht und in langsamen kleinen Manövern möglich war. Er verstarb im Jänner 1846. Bei der pathologischen Untersuchung fielen vor allem die weichen porotischen, leicht zerbrechlichen Rippen auf, die – wie auch andere Knochen – zum Teil von gelatinösen fettigen rötlichen Massen ausgefüllt waren. Dr. John Dalrymple nahm die mikroskopische Untersuchung vor und konnte dabei wahrscheinlich als erster Myelomzellen beobachten, die er folgendermaßen beschrieb: „Den Hauptanteil der gelatinösen Massen stellen kernhaltige Zellen dar, die zum größten Teil rund, zum Teil allerdings auch oval und $1^{1}/_{2}$ bis $2 \times$ so groß wie Erythrozyten sind. Zahlreiche Zellen enthalten 2 Kerne, die meisten weisen einen prominenten Nucleolus auf" [188].

Wahrscheinlich ist aber ein anderer Patient, nämlich ein von Solly 1844 beschriebener Fall, als allererster Patient mit multiplem Myelom zu betrachten [784]. Dieser Patient litt an starken Knochenschmerzen, Skelettdeformierungen und zahlreichen Spontanfrakturen. Bei der Autopsie fand Dr. McIntyre große Ähnlichkeit mit dem von ihm beschriebenen Patienten. Außerdem ließ sich die mikroskopische Beschreibung der Knocheninfiltrate auffallend gut mit dem histologischen Bericht von Dr. Dalrymple vergleichen.

Die Bezeichnung „multiples Myelom" wurde 27 Jahre später 1873 von dem deutschen Chirurgen Rustizky geprägt [719]. Er fand bei einem Patienten 8 vom Knochenmark ausgehende Tumore, aber keine Organmetastasen und betrachtete daher die Erkrankung als gutartig. Seine histologische Beschreibung der Myelomknoten erwähnt zwar Zellen mit exzentrischem Kern, ordnet die Zellen aber den „beiden Hauptarten der farblosen Blutkörperchen" zu. Wahrscheinlich handelt es sich bei 3 weiteren vor und 2 nach Rustizky's Bericht publizierten Fällen ebenfalls um Patienten mit multiplem Myelom (zitiert nach 271). Größere Aufmerksamkeit wurde allerdings erst durch die Publikation von Otto Kahler auf dieses Krankheitsbild gelenkt [392]. Dieser Bericht erschien 1889, dem Jahr, in dem er zum Vorstand der II. Medizinischen Universitätsklinik Wien berufen wurde, in der Prager Medizinischen Wochenschrift (Abb. 2) und vermittelt eine genaue Darstellung der Symptomatologie des Krankheitsbildes, nämlich multiple,

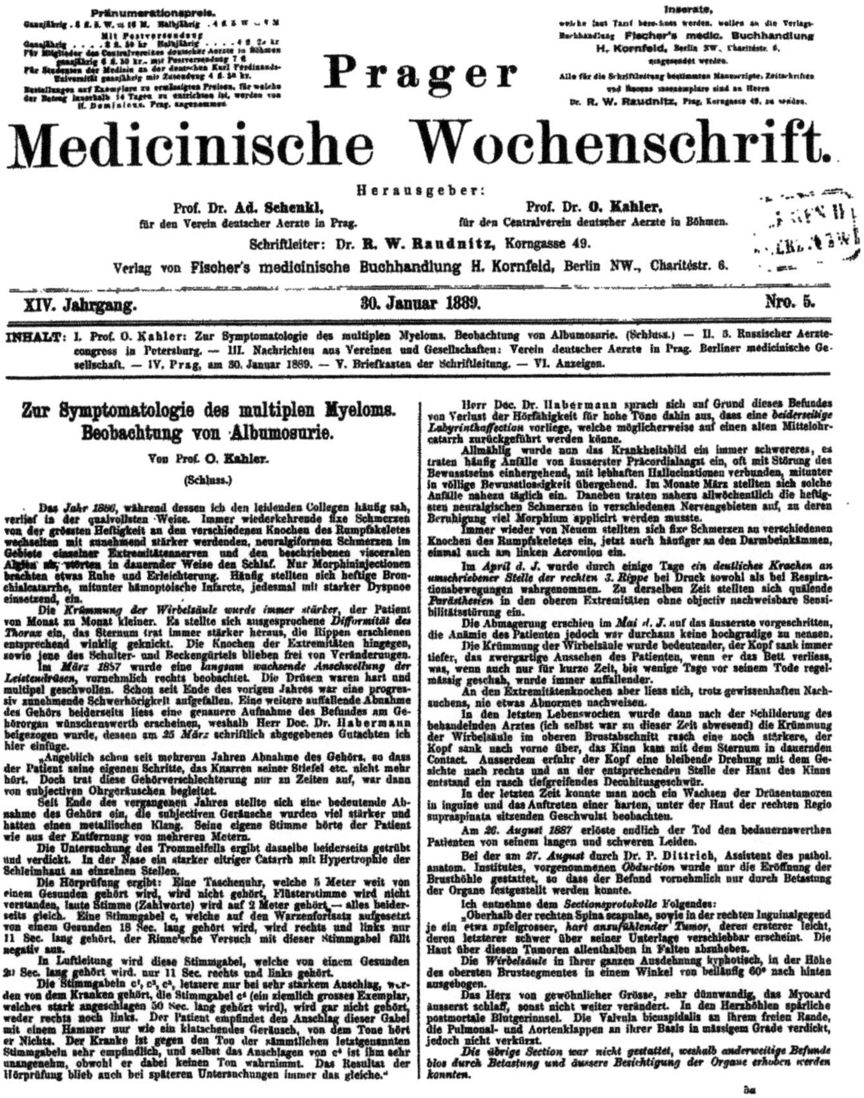

**Abb. 2.** Beschreibung der Symptomatologie des multiplen Myeloms durch Otto Kahler in der Prager medizinischen Wochenschrift vom 30.1.1889

vom Knochenmark ausgehende Tumore, die über das gesamte Skelettsystem verbreitet sind, heftige Schmerzen verursachen und zu Frakturen und Verbiegungen der Knochen führen, sowie als Besonderheit das Vorkommen von „Albumosurie", also der Bence-Jones Proteinurie. Im Laufe der qualvollen Krankheit entwickeln sich Blutarmut und Kachexie, die letztlich zum Exitus führen. Alle diese Symptome hatte Kahler bei einem 46-jährigen Prager Kollegen beobachtet, dessen multiples Myelom einen ungewöhnlichen Verlauf zeigte. Die Beschwerden waren so wechselhaft, daß er in Intervallen immer wieder praktizieren und zum Teil auf Reisen gehen konnte. Außerdem hatte er mit 8 Jahren Krankheitsdauer eine ungewöhnlich lange Überlebenszeit.

In der Folgezeit wurden vielfach alle multiplen, im Knochenmark sitzenden Geschwülste zu unrecht als Myelom bezeichnet, sodaß noch zahlreiche Anstrengungen erforderlich waren, um das Krankheitsbild von makroskopisch ähnlich metastasierenden Neoplasien abzugrenzen.

Die Myelomzelle, die bereits 1846 von Dalrymple gesehen wurde [188], konnte damals keiner Zellpopulation zugeordnet werden. Plasmazellen waren nicht bekannt – die Bezeichnung wurde erst 1875 von Waldeyer geprägt [854] – die seiner Arbeit beigefügten Zeichnungen lassen allerdings keinen Zusammenhang mit dem später als „Plasmazellen" charakterisierten Zelltyp erkennen. Fünfzehn Jahre später lieferte Ramon y Cajal [691] und kurz darauf Unna [832] eine ausführliche Beschreibung von Plasmazellen, bis schließlich Wright im Jahre 1900 auf die Ähnlichkeit zwischen diesem Zelltyp und Zellen eines Myelomtumors bei einem von ihm autopsierten Patienten hinwies [894]. Pappenheim führte 1901 die starke Basophilie der Plasmazellen auf einen hohen Proteingehalt zurück [633], und Wallgren [859] vertrat 1921 die Auffassung, daß das multiple Myelom eine Krankheit retikulärer Plasmazellen sei. Er führte als erster die Bezeichnung „Myelomzelle" ein.

Als weitere Marksteine der Charakterisierung des multiplen Myeloms sind die 1928 von Perlzweig und Ma. [649] erkannten Beziehungen zwischen Hyperproteinämie und multiplem Myelom, die später von Magnus-Levy an einem größeren Patientengut bestätigt wurden [517], sowie die 1938 durch Longsworth und Ma. [500] erfolgte Einführung der Serum-Elektrophorese hervorzuheben. Damit waren die Voraussetzungen für geeignete diagnostische Maßnahmen sowie für die Verlaufsbeurteilung geschaffen worden. Der Berliner Pathologe Karl Apitz [34] führte 1940 den Begriff „Paraprotein" ein und verstand darunter „für Plasmazytomträger spezifische, untereinander eng verwandte Eiweißkörper, die leicht spontan kristallisieren und in ihrer Fällung durch Kongorot gefärbt werden. Ihre Produktion in den Plasmazytomzellen ist als Wiederholung der physiologischen Tätigkeit ihrer Mutterzelle anzusehen". Somit war die Myelomzelle als paraproteinproduzierende Zelle identifiziert worden, was 8 Jahre später von Fagreus eindeutig bestätigt wurde [239]. 1953 wurde schließlich durch die Einführung der Immunelektrophorese durch Grabar und Williams [298] die exakte Differenzierung und Klassifizierung von Paraproteinen möglich, sodaß das vielfältige klinische und laborchemische Erscheinungsbild dieser Erkrankung seit dieser Zeit weitgehend erfaßt werden kann.

# II. Ätiologie

Die Ursache des multiplen Myeloms ist bis heute nicht bekannt. Die Erkrankung ist weder im üblichen Sinn übertragbar noch durch Traumen auslösbar [271]. Allerdings lassen sich Faktoren, wie chronische Antigenstimulation, ionisierende Strahlen und Lebensalter mit der Entstehung eines multiplen Myeloms in Zusammenhang bringen.

**Chronische Antigenstimulation**

Mehrere Beobachtungen aus tierexperimentellen Untersuchungen weisen auf die Bedeutung chronischer Antigenstimulation bei der Entstehung maligner Plasmazelldyskrasien hin: Erstens wurden spontane Plasmozytome bevorzugt bei $CH_3$-Mäusen, die im Coecum chronisch ulceröse Läsionen aufwiesen, gefunden. Getrennt aufgezogene Tiere mit geringer Inzidenz ileocoecaler Ulcerationen zeigten dementsprechend auch eine weit geringere Inzidenz spontaner Plasmozytome [659]. Zweitens konnte Potter [667] zeigen, daß BALB/c-Mäuse mit intestinalen Plasmozytomen vorwiegend Paraproteine der IgA-Klasse, die bekanntlich als wesentlichste Immunglobulinklasse im Darmbereich angesehen wird, produzieren. Darüber hinaus konnte bei den Paraproteinen mehrerer Mäuse Antikörperaktivität gegen Antigene der Darmflora, der Nahrung oder anderer exogener Substanzen festgestellt werden. So wurden z. B. alpha-1-3-Dextran, alpha-Methyl-D-Mannose oder Phosphorylcholin als Antigene bestimmter Paraproteine identifiziert, was auf den Zusammenhang zwischen neoplastischem und normalem Plasmazellklon hinweist [667]. Drittens konnten Mervin und Algire [568] 1959 als erste und später Potter und Ma. [669, 670] durch intraperitoneale Installation von Plastik oder Mineralöl bei etwa 70% von BALB/c-Inzuchtmäusen Plasmozytome induzieren. Die genannten Substanzen verursachen in der Bauchhöhle unspezifische Reizzustände, die mit granulomatösen, aus Lymphozyten, Histiozyten und Plasmazellen bestehenden Entzündungsherden einhergehen. Wenige Monate nach Ausbildung einer polyklonalen Hypergammaglobulinämie entstehen bei 65–70% der Tiere Plasmozytome, die Paraproteine und Bence-Jones-Proteine produzieren. Diese Tumore lassen sich in syngene Mäuse transplantieren und können häufig als Zellinien unter Gewebekulturbedingungen weiter propagiert werden [596]. Viertens zeigen keimfrei aufgezogenen BALB/c-Mäuse eine etwa 10-fach reduzierte Plasmozytominzidenz im Vergleich zu konventionell gehaltenen Tieren. Außerdem ist bei den keimfrei gehaltenen Tieren die Latenzzeit zwischen intraperitonealer Mineralölinjektion und Tumormanifestation deutlich verlängert [544].

Bei allen erwähnten tierexperimentellen Untersuchungen führt chronische Antigenstimulation mit bakteriellen, viralen oder chemischen Agentien bei offensichtlich genetisch prädisponierten Mäuseinzuchtstämmen schließlich zur Ausbildung maligner Plasmazelldyskrasien. Die Relevanz ähnlicher Mechanismen bei Menschen wird allerdings durch diese Befunde keinesfalls bewiesen, da sich die tierexperimentell induzierten Plasmozytome in verschiedenen Punkten vom humanen multiplen Myelom unterscheiden. Die Mäuseplasmozytome entstehen immer in der Umgebung eines chronischen Entzündungsherdes, während der Ausgang des multiplen Myeloms bei Menschen wahrscheinlich im Knochenmark zu suchen ist, wo bisher keine vergleichbaren Entzündungsherde gefunden wurden. Darüber hinaus zeigen Mäuseplasmozytome nur dann ossäre Metastasierungstendenz, wenn die Tumorzellen intravenös appliziert werden [422] und schließlich lassen sich in Mäuseplasmozytomzellen virusähnliche Partikel häufiger nachweisen [189, 668], während sie in menschlichen Myelomzellen nur vereinzelt beschrieben wurden [787, 815]. Trotz dieser Divergenz weisen mehrere Befunde darauf hin, daß ähnliche Mechanismen durchaus auch in der Pathogenese menschlicher Plasmazelldyskrasien bedeutsam sein könnten. Hier sind es vor allem die Infektionen der Gallenblase, chronische Osteomyelitiden, Pyelonephritiden und tuberkulöse Entzündungen, die mit dem Auftreten maligner Plasmazelldyskrasien in Zusammenhang gebracht wurden [363, 621, 906]. Solitäre Plasmozytome wurden vereinzelt direkt im Bereich chronischer osteomyelitischer Herde beobachtet [49, 321] und bei einem Patienten mit einem mit Silastik umkleideten Schrittmacher direkt im subkutanen Gewebe seines Schrittmacherbettes gefunden [308].

Schäfer und Miller [736] konnten in einer retrospektiven Analyse unter 97 Patienten mit multiplem Myelom 12 Patienten mit chronischen Gallenwegserkrankungen finden, von denen 8 (66%) ein IgA – Paraprotein aufwiesen. Sollte chronische Antigenstimulation tatsächlich zu malignen Plasmazelldyskrasien führen, wäre im Fall chronischer Gallenwegsinfektionen auch ein exzessives Auftreten von Paraproteinen der IgA-Klasse zu erwarten, denn die im Gastrointestinaltrakt vorherrschenden Plasmazellen dieses Isotyps würden mit größerer Wahrscheinlichkeit einer malignen Transformation unterliegen als die selteneren Plasmazellen anderer Immunglobulinklassen. Darüber hinaus wurden interessante Einzelfälle beschrieben. Seligmann und Ma. [756] berichteten über einen Patienten, der 1930 und 1936 mit Pferdeantitetanusserum passiv immunisiert worden war und 3 Jahrzehnte später an einem IgG-kappa-Myelom erkrankte. Die Untersuchungen über die Antiköperspezifität seiner Paraproteine erbrachten ein überraschendes Ergebnis: Die monoklonale Antikörperpopulation reagierte mit Pferde-, Kaninchen- und Schweine-alpha2-Makroglobulin und dürfte daher von einem 30 Jahre zuvor sensibilisierten Zellklon abstammen. Salmon und Seligmann interpretierten diesen Befund später im Sinne eines „2 Hit" Mutationsmodells [726]. Das erste mutagene Ereignis führt zu einer prämalignen Proliferation monoklonaler B-Zellen, die durch die zweite Mutation neoplastisch transformiert werden. Woodroffe [885] berichtete über einen und Penny und Hughes [645] über zwei Patienten mit schweren Allergien, die über lange Zeit desensibilisiert worden waren, sodaß auch hier zwischen chronischer Antigenexposition (Desensibilisierung) und Plasmazelldyskrasie ein Zusammenhang bestehen könnte. Da bei diesen Patienten keine weiteren Untersuchungen über die Antikörperspezifität ihrer Paraproteine vorgenommen wurden, kommt diesen Überlegungen allerdings nur hypothetischer Charakter zu.

## Ionisierende Strahlung

Ionisierende Strahlen sind ein wesentlicher Risikofaktor für die Entwicklung des multiplen Myeloms. Diese Erkenntnis geht aus einer umfassenden Zusammenstellung und Analyse der bisher verfügbaren Daten von Cuzick [184] hervor, wobei als Risikogruppen Radiologen, Atombombenopfer, Arbeiter, die in Atomreaktoren beschäftigt sind oder die mit Radiumleuchtstoffarben in Kontakt kommen, sowie Patienten, denen Thorotrast appliziert wurde, betroffen sind (Tabelle 1).

Das erhöhte Myelomrisiko amerikanischer Radiologen wurde erstmals von Lewis 1963 erkannt [486] und später von Matanoski und Ma. bestätigt [536]. Die letztgenannten Autoren nahmen eine durch die Strahlenexposition bedingte kontinuierliche Immunsuppression als wesentlichste Ursache für die erhöhte Myelominzidenz an. Unter den Überlebenden der Atombombenkatastrophe von Hiroshima wurde nur bei den mit mehr als 100 rad strahlenbelasteten Personen eine erhöhte Myelomhäufigkeit gefunden, während die Myelominzidenz bei den geringer belasteten Opfern den Erwartungswerten entsprach. Diese eindeutige Dosisabhängigkeit ging schon aus der ersten von Nishiyama und Ma. 1973 [602] veröffentlichten Studie hervor und wurde nach weiteren 6 Jahren Nachbeobachtung von Ishimaru und Ma. 1979 bestätigt [353]. Interessanterweise wurde aber in Nagasaki keine erhöhte Myelominzidenz gefunden, was auf die in beiden Städten unterschiedliche Verteilung der Gammastrahlung und Neutronenemission zurückgeführt wurde [353]. Untersuchungen über die Leukämie- und Lymphominzidenz bei Arbeitern des Atomkraftwerkes Windscale, England, wiesen ebenfalls auf die Zusammenhänge zwischen ionisierender Strahlung und Myelominzidenz hin [213]. Anstelle eines erwarteten Falles wurden 4 Patienten mit multiplem Myelom beobachtet, wobei die pensionierten Mitarbeiter, bei denen aufgrund der langen Latenzzeit die höchste Myelominzidenz zu erwarten gewesen wäre, nicht in die Untersuchung einbezogen wurden. Ähnliche Ergebnisse wurden auch von Gilbert und Marks [275] für die Vereinigten Staaten berichtet. Najarian und Castleman [595] haben im Rahmen einer telefonischen Interviewstudie bei einer Gruppe von 89 Patienten mit multiplem Myelom mehr als doppelt so viele Patienten mit anamnestisch erhebbarer Strahlenexposition als erwartet gefunden. Eine erhöhte Myelominzidenz wurde auch von Polednak und Ma. [663] bei Leuchtziffernmalern, die vor 1929 mit radiumhaltigen Farbstoffen gearbeitet hatten, festgestellt. Ebenso wurden in Deutschland [838] und in Dänemark [235] bei mit Thorotrast als Kontrastmittel angiographierten Patienten, bei denen jährlich etwa 9 rad alpha-Strahlung freigesetzt wurde, erhöhte Myelominzidenzen beobachtet.

Im Gegensatz zu diesen Berichten, die zwischen Strahlenexposition und multiplem Myelom – wenn auch meist erst nach langer Latenzzeit – Zusammenhänge aufzeigen, ist die Situation bei im Genitaltrakt bestrahlten Patienten nicht eindeutig. Zwei Studien [777, 848] haben bei 3961 Patienten mit 100 bis 300 rad Knochenmarksbelastung 10 multiple Myelome nach bis zum Teil 27jähriger Nachbeobachtung [184] gefunden, während nur 4,07 Patienten aufgrund der statistischen Wahrscheinlichkeit zu erwarten gewesen wären. Im Gegensatz dazu waren bei 37835 höher belasteten Patienten (Knochenmarksdosis 300–1500 rad) bei

**Tabelle 1.** Ionisierende Strahlung und Myelomrisiko. Individuen mit signifikanter Strahlenexposition zeigten eine erhöhte Myelominzidenz (Modifiziert nach Cuzick, J., N. Engl. J. Med., 1981)

| | | Anzahl Fälle beobachtet | Anzahl Fälle erwartet | p (2seitig) | 90% Vertrauensgrenze für Risiko | Autor |
|---|---|---|---|---|---|---|
| Radiologen USA | Röntgen-Str. γ-Strahlung | 11 | 7,91 | 0,28 | 0,8–3,0 | Matanoski zitiert von Cuzick [184] |
| Radiologen USA | Röntgen-Str. γ-Strahlung | 5 | 1,01 | 0,004[a] | 1,6–11,6[b] | Lewis [486] |
| Radiologen England | Röntgen-Str. γ-Strahlung | 2[c] | 1,04 | – | 0–2,9 | Smith & Doll [777] zitiert von Cuzick [184] |
| Atom-Bombe Hiroshima, Nagasaki | γ-Strahlung Neutronen } <100 rad | 17 | 20,40 | – | – | Ichimaru [353] |
| Atom-Bombe Hiroshima, Nagasaki | γ-Strahlung Neutronen } >100 rad | 5 | 1,59 | 0,03 | 1,3–14,0 | Ichimaru [353] |
| Atom Reaktor (Hanford) | γ-Strahlung α-Partikel | 3 | 1,10 | 0,19 | 0,74–7,0 | Gilbert & Marks [275] |
| Atom Reaktor (Windscale) | γ-Strahlung α-Partikel | 4 | 1,00 | 0,038 | 1,4–9,2 | Dolphin [213] |
| Radium-Leuchtfarben | α-Partikel | 6 | 0,86 | 0,0005 | 3,0–13,8 | Stehney zitiert von Cuzick [184] |
| Thorotrast Deutschland | α-Partikel | 2 | 0,93 | 0,48 | 0,4–6,8 | van Kaick [838] |
| Thorotrast Dänemark | α-Partikel | 4 | 0,77 | 0,015 | 1,8–11,9 | Faber [235] |

[a] einseitig;   [b] 95% Vertrauensgrenze;   [c] Die 2 Myelomtodesfälle traten erst nach Veröffentlichung der Studie auf (Cuzick)

10,7 erwarteten Myelomfällen nur 3 gefunden worden. Bei der gemeinsamen Analyse aller oben besprochenen Daten bleibt aber insgesamt eine Assoziation zwischen Strahlenexposition und multiplem Myelom bestehen [184].

## Viren

Obwohl Viren bei Vögeln, Nagetieren, Katzen und Affen Leukämien hervorrufen und EBV-Viren wahrscheinlich für die Entstehung des Burkitt-Lymphoms bei Menschen verantwortlich sind, liegen bisher beim multiplen Myelom keine konkreten Hinweise für eine Virusätiologie vor. Nur in 2 Berichten [787, 815] wurden virusähnliche Partikel in Myelomzellen beschrieben, wobei weder die Virusnatur der beobachteten Partikel, noch deren ätiologische Bedeutung belegt werden konnte. Ebenfalls nicht beweisend sind Beobachtungen von Mitchell und Ma. [578], die Knochenmark eines unbehandelten Patienten mit multiplem Myelom auf immundefiziente Mäuse übertragen und danach Plasmazellinfiltrate in den Empfängertieren gefunden haben. Die tatsächliche Erklärung dieser Beobachtung dürfte weniger in einer virusinduzierten Transformation von Mäuseplasmazellen, als vielmehr in einer direkten Übertragung von menschlichen Myelomzellen auf die immundefizienten Mäuse liegen [146]. Vereinzelte Berichte über eine mögliche Übertragung von Mensch zu Mensch oder von Tier zu Mensch [147] sind wenig überzeugend, obwohl multiple Myelome gelegentlich auch bei Ehepaaren [397, 456, 657] bekannt geworden sind. In unserem Patientengut konnten wir das gemeinsame Auftreten eines Morbus Waldenström und eines multiplen Myeloms bei Ehepartnern beobachten. Darüber hinaus wurden in einer einzigen Ortschaft Minnesotas 6 Myelomfälle, von denen 4 im selben Warenhaus arbeiteten oder einkauften, beschrieben [457]. Dennoch ist aufgrund der Seltenheit solcher Beobachtungen und der Befunde anderer Autoren eine direkte Übertragung der Krankheit äußerst unwahrscheinlich.

So gelang es weder Ende [230] in den USA noch Gunz und Ma. [304] in Australien direkte Kontakte zwischen Myelompatienten nachzuweisen. Zusätzlich sprechen elektronenmikroskopische Untersuchungen an menschlichen Myelomzellen gegen eine Virusätiologie. Außer den beiden oben erwähnten Berichten [787, 815] konnte keine der zahlreichen Arbeitsgruppen [87, 254, 520, 822] virusähnliche Partikel in Myelomzellen nachweisen. Auch bei den von uns gemeinsam mit Frau Dr. M. Pavelka elektronenmikroskopisch untersuchten 30 Patienten konnten keine eindeutigen Viruspartikel beobachtet werden.

## Umweltfaktoren und Chemikalien

Zahlreiche Umweltfaktoren und Chemikalien wurden mit einer erhöhten Myelominzidenz in Zusammenhang gebracht [97]. Allerdings kann gegenwärtig nicht definitiv beurteilt werden, ob es sich bei den einzelnen Substanzen tatsächlich um ätiologisch bedeutsame Faktoren handelt. Analog zu den Befunden beim multiplen Myelom wurden bei zahlreichen anderen Neoplasien Verbindungen zwischen Umweltfaktoren und Erkrankungsrisiko hergestellt, wobei in bestimmten

**Tabelle 2.** Chemikalien, Umweltfaktoren und Berufe, die mit einer erhöhten Myelominzidenz in Zusammenhang gebracht wurden

| | | | |
|---|---|---|---|
| Schwermetalle (Blei, | [300, 573] | Landarbeiter | [198, 214] |
| Kupfer, Arsen) | [40, 214] | Holzarbeiter | [102, 198, 572] |
| Plastik | [533] | Druckereiarbeiter | [300] |
| Gummi | [40] | Lederarbeiter | [198, 214] |
| Nahrungsmittel | [214] | Verwaltungspersonal | [9] |
| Petrochemische Produkte | [102, 198, 820] | Manager | [9] |
| | | Lehrer | [214] |

Fällen die biologische Bedeutung dieser Assoziation trotz statistischer Absicherung zu vernachlässigen sein dürfte. Bei einigen der beschriebenen Zusammenhänge dürfte es sich somit um Zufallsbefunde handeln, während andererseits gerade beim multiplen Myelom aufgrund der spezifischen Altersabhängigkeit der Erkrankung bestimmte Assoziationen bisher unentdeckt geblieben sein könnten. Die letztgenannte Überlegung basiert auf der Erfahrung, daß in zahlreichen Statistiken nur Individuen im berufstätigen Alter erfaßt oder bestimmte Personengruppen nicht lange genug nach Pensionierung weiter beobachtet wurden. Diese Praxis könnte wegen der langen Latenzzeit zwischen Exposition und Krankheitsmanifestation, sowie wegen der stark altersabhängigen Inzidenz beim multiplen Myelom von Bedeutung sein. In Tabelle 2 sind die wichtigsten von Blattner [97] zusammengestellten chemischen und umweltsbedingten Risikofaktoren für das multiple Myelom angeführt. Fast alle bisher bekannten Daten stammen aus den USA, Skandinavien oder England, wobei eindrucksvolle Ergebnisse für die amerikanischen Bundesstaaten Washington und Oregon publiziert wurden. In diesen beiden Staaten wurden in den Jahren 1950–1967 unter 261 Myelomtodesfällen signifikant mehr Landarbeiter als erwartet gefunden [572]. Da aber der beobachtete Trend in einer nachfolgenden Studie weder bei allen Gruppierungen von Probanden noch während aller Untersuchungsperioden weiter nachweisbar war [573], werden die Ergebnisse zurückhaltend interpretiert [198].

Ein trendweise erhöhtes Myelomrisiko wurde auch unter Metallarbeitern, insbesondere Schmelzarbeitern und Schmieden gefunden [573]. Ebenso wurden Blei [300], Arsen [40], Gummi [582] und Plastik [533], das bei BALB/c- und NZB-Mäusen Plasmozytome hervorrufen kann, mit einer erhöhten Myelominzidenz in Zusammenhang gebracht. Darüber hinaus wurden in mehreren Studien bei Holz- [113, 573] und Lederarbeitern [198, 214], sowie Beschäftigten der petrochemischen Industrie [102, 198, 820] häufiger als erwartet Myelomfälle beobachtet. Die Liste der Berufssparten, die mit einem erhöhten Myelomrisiko einhergehen sollen, läßt sich allerdings noch weiter verlängern und z. B. auf Verwaltungspersonal [9], Manager [9], Lehrer [214] usw. ausdehnen, sodaß mit zunehmender Anzahl der beschriebenen Assoziationen die epidemiologische Bedeutung der beschriebenen Zusammenhänge abnimmt. Weitere Untersuchungen zur Klärung der offenen Fragen scheinen somit erforderlich.

# III. Inzidenz und Epidemiologie

Das multiple Myelom wurde in den ersten Jahrzehnten nach der Jahrhundertwende als eine extrem seltene Erkrankung mit einer Inzidenz von weniger als 0,1% aller Malignome angesehen [271]. Erst durch die Einführung und weitere Verbreitung neuer diagnostischer Maßnahmen, wie Knochenmarkspunktion, Serumelektrophorese, Immunelektrophorese und Radiographie wurde eine weit höhere Inzidenz festgestellt als früher vermutet. Heute wird das multiple Myelom mit der gleichen Häufigkeit wie der Morbus Hodgkin diagnostiziert und bei etwas mehr als 1% aller malignen Neoplasien gefunden [183]. Die Erkrankung nimmt mit 13% in Mitteleuropa [505] und 14,4% in der weißen Bevölkerung Nordamerikas [97] einen relativ großen Anteil unter den lymphoproliferativen Tumoren ein (Abb. 3). Bei den Negern der Vereinigten Staaten ist das multiple Myelom mit 33% überhaupt der häufigste maligne lymphoretikuläre Tumor. In Europa variiert die Inzidenz des multiplen Myeloms in der Gesamtbevölkerung zwischen 2,1 bis 3,2/$10^5$ Einwohner in Schweden und 0,1 bis 0,2/$10^5$ Einwohner in Rumänien, wobei die erste Zahl die Häufigkeit bei Frauen und die zweite diejenige bei Männern angibt. Die entsprechenden Werte liegen für die Bundesrepublik Deutschland bei 1,1 bis 1,7/$10^5$ und für die Schweiz bei 2,1 bis 2,2/$10^5$ Einwohner. Für Österreich haben wir eine auf die Standardpopulation für Europa alterskorrigierte Häufigkeit von 1,2 /$10^5$ für die weibliche und 1,5/$10^5$ für die männliche Bevölkerung ermittelt [505].

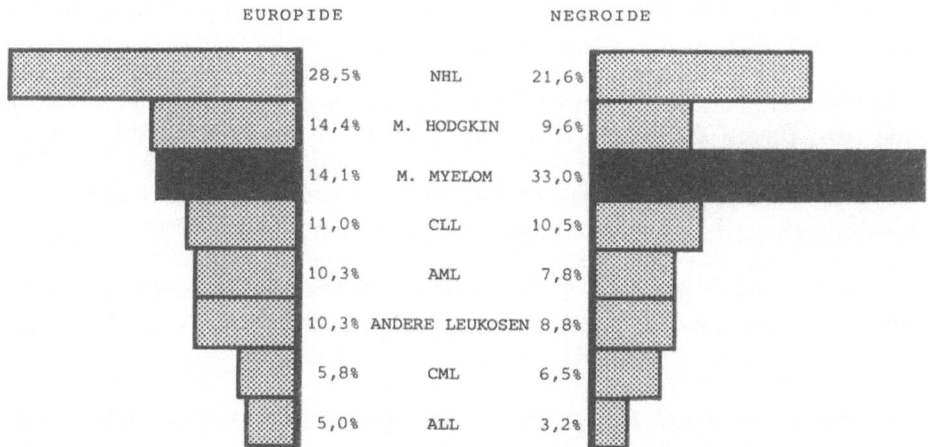

**Abb. 3.** Vergleich der relativen Verteilung lymphoretikulärer Neoplasien zwischen Europiden und Negroiden. Das multiple Myelom wird bei Schwarzen mehr als doppelt so häufig als bei Weißen gefunden

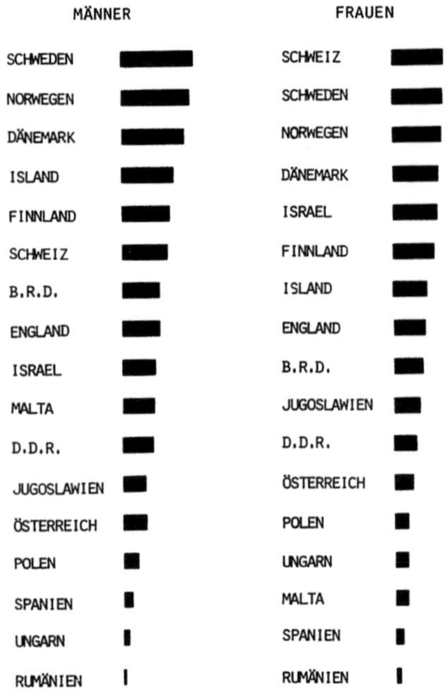

| MÄNNER | | FRAUEN | |
|---|---|---|---|
| SCHWEDEN | ■■■ | SCHWEIZ | ■■■ |
| NORWEGEN | ■■■ | SCHWEDEN | ■■■ |
| DÄNEMARK | ■■■ | NORWEGEN | ■■■ |
| ISLAND | ■■ | DÄNEMARK | ■■ |
| FINNLAND | ■■ | ISRAEL | ■■ |
| SCHWEIZ | ■■ | FINNLAND | ■■ |
| B.R.D. | ■■ | ISLAND | ■■ |
| ENGLAND | ■■ | ENGLAND | ■■ |
| ISRAEL | ■ | B.R.D. | ■ |
| MALTA | ■ | JUGOSLAWIEN | ■ |
| D.D.R. | ■ | D.D.R. | ■ |
| JUGOSLAWIEN | ■ | ÖSTERREICH | ■ |
| ÖSTERREICH | ■ | POLEN | ■ |
| POLEN | ■ | UNGARN | ■ |
| SPANIEN | ∎ | MALTA | ∎ |
| UNGARN | ∎ | SPANIEN | ∎ |
| RUMÄNIEN | ∣ | RUMÄNIEN | ∣ |

**Abb. 4.** Altersstandardisierte (europäische Standardbevölkerung) Inzidenzraten des multiplen Myeloms in verschiedenen europäischen Ländern. In Österreich beträgt die altersstandardisierte Inzidenzrate bei Männern 1,5 und bei Frauen 1,2/100 000 Einwohner. (Aus Ludwig, H., Fritz, E. und Friedl, H.P., J. Natl. Cancer Inst. 1982)

Die Inzidenzraten in anderen europäischen Ländern sind, soweit sie verfügbar waren, in Abb. 4 angeführt. Bei näherer Betrachtung der Inzidenzraten läßt sich ein deutliches Nord-Südgefälle der Myelomhäufigkeit in Europa erkennen. Bei der Suche nach einer Erklärung dieser Diskrepanz liegt der Gedanke, primär genetische Ursachen für die unterschiedlichen Inzidenzraten verantwortlich zu machen, relativ nahe, insbesondere, da bei anderen Rassen erstaunliche Unterschiede bezüglich der Myelomhäufigkeit gefunden wurden. Da aber verschiedene für die exakte Erstellung von Krebsregistern erforderliche Gegebenheiten wie Qualität der medizinischen Versorgung, Verfügbarkeit der medizinischen Betreuung für alle Gesellschafts- und Altersschichten sowie Meldedisziplin in den einzelnen Ländern stark variieren dürften, läßt sich derzeit keinerlei Schlußfolgerung von diesen Resultaten ableiten, selbst wenn andere Variable wie Geschlechtsverteilung und Altersstruktur für die europäische Standardpopulation korrigiert werden. Erwartungsgemäß finden sich auch in anderen Ländern und Kontinenten starke Schwankungen der Inzidenzraten. Die höchste Myelominzidenzrate wurde bisher für die schwarze Bevölkerung der Vereinigten Staaten mit $9,9/10^5$ Einwohner errechnet, während die Myelomhäufigkeit bei der weißen Bevölkerung Nordamerikas mit $4,3/10^5$ Einwohner angegeben wurde [900]. Bei Japanern [97], Chinesen [576] und Südkoreanern [413] wurden extrem niedrige Inzidenzraten beschrieben.

Das multiple Myelom ist charakteristischerweise eine Erkrankung des höheren Lebensalters. Die ausgeprägte Altersabhängigkeit wird nur noch bei der chronisch lymphatischen Leukämie in ähnlichem Ausmaß gefunden und ist natürlich zum Teil für die unterschiedliche Inzidenzrate in Ländern mit unterschiedlicher Altersstruktur verantwortlich (wenn die Ergebnisse nicht für eine Standardpopu-

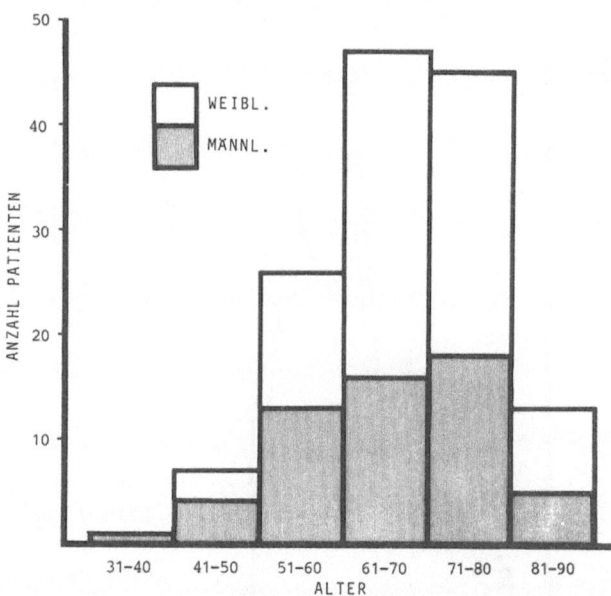

**Abb. 5.** Altersverteilung der Patienten mit multiplem Myelom zum Zeitpunkt der Diagnose in Österreich im Jahr 1979 (Aus Ludwig, H., Fritz, E. und Friedl, H.P., J. Natl. Cancer Inst., 1982)

lation korrigiert werden). In Österreich ist die Kurve der Altersverteilung zum Manifestationszeitpunkt insgesamt leicht nach rechts, also in Richtung höheres Alter verschoben, (Abb. 5). Der Median des Patientenalters liegt zum Zeitpunkt der Diagnosestellung bei 68,9 Jahren (Männer 68,5, Frauen 69,0) und läßt sich mit dem in Schweden beobachteten Manifestationsalter [852] vergleichen, liegt aber höher als in den meisten anderen Staaten [243, 694]. Für diese Unterschiede könnte der für Mitteleuropa charakteristisch hohe Anteil älterer Personen an der Gesamtbevölkerung mitverantwortlich sein, der in Österreich 18,5% über 60jährige Personen umfaßt.

Aus der altersspezifischen Inzidenzrate (Abb. 6) wird ersichtlich, daß bei unter 35jährigen Personen nur extrem selten Myelomfälle zu beobachten sind. Ab dem 45. Lebensjahr nimmt die Inzidenz langsam zu, steigt um das 6. Lebensjahrzehnt rapide an und erreicht in der 7. und 8. Lebensdekade einen eindeutigen Gipfel. Mit mehr als 11 Myelompatienten pro 100 000 70jährige Personen liegt aber die altersspezifische Inzidenzrate in Österreich noch unter den in den USA beobachteten Werten, wo sie etwa doppelt so hoch ist [183].

Die für Europa altersstandardisierte Inzidenzkurve zeigt einen Anstieg der Myelomhäufigkeit in der Periode zwischen 1970 und 1979 (Abb. 7). Da dieser Zeitraum mit der Etablierung des Krebsregisters beginnt, könnte der steigende Zeittrend auf eine zunehmend exaktere Erfassung der Myelomfälle zurückzuführen sein. Außerdem dürfte die auch für ältere Bevölkerungsschichten verbesserte Verfügbarkeit der notwendigen diagnostischen Maßnahmen zu einer größeren Diagnoserate beigetragen haben. In Analogie zu den Befunden in Österreich

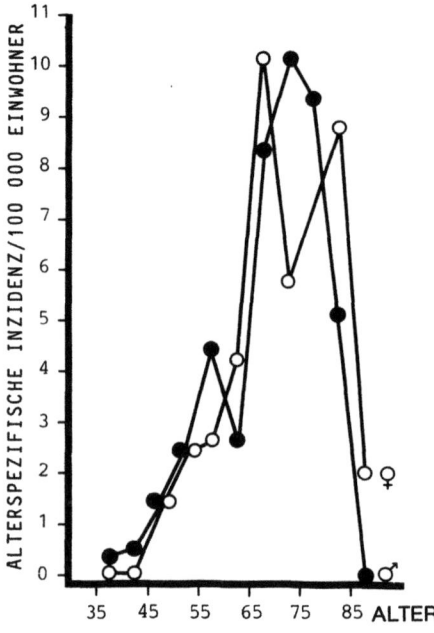

**Abb. 6.** Altersspezifische Inzidenzrate pro 100 000 männliche oder weibliche Einwohner in Österreich. In der 7. und 8. Lebensdekade ist ein deutlicher Inzidenzgipfel zu beobachten. (Aus Ludwig, H., Fritz, E. und Friedl, H. P., J. Natl. Cancer Inst., 1982)

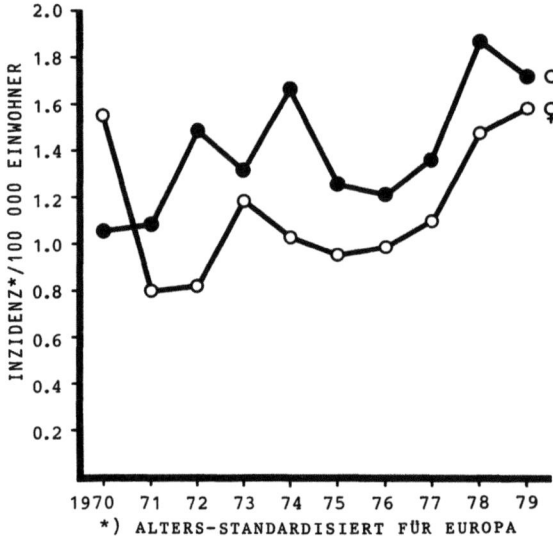

**Abb. 7.** Zeittrend der altersstandardisierten Inzidenzrate (europäische Standardbevölkerung) pro 100 000 Einwohner in Österreich zwischen 1970 und 1979. (Aus Ludwig, H., Fritz, E. und Friedl, H. P., J. Natl. Cancer Inst., 1982)

zeigte sich auch in den Vereinigten Staaten ein langsamer, aber steter Anstieg der Myelominzidenz [97]. Für dieses Land stehen die erforderlichen statistischen Daten seit 1950 zur Verfügung. Die Auswertung ergab einen für alle Gruppen (Weiße – Schwarze – Frauen – Männer) konstanten Anstieg der Inzidenzrate zwischen 1950 und 1975. Für die meisten europäischen Länder liegen – wenn überhaupt – nur ältere Daten vor [798], die ebenfalls steigende Inzidenzraten aufzeigen. Auffallend ist der in den skandinavischen Ländern zwischen 1950 und 1962 beobachtete starke Anstieg der Inzidenzrate, der am ehesten auf rasch verbesserte diagnostische Maßnahmen zurückzuführen sein dürfte. In der Abbildung 6 läßt sich zusätzlich ein deutliches Überwiegen männlicher Patienten erkennen, das bisher mit Ausnahme Israels in allen epidemiologischen Studien gefunden wurde. Die ausgeglichene Geschlechtsverteilung in Israel resultiert aus der beobachteten niedrigen Myelominzidenz bei männlichen Juden afrikanischer, asiatischer oder nahöstlicher Abstammung [97], während als Gründe für das Überwiegen männlicher Patienten folgende Überlegungen diskutiert werden: Männer haben höhere Serumimmunglobulinspiegel [120], mehr lymphatisches Gewebe und mehr Plasmazellen als Frauen, wobei die Wahrscheinlichkeit für eine maligne Transformation mit größerer Zellzahl zunehmen sollte. Darüber hinaus hat sich in tierexperimentellen Studien eine deutliche Hormonabhängigkeit von Plasmozytomen gezeigt. Männliche BALB/c-Mäuse haben nach Mineralölinduktion eine höhere Plasmozytominzidenz als weibliche Tiere. Nach Kastration der männlichen Mäuse sinkt die Plasmozytomhäufigkeit, während Testosteron-Behandlung bei weiblichen Tieren zu einem Anstieg der Tumorrate führt [336].

Mehrere Beobachtungen sprechen für die Bedeutung genetischer Faktoren bei der Myelomentstehung. Dazu zählen die starken Schwankungen der Myelominzidenzraten bei verschiedenen ethnischen Gruppen. Neger erkranken – wie zuvor erwähnt – etwa doppelt so häufig an einem multiplen Myelom wie Weiße [552], während die Erkrankung bei Japanern, Chinesen und Südkoreanern extrem selten gefunden wird [97, 413, 576]. Als weiteres Argument für die Bedeutung genetischer Faktoren wird die beschriebene familiäre Häufung des multiplen Myeloms gewertet. Bisher wurden 35 Familien mit insgesamt 75 Myelompatienten beobachtet [97], wovon allein 8 dieser Familien von Maldonado und Kyle [521] an der Mayo Klinik betreut wurden. Darüber hinaus wurden Familien mit gehäuftem Vorkommen von Makroglobulinämien gefunden [754] und Makroglobulinämien häufig bei Blutsverwandten von Patienten mit immunproliferativen Erkrankungen oder Autoimmunerkrankungen festgestellt [98].

Die Epidemiologie des multiplen Myeloms bei Individuen der schwarzen Rasse unterscheidet sich in mehreren Punkten von den bei Weißen beschriebenen Verhältnissen [550]. Neben der doppelt so hohen Inzidenz liegt der Median des Manifestationsalters bei Angehörigen der schwarzen Rasse deutlich tiefer. Dies gilt sowohl für amerikanische Neger [552] als auch für jene Jamaicas und Schwarz-Afrikas [622, 811, 850]. Darüber hinaus ist das Geschlechtsverhältnis stärker zugunsten männlicher Patienten, in einigen Studien sogar bis 4 : 1, verschoben [622]. Eine plausible Erklärung für die ethnischen Unterschiede liegt nicht vor, möglicherweise spielen aber die bei Negern höheren Immunglobulinspiegel, sowie die bei afrikanischen Negern häufigere Konfrontation mit verschiedenen Antigenen wie Parasiten eine Rolle. Zu dieser Erklärung würde auch der relativ hohe Anteil von IgA-Paraproteinämien passen [368].

Bisher wurde beim multiplen Myelom die Verteilung der Blutgruppenantigene, der Immunglobulinallotypen, d.h. genetischer Marker am Immunglobulinmolekül, sowie der HLA-Antigene untersucht. Diese Studien wurden zum Teil an kleinen Patientenkollektiven, die daher nicht immer repräsentativ waren, durchgeführt und erbrachten unterschiedliche Ergebnisse. Wir haben daher die genannten genetischen Marker bei unseren Patienten bestimmt und zwar Blutgruppenantigene bei insgesamt 124, Gm- und Km-Allotypen bei 84 und Antigene des HLA-A, -B und -C Locus bei 64 Patienten mit multiplem Myelom. Die bei unseren Patienten erhobenen Befunde wurden sowohl getrennt bei diesem Patientenkollektiv als auch gemeinsam mit allen uns verfügbaren Daten anderer Studien analysiert. Obwohl in einer früheren Untersuchung [26] ein Zusammenhang zwischen multiplem Myelom und der Blutgruppe A vermutet wurde, konnten wir in Übereinstimmung mit Festen und Ma. [248] weder bei unseren Patienten (Tabelle 3) noch im Rahmen der gemeinsamen Analyse aller bekannten Daten eine von den Kontrollen abweichende Verteilung der Blutgruppenantigene finden [508]. Die G1m(x) Allotypenfrequenz war bei den von uns untersuchten 84 Patienten erhöht, nach Auswertung aller uns bekannten Studien [39, 248, 711, 776] waren allerdings keine statistisch signifikanten Unterschiede der Allotypenverteilung zwischen 258 Patienten und 4550 Kontrollpersonen zu beobachten (Tabelle 4). Ebenso waren die Km-Allotypen, die genetischen Marker an Leichtketten, bei

**Tabelle 3.** Vergleich der Verteilung der ABO-Blutgruppenantigene bei 126 Patienten mit multiplem Myelom und 9982 Kontrollpersonen. Es fand sich kein signifikanter Unterschied. (Aus Ludwig, H. und Mayr, W. R., Blood, 1982)

| Blutgruppe | Patienten n = 126 | | Kontrollen n = 9,982 | | RR | $\chi^2$ 6,239[a] |
|---|---|---|---|---|---|---|
| | pos. | (%) | pos. | (%) | | |
| A | 62 | 49,2 | 4,422 | 44,3 | 1,22 | 1,206 |
| B | 14 | 11,1 | 1,343 | 13,5 | 0,83 | 0,582 |
| AB | 7 | 5,6 | 604 | 6,0 | 0,97 | 0,051 |
| O | 43 | 34,1 | 3,613 | 36,2 | 0,92 | 0,235 |

[a] Signifikanzgrenze (5%)

**Tabelle 4.** Phänotypenfrequenzen von G1m und Km(l) Allotypen bei Patienten mit multiplem Myelom und Kontrollpersonen. Die Daten wurden verschiedenen Studien entnommen, ein signifikanter Unterschied konnte nicht beobachtet werden (Aus Ludwig, H. und Mayr, W. R., Blood, 1982)

| | Anzahl | | RR | $\chi^2$ 6,239[a] |
|---|---|---|---|---|
| | Patienten | Kontrollen | | |
| G1m (a) | 258 | 4,550 | 1,04 | 0,116 |
| G1m (x) | 258 | 4,550 | 1,26 | 2,069 |
| G1m (f) | 258 | 4,550 | 0,75 | 1,930 |
| Km (1) | 179 | 2,457 | 1,47 | 4,491 |

[a] Signifikanzgrenze (5%)

Patienten und Kontrollpersonen gleich verteilt. In der Gesamtgruppe der 379 HLA-typisierten Patienten [30, 39, 85, 139, 248, 377, 526, 532, 711, 721, 776, 833] konnte im Vergleich zu 5041 Kontrollpersonen (Tabelle 5) eine signifikante Erhöhung der HLA-B5-Frequenz gefunden werden (p < 0,05), ein Unterschied, der bei den von uns analysierten 68 Patienten noch nicht nachweisbar war [508]. Aufgrund dieser Ergebnisse besteht für HLA-B5-positive Individuen ein 1,7-fach

**Tabelle 5.** Antigenfrequenzen des HLA-A, -B, und -C Locus bei Patienten mit multiplem Myelom und Kontrollpersonen. Die Daten wurden verschiedenen Studien entnommen. HLA-B wurde beim multiplen Myelom signifikant häufiger als bei Kontrollpersonen gefunden (p < 0,05). Das relative Risiko, an einem multiplen Myelom zu erkranken, ist für HLA-B5-positive Individuen 1,7× höher als für HLA-B5-negative Personen. (Aus Ludwig, H. und Mayr, W. R., Blood, 1982)

| HLA | Anzahl | | RR | $\chi^2$ | HLA | Anzahl | | RR | $\chi^2$ |
|---|---|---|---|---|---|---|---|---|---|
| | Patienten | Kontrollen | | $9,692^a$ | | Patienten | Kontrollen | | $9,692^a$ |
| A1 | 379 | 5,051 | 1,04 | 0,081 | B5 | 379 | 5,041 | 1,69 | 11,419 |
| A2 | 379 | 5,041 | 1,12 | 0,972 | B7 | 379 | 5,041 | 1,00 | 0,000 |
| A3 | 379 | 5,041 | 0,89 | 0,850 | B8 | 379 | 5,041 | 1,16 | 1,119 |
| A9 | 379 | 5,041 | 1,26 | 3,311 | B12 | 379 | 5,041 | 0,92 | 0,421 |
| A10 | 379 | 5,041 | 1,07 | 1,151 | B13 | 379 | 5,041 | 1,34 | 1,888 |
| A11 | 379 | 5,041 | 1,11 | 0,369 | B14 | 379 | 4,946 | 1,02 | 0,008 |
| A28 | 347 | 4,910 | 1,46 | 3,812 | B15 | 379 | 5,041 | 1,34 | 3,033 |
| A29 | 287 | 4,245 | 1,31 | 1,600 | B17 | 379 | 5,041 | 0,94 | 0,112 |
| Aw30 + Aw31 | 303 | 4,481 | 1,12 | 0,285 | B18 | 316 | 4,958 | 1,39 | 3,105 |
| Aw32 | 214 | 4,039 | 1,04 | 0,021 | B27 | 379 | 5,041 | 1,23 | 1,178 |
| Aw33 | 128 | 3,172 | 0,76 | 0,266 | B37 | 161 | 3,372 | 2,46 | 5,385 |
| | | | | | B40 | 379 | 5,041 | 1,11 | 0,373 |
| | | | | | Bw16 | 262 | 4,398 | 1,49 | 3,299 |
| | | | | | Bw22 | 379 | 5,041 | 0,98 | 0,014 |
| | | | | | Bw35 | 316 | 4,958 | 0,92 | 0,246 |
| | | | | | Bw41 | 128 | 3,172 | 0,32 | 2,298 |

[a] Signifikanzgrenze (5%)

| HLA | Patienten n = 68 | | Kontrollen n = 3,000 | | RR | $\chi^2$ |
|---|---|---|---|---|---|---|
| | pos. | (%) | pos. | (%) | | $10,228^a$ |
| Cw1 | 5 | 7,4 | 224 | 7,5 | 1,07 | 0,002 |
| Cw2 | 10 | 14,7 | 327 | 10,9 | 1,47 | 0,957 |
| Cw3 | 18 | 26,5 | 654 | 21,5 | 1,31 | 0,845 |
| Cw4 | 14 | 20,6 | 711 | 23,7 | 0,86 | 0,367 |
| Cw5 | 6 | 8,8 | 344 | 11,5 | 0,80 | 0,479 |

[a] Signifikanzgrenze (5%)

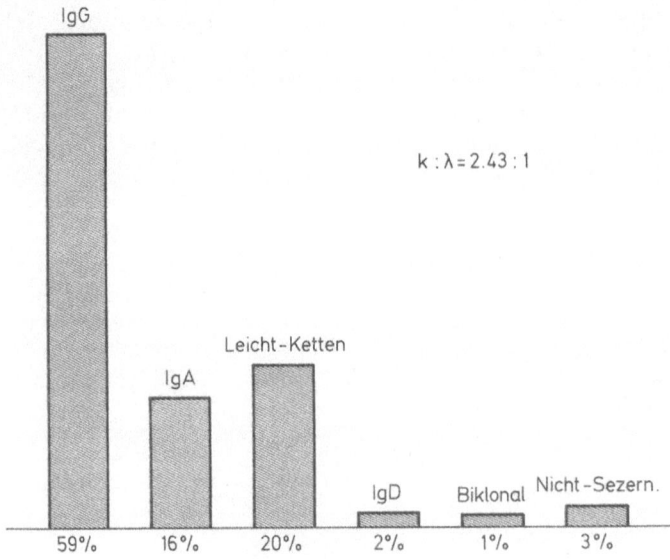

**Abb. 8.** Verteilung der Paraproteinklassen und des kappa : lambda Verhältnisses bei 112 Patienten mit multiplem Myelom. (Aus Ludwig, H., Fritz, E. und Friedl, H. P., J. Natl. Cancer Inst., 1982)

höheres Risiko an einem multiplen Myelom zu erkranken als für Personen, die dieses Gen nicht aufweisen. Das multiple Myelom dürfte somit eine weitere, wenn auch nur schwach, HLA-assoziierte Erkrankung sein, ähnlich wie dies bereits früher bei einer anderen lymphoretikulären Systemerkrankung, nämlich dem Morbus Hodgkin, festgestellt werden konnte [30]. Dieses hypothetische für das multiple Myelom prädisponierende Gen muß aufgrund seiner Assoziation mit dem HLA-Komplex am kurzen Arm des Chromosoms 6 lokalisiert sein. Weitere Untersuchungen über die tatsächliche Relevanz dieser statistisch signifikanten Korrelation sind allerdings erforderlich.

Die Häufigkeit der Paraproteintypen beim multiplen Myelom entspricht den quantitativen Verhältnissen der einzelnen Immunglobulinklassen im Normalserum, sodaß IgG-Myelome häufig und IgE-Myelome extrem selten beobachtet werden. In unserem Patientenkollektiv (Abb. 8) fanden sich 59% IgG, 16% IgA- und 20% Leichtkettenmyelome. Zwei Prozent waren IgD- und 3% nicht-sezernierende Myelome, während wir nur eine einzige IgE-Paraproteinämie, die zudem einen benignen Verlauf aufwies [512], gefunden haben. Das kappa : lambda Leichtkettenverhältnis lag bei 2,43 : 1. Damit ist die Häufigkeitsverteilung der einzelnen Immunglobulinklassen und Leichtkettentypen in Mitteleuropa mit den Ergebnissen von Ossermann [617], Kyle [447], Conklin und Alexanian [172] und Fishkin und Ma. [255] in den USA, Pruzansky [680] in Kanada, Outeirino und Ma. [626] in Spanien, Ohtani [612] in Japan und Lin [491] in China vergleichbar. In einzelnen anderen Untersuchungen wurden allerdings keine oder auffallend wenig Leichtkettenmyelome gefunden [685, 821], was auf unterschiedliche Patientenkollektive und möglicherweise auch auf diagnostische Schwierigkeiten zurückgeführt werden muß.

Maligne Plasmazelldyskrasien mit IgM-Paraprotein verlaufen üblicherweise mit dem klinischen Bild eines Morbus Waldenström, der sich, abgesehen vom Paraproteintyp, durch das typische lymphoplasmozytoide Zellbild und das Fehlen osteolytischer Skelettdestruktionen vom multiplen Myelom abgrenzen läßt. In letzter Zeit sind aber einige Patienten mit „echtem" IgM-Myelom, die sowohl Osteolysen als auch vorwiegend ausdifferenzierte Plasmazellen aufwiesen, beschrieben worden [238, 331].

Möglicherweise besteht beim multiplen Myelom ein erhöhtes Risiko, an Zweitneoplasien zu erkranken. Bisher haben einzelne Autoren 2- bis 7-fach höhere Malignominzidenzen als erwartet gefunden [72, 599, 869]. Im Gegensatz dazu konnten allerdings Stegman und Alexanian [801] keinen Anhaltspunkt für eine erhöhte Inzidenz von soliden Zweittumoren beim multiplen Myelom feststellen. Das multiple Myelom tritt auch bei Tieren auf und wurde bisher – außer bei Mäuseinzuchtstämmen – bei Pferden, Rindern, Hunden und Katzen [173] sowie bei einem Jaguar [665] gefunden.

## Chromosomenaberrationen

Chromosomenaberrationen wurden beim multiplen Myelom wiederholt beschrieben. Anday und Mitarbeiter [32] fanden bei 38 Patienten Markerchromosomen, konnten aber darüber hinaus keine besonderen strukturellen Veränderungen nachweisen. Bei 7 Patienten wurde eine Vermehrung oder Verminderung (Hyperdiploidie bzw. Hypodiploidie) von Chromosomen beobachtet. Ähnliche Befunde hat eine dänische Arbeitsgruppe berichtet [653]. Diese Autoren fanden darüber hinaus bei 2 Patienten mit Plasmazellen im peripheren Blut eine 14q+ Chromosomenaberration, die sie zur Spekulation veranlaßte, daß diese Veränderung Voraussetzung für die Ausbildung einer Plasmazelleukämie sein könnte. Ähnlich beobachteten Liang und Ma. [488] bei 2 Patienten mit Translokationen zwischen den Chromosomen 11 und 14 die Ausbildung einer Plasmazelleukämie. Bei den restlichen 3 Patienten mit 14q+ konnte jedoch ebenso wie bei dem einen Fall mit Verlust von Chromosom 14 kein Übergang in eine leukämische Verlaufsform gefunden werden. 12 der insgesamt 18 untersuchten Patienten hatten einen normalen Karyotyp.

Van den Berghe und Ma. [836] haben bei 4 Patienten mit multiplem Myelom ein Philadelphia-Chromosom und Manotova und Ma. [524] bei 4 Patienten eine 17q+ Chromosomenaberration gefunden. Nach diesen ersten Ergebnissen und Studien anderer Autoren [896] dürfte kein für das multiple Myelom spezifischer Karyotyp zu erwarten sein [868].

# IV. Diagnose des multiplen Myeloms

## Symptome

Schmerzen sind das klassische Leitsymptom des multiplen Myeloms und initial bei etwa 80 bis 90% der Patienten zu finden [63, 734]. Sie gehen häufig von mehr oder weniger prominenten osteolytischen Prozessen, insbesondere im Bereich der unteren Brust- und oberen Lendenwirbelsäule aus oder werden von Rückenmarks- bzw. Nervenwurzelkompressionen [158, 768] oder von Spontanfrakturen verursacht. Letztere treten häufig beim Heben schwerer Lasten oder bei abrupten Bewegungen auf. Die Schmerzen haben oft rheumatoiden Charakter, werden durch Bewegung, Belastung oder Husten verstärkt, können sich aber wieder spontan für einige Zeit bessern [418]. Die ersten Schmerzsymptome werden daher oft als Spondylarthrose, Zervikalsyndrom oder Ischialgie fehlgedeutet und primär antirheumatisch behandelt. Die schmerzhaften Regionen sind charakteristischerweise klopf- und druckempfindlich; im Verhältnis zu den häufig nachweisbaren lytischen Schädeldestruktionen treten Kopfschmerzen jedoch selten auf.

Insgesamt ist das klinische Bild aufgrund der variablen Lokalisation und Ausbreitung der Skelettveränderungen, der Vielfalt der biochemischen Veränderungen und der unterschiedlichen Organbeteiligung großen Variationen unterworfen (Tabelle 6). So kann der Beginn der Erkrankung auch durch uncharakteristische Allgemeinsymptome einer konsumierenden Erkrankung wie Müdigkeit, Schwäche, Gewichtsabnahme und Inappetenz geprägt sein. Relativ häufig stellen foudroyant verlaufende bakterielle Infektionen des oberen Respirationstraktes wie Sinusitiden und Bronchitiden, aber auch Pneumonien initiale Symptome eines multiplen Myeloms dar, während Enteritiden, Harnwegs- und Herpes zoster-

**Tabelle 6.** Klinische Symptome zum Zeitpunkt der Diagnosestellung

| Patienten | 112 | (100%) |
|---|---|---|
| Schmerzen | 92 | (83%) |
| Infektionen | 24 | (21%) |
| Müdigkeit | 20 | (18%) |
| Gewichtsverlust | 20 | (18%) |
| Tumorbildung | 9 | (8%) |
| Hepatosplenomegalie | 7 | (6%) |
| Lymphadenopathie | 4 | (4%) |
| Ödeme | 2 | (2%) |
| Purpura | 1 | (1%) |

Infektionen nur vereinzelt als Erstmanifestation gefunden werden. Leider werden
– wie schon erwähnt – Rückenmarkskompressionen vereinzelt als spondylarthrotische Beschwerden fehlgedeutet und initiale Lähmungserscheinungen in Einzelfällen nicht rechtzeitig konsequent abgeklärt und behandelt, sodaß erst Para- oder seltener Quadriplegien zu neurochirurgischen Eingriffen zwingen [187, 611]. In diesen Fällen wird die Diagnose oft erst durch die histologische Untersuchung gestellt.

Nicht selten führen die Symptome einer fortgeschrittenen Myelomnephropathie zur Diagnose der Grundkrankheit [531]. Diese Patienten werden häufig mit den Zeichen einer progredienten Nierenfunktionseinschränkung mit Azotämie, Ödemen, Hypertonie und häufig Bence-Jones-Proteinurie stationär aufgenommen. Oft besteht bereits eine generalisierte Amyloidose mit papierdünner, glänzender Haut und Makroglossie.

In Einzelfällen sind subkutane Tumore, retrobulbäre Tumorinfiltrationen oder extramedulläre Plasmozytome der oberen Luftwege, insbesondere des Nasen-Rachenraums, Anlaß für eine weitere Abklärung. Übelkeit und Erbrechen stellen ebenfalls seltenere Initialsymptome eines multiplen Myeloms dar, während sie im späteren Krankheitsverlauf vor allem in Phasen rascher Tumorprogression etwas häufiger zu beobachten sind.

Schließlich verläuft bei einigen Patienten der Beginn der Erkrankung vollkommen symptomlos. Diese Patienten werden zufällig im Rahmen von Routineuntersuchungen meist wegen ihrer hohen Senkungsbeschleunigung einer weiteren diagnostischen Abklärung zugeführt.

Haben die oben angeführten Symptome den Verdacht auf das Vorliegen eines multiplen Myeloms gelenkt, so ist zur Absicherung der Diagnose der Nachweis von mindestens zwei der drei Kriterien Paraproteinämie, plasmazelluläre Infiltration des Knochenmarks und Skelettdestruktionen erforderlich.

## Knochenmark

Verschiedene Autoren sind der Meinung, daß eine mehr als 10%ige Plasmazellinfiltration des Knochenmarks für das Vorliegen eines multiplen Myeloms beweisend [237, 880] ist, während andere Autoren die Grenze bei 15% oder 20% ansetzen [618]. Tatsächlich schwankt die Zahl der Plasmazellen im Knochenmark bei verschiedenen Patienten zwischen < 5% und fast 100%. Größere Schwankungen könnten aber, wie die Arbeitsgruppe um Burckhardt zeigen konnte [54], schon allein aufgrund des unterschiedlichen Tumorproliferationsmodus bedingt sein. 43% der Patienten zeigen nämlich einen nodulären Wachstumstyp, sodaß in Abhängigkeit von der Punktionsstelle unterschiedliche Plasmazellinfiltrationen zu erwarten sind (Abb.9). Ein geringer Anteil von Myelomzellen (< 10%) im Knochenmarkspunktat ist kein unmittelbarer Ausschlußgrund für die Diagnose „multiples Myelom", vorausgesetzt, daß die beiden anderen der drei vorhin genannten diagnostischen Kriterien erfüllt sind, nämlich das Vorliegen osteolytischer Destruktionen, die durch keinen anderen malignen oder benignen Prozeß erklärt werden können, sowie der Nachweis einer ausgeprägten M-Komponente. Liegt aber nur eine dieser beiden Veränderungen mit einer geringen Vermehrung von

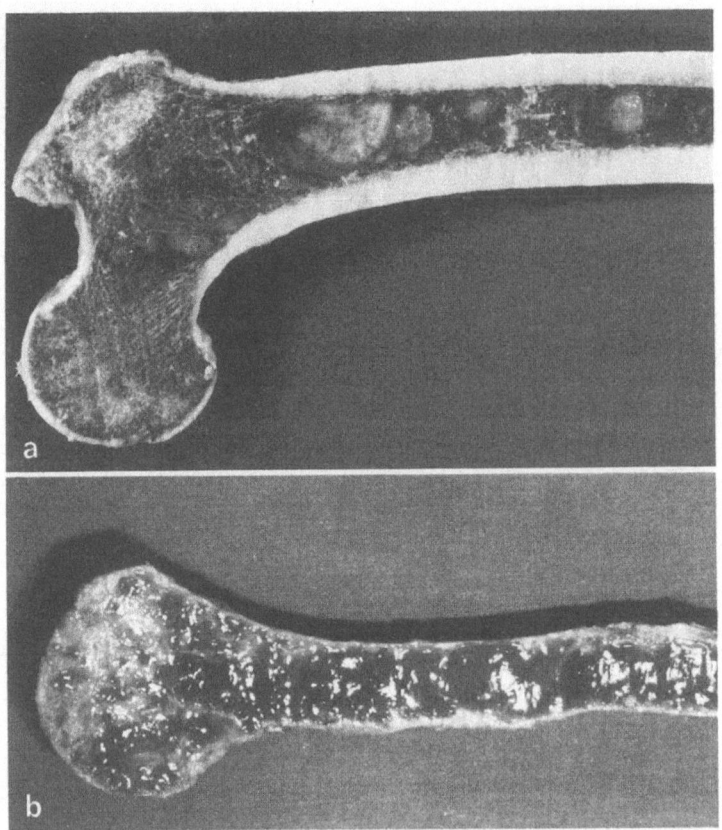

**Abb. 9 a, b.** Skelettläsionen. **a** Noduläre Myelommanifestation mit vorwiegend herdförmigen Knochendestruktionen. **b** Massive diffuse Tumorinfiltration mit weitgehender diffuser Knochenrarefikation

Plasmazellen im Knochenmark vor, so läßt sich die Diagnose nicht mit Sicherheit stellen. In solchen Fällen empfiehlt sich eher das Anlegen strengerer Kriterien, da bei reaktiven Prozessen, wie chronischen Infektionen und Entzündungen (virale, bakterielle und parasitäre Infekte, Kollagenosen, Lebererkrankungen) sowie bei Karzinomen bis zu 20% und vereinzelt sogar mehr Plasmazellen im Mark gefunden werden können.

Neben den rein quantitativen Kriterien kommt qualitativen Veränderungen der Plasmazellen diagnostische Wertigkeit zu [779], eine Auffassung, die allerdings nicht von allen Autoren geteilt wird [852]. Unreife Plasmazellen mit großen, locker strukturierten Kernen, ein bis mehreren Nucleolen und schlecht ausgebildeten zytosplasmatischen Zellorganellen werden ebenso wie vielkernige Riesenformen beim multiplen Myelom häufig, bei reaktiven Plasmozytosen oder benignen monoklonalen Gammopathien jedoch fast nie gefunden (Abb. 10). Liegen überhaupt undifferenzierte Plasmazellen mit vorwiegend plasmoblastischen Elementen vor, so kann allein aufgrund dieser morphologischen Befunde die Dia-

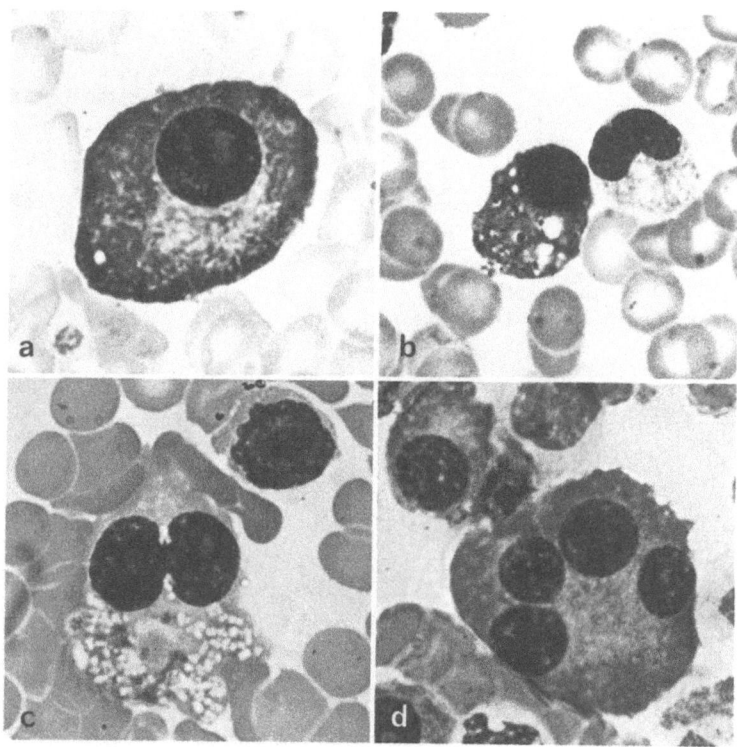

**Abb. 10 a–d.** Formvarianten von Myelomzellen. **a** Flammende Plasmazelle eines Patienten mit IgA-Myelom. **b** Plasmazelle mit azurophilen zytoplasmatischen Granula. **c** Plasmazelle mit atypisch abgeschnürtem Kern und kristallinen zytoplasmatischen Einschlüssen. **d** Mehrkernige Plasmazelle

gnose „multiples Myelom" gestellt werden. Bei diesem Bild handelt es sich aber um meist schon im Krankheitsverlauf weit fortgeschrittene Patienten mit massiver Knochenmarksplasmozytose, bei denen differentialdiagnostische Fragen längst geklärt sind. Bei Patienten mit geringer Knochenmarksinfiltration und reifen Plasmazellen ist eine differentialdiagnostische Entscheidung allein aufgrund morphologischer Kriterien schwierig oder im Einzelfall oft unmöglich. Bei einigen Patienten kann aber aufgrund der klonalen Entwicklung der Myelomzellen das zytomorphologische Bild – im Gegensatz zu den pleomorphen Befunden bei reaktiven Plasmozytosen – erstaunlich homogen sein und somit für eine monoklonale Gammopathie sprechen. Andererseits weist aber, wie erwähnt, auch eine starke Zellpolymorphie mit gleichzeitigem Vorliegen reifer, unreifer und plasmoblastischer Myelomzellen auf die Existenz einer malignen monoklonalen Plasmazelldyskrasie hin.

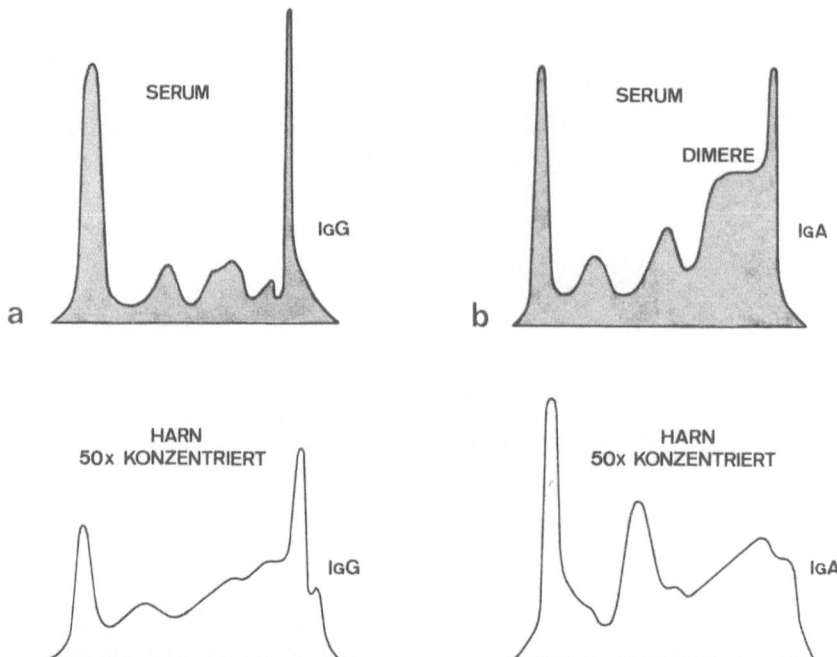

**Abb. 11a, b.** Charakteristische Elektrophoresekurven. **a** IgG-Serum-M-Komponente mit Elektrophoregramm des 50× konzentrierten Harns. **b** IgA-Serum-M-Komponente mit charakteristischer auf Di- und Polymere zurückzuführender Schulter und korrespondierendem Harnbefund

## Paraproteine

Häufig stellt ein schmalbasiger M-Gradient in der Serumelektrophorese den ersten Hinweis auf eine Plasmazelldyskrasie dar (Abb. 11). Der M-Gradient läßt sich in der Regel schon durch seine charakteristische Form von polyklonalen Hypergammaglobulinämien abgrenzen, doch muß in jedem Fall seine Paraproteineigenschaft durch immunelektrophoretische Untersuchungen bestätigt und der Paraproteintyp näher klassifiziert werden. Bei Fällen mit besonders hoher Paraproteinkonzentration kann allein schon aufgrund dieses Befundes mit großer Wahrscheinlichkeit das Vorliegen einer malignen Plasmazelldyskrasie vermutet werden. Dies ist bei IgG-Paraproteinkonzentrationen von mehr als 3,5 g/100 ml und bei IgA- bzw. IgM-Paraproteinämien von mehr als 2,5 g/100 ml möglich, obwohl derartig hohe Gammaglobulinspiegel gelegentlich auch bei „benignen" Verlaufsformen [135] und bei Patienten mit Kälteagglutininerkrankung sowie mit chronischer Antigenstimulation gefunden werden können. Bei Leichtkettenparaproteinämien mit geringer Serumparaproteinkonzentration kann die Paraproteinausscheidung im 24-Stunden-Harn als diagnostisches Kriterium herangezogen werden. Eine 24-Stunden-Bence-Jones-Proteinurie von mehr als 0,2 g wird als Hinweis auf das Vorliegen eines multiplen Myeloms gewertet, obwohl ein solcher Befund allein nicht beweisend ist.

Die Quantifizierung der Paraproteinkonzentration erfolgt durch die Bestimmung des Anteils des M-Gradienten-Flächenintegrals am gesamtelektrophoretischen Kurvenbild und nachfolgender Berechnung des Absolutwertes anhand der Gesamt-Eiweißkonzentration. Immunologische Bestimmungsmethoden, wie die radiale Immundiffusion oder Nephelometrie ergeben nur ungefähre, häufig falsch hohe Werte, da diese Testsysteme nur für die Quantifizierung polyklonaler Immunglobuline kalibriert sind. Die in diesen Systemen verwendeten Antisera werden durch Immunisierung mit Gammaglobulinfraktionen von Normalpersonen induziert und haben daher eine breite Antikörperspezifität, die die verschiedenen Antigendeterminanten an polyklonalen Immunglobulinen weitgehend erfassen. Bei Reaktion mit den wenigen Antigendeterminanten eines monoklonalen Paraproteins stehen daher nur wenige Antikörper pro Serumeinheit zur Verfügung, sodaß mehr Antiserum zur Präzipitation monoklonaler Paraproteine verbraucht wird. Daher ergibt die Auswertung eine fälschlicherweise zu hohe Antigenkonzentration. Außerdem bestehen Paraproteine nicht immer aus kompletten Antikörpermolekülen, sondern gelegentlich aus Antikörperfragmenten, deren Antigendeterminanten nicht notwendigerweise proportional zur Molekulargewichtsreduktion vermindert sind. Dadurch wird überproportional viel Antiserum gebunden, was zu falsch hohen Werten führt.

Bei Patienten, bei denen initial eine Differenzierung zwischen benigner monoklonaler Gammopathie und maligner Plasmazelldyskrasie nicht möglich ist, kann die Verlaufsbeobachtung der Serumparaproteinkonzentration wertvolle Hinweise für die endgültige Diagnose liefern [135, 451]. Läßt sich in den nachfolgenden Kontrolluntersuchungen ein kontinuierlicher und deutlicher Anstieg der Paraproteinkonzentration feststellen, so kann mit größerer Wahrscheinlichkeit eine maligne Plasmazelldyskrasie angenommen werden, da bei den meisten Individuen mit „benigner" monoklonaler Gammopathie die Serumkonzentration Jahre bis Jahrzehnte konstant bleibt. Nach neuesten Ergebnissen von Kyle [451] dürfte allerdings die Konstanz der Serumparaproteinkonzentration nur bei etwa 90% der Individuen mit benigner monoklonaler Gammopathie erhalten bleiben. In einer Verlaufsuntersuchung von Carter und Tatarsky zeigten sogar 14% der Individuen mit benigner monoklonaler Gammopathie einen mehr als 50%igen Anstieg der Serum-M-Komponente [135].

Bei 1 bis 3% der Patienten lassen sich Paraproteine weder im Serum noch im Harn nachweisen. Diese Patienten haben entweder „nicht sezernierende" Myelomzellen, die zwar Paraproteine produzieren, diese aber nicht sezernieren können [330] oder Myelomzellen, in denen überhaupt keine Immunglobulinsynthese erfolgt [523]. Für den Sekretions- und/oder Produktionsdefekt werden verschiedene Mechanismen, auf die in dem Abschnitt über nicht sezernierende Myelomzellen eingegangen wird, verantwortlich gemacht.

## Skelettläsionen

Lytische Skelettdestruktionen stellen einen weiteren für das multiple Myelom pathognomonischen Befund dar [186, 271]. Charakteristischerweise handelt es sich um scharfrandig ausgestanzte Knochendefekte, die keine randständige Knochenneubildung aufweisen (Abb. 12). Die Skelettläsionen manifestieren sich bevor-

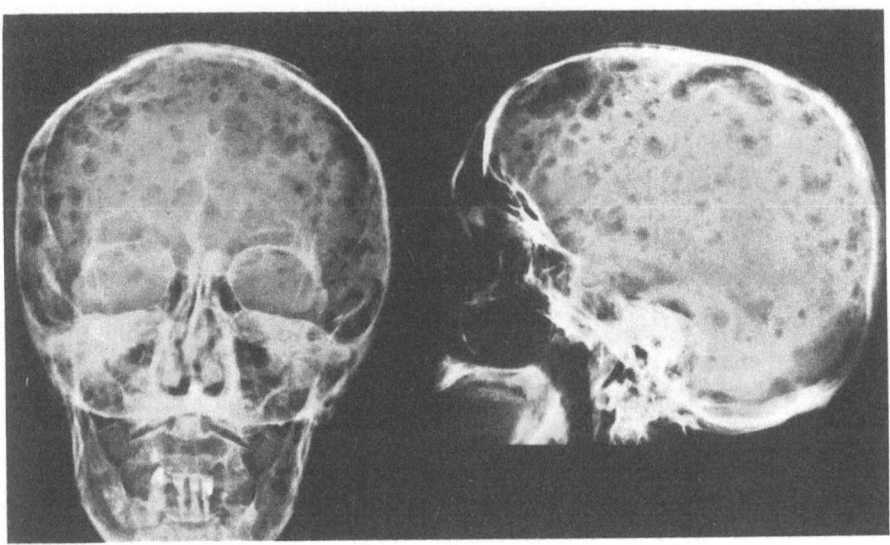

**Abb. 12.** Lückenschädel ap und seitlich. Zahlreiche, wenige Millimeter bis zu 2 cm große, wie ausgestanzt erscheinende osteolytische Destruktionsherde. Charakteristisch ist das Fehlen randständiger reaktiver Knochenneubildung

zugt im Bereich der Wirbelsäule, des Beckens, des Schädels und der Rippen. In diesen führen sie, ebenso wie in den Wirbelkörpern, häufig zu pathologischen Frakturen. Relativ oft werden osteolytische Läsionen auch im Sternum, der Clavikula, den Schulterblättern und in den proximalen Anteilen der Humeri und Femura gefunden, während die distalen Anteile der langen Röhrenknochen, ebenso wie die kleinen Hand- und Fußknochen nur selten myelombedingte Skelettläsionen aufweisen. Bei 11% der Patienten werden initial ausschließlich osteoporotische Veränderungen gefunden und in Einzelfällen können sogar vollkommen normale Skelettbefunde beobachtet werden. Die Größe und Zahl der Osteolysen zeigt eine große Variationsbreite. So finden sich neben zahlreichen kleinflächigen osteolytischen Destruktionen, die in der Schädelkalotte als „mottenfraßähnliches" Bild imponieren, über mehrere große bis zu einzelnen mehrere Zentimeter breiten, meist alleinstehenden Herden, alle Übergänge. Die osteosklerotische Verlaufsform, die im Gegensatz zu dem charakteristischerweise massiven Knochenabbau mit überwiegenden Knochenanbauvorgängen einhergeht, wird nur selten (1 bis 2%) gefunden. Diese Patienten leiden interessanterweise besonders häufig unter Polyneuropathien [853].

### Differentialdiagnose zwischen „benigner" monoklonaler Gammopathie und multiplem Myelom

Entsprechend den oben angeführten Überlegungen stellt die Abgrenzung des multiplen Myeloms von der „benignen" monokonalen Gammopathie ein häufiges differentialdiagnostisches Problem dar [493, 584]. Benigne monoklonale

**Tabelle 7.** 10-Jahres-Verlaufsbeobachtung bei 341 Individuen mit „benigner" monoklonaler Gammopathie. 18% der Individuen sind innerhalb von 10 Jahren nach Diagnose der monoklonalen Gammopathie an einer malignen Plasmazelldyskrasie erkrankt. (Nach Kyle, R. A., Amer. J. Med., 1982)

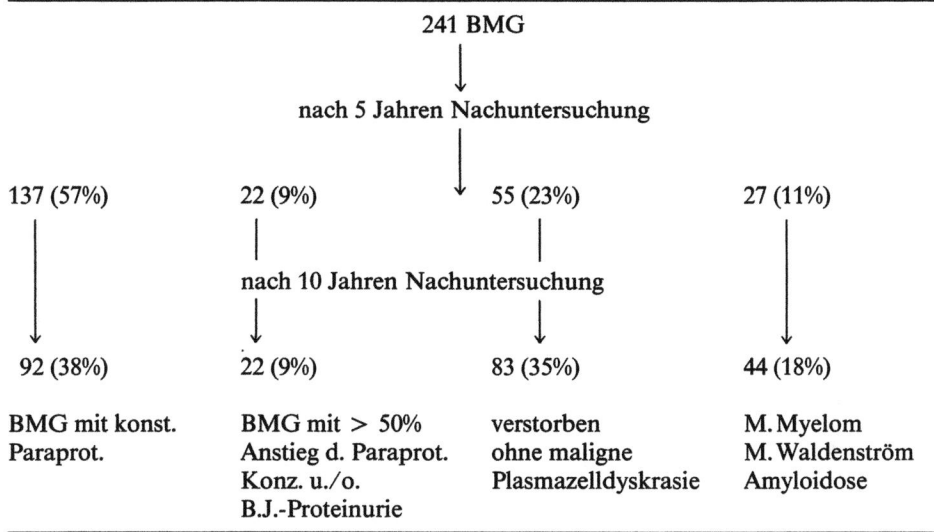

Gammopathien werden als Zustand ohne sicheren Krankheitswert angesehen. Ein Teil der Individuen mit benigner monoklonaler Gammopathie entwickelt aber nach wechselnd langer Latenzzeit eine maligne Plasmazelldyskrasie, weshalb das Zustandsbild nach den Empfehlungen von Kyle [448] besser als „monoklonale Gammopathie unbestimmter Bedeutung" bezeichnet werden sollte. Wir haben aber im Text an dem im deutschen Sprachraum etablierten, jedoch nicht vollkommen korrekten Begriff „benigne" monoklonale Gammopathie unter anderem auch deshalb festgehalten, weil der Ausdruck „benigne" monoklonale Gammopathie impliziert, daß das Zustandsbild keiner zytostatischen Therapie bedarf.

Mehrere Verlaufsuntersuchungen haben Übergänge von „benignen" monoklonalen Gammopathien in maligne Plasmazelldyskrasien aufgezeigt. Bei diesen Berichten handelt es sich allerdings nur um Kasuistiken [539, 605] oder um Studien mit relativ kleiner Probandenzahl [251]. Repräsentative Ergebnisse ergaben sich erst durch die Verlaufsuntersuchung von Axelsson, der 6995 Individuen auf Vorliegen einer M-Komponente untersuchte [42]. Bei 64 Personen konnte er eine monoklonale Gammopathie feststellen, die bei 62 als „benigne" monoklonale Gammopathie charakterisiert wurde. Nach 5 Jahren konnte er 39 der 62 Individuen mit „benigner" monoklonaler Gammopathie nachuntersuchen. Bei keinem war es zum Auftreten einer malignen Plasmazelldyskrasie gekommen, während nach 11 Jahren von 27 auswertbaren Fällen 3 Patienten, also etwa 10%, eine maligne Plasmazelldyskrasie entwickelt hatten [41]. Diese Befunde wurden kürzlich durch eine umfassend angelegte Verlaufsuntersuchung [451] bei 241 Individuen mit „benigner" monoklonaler Gammopathie bestätigt (Tabelle 7). Fünf Jahre nach Diagnose der „benignen" monoklonalen Gammopathie wurde bei 27 (11%)

der 241 nachuntersuchten Personen eine maligne Plasmazelldyskrasie diagnostiziert [448], 10 Jahre später wurde sogar bei insgesamt 44 (18%) Individuen ein Übergang in eine maligne Plasmazelldyskrasie gefunden. Ein erheblicher Anteil der Probanden, nämlich 35%, verstarb allerdings vor Erreichen der 10-Jahresperiode, sodaß bei ihnen keine Aussagen über eventuelle Veränderungen der „benignen" monoklonalen Gammopathie gemacht werden können. Ein weiterer interessanter Befund ergab sich aus der Beobachtung, daß die Serumparaproteinkonzentration bei 9% der Individuen mit „benigner" monoklonaler Gammopathie um mehr als 50% angestiegen war ohne daß ein Übergang in eine maligne Plasmazelldyskrasie festgestellt werden konnte. Zu Beginn dieser Verlaufsuntersuchung wurde allerdings nur die relativ insensitive Acetatfolienelektrophorese zum Nachweis von M-Komponenten verwendet. Daher dürften nur Patienten mit höheren Paraproteinkonzentrationen in die Studie einbezogen worden sein, da Individuen mit minimalen M-Komponenten mit dieser Technik wahrscheinlich nicht entdeckt wurden. Über das Schicksal dieses Personenkreises kann daher keine Aussage gemacht werden.

In einer Multivarianzanalyse der in der genannten Studie erhobenen Daten konnten keine prognostisch relevanten Einzelfaktoren eruiert werden. So lieferten weder Alter noch Geschlecht, Paraproteinkonzentration, Paraproteinklasse und -typ, Bence-Jones-Proteinurie oder Konzentrationen der Nichtparaproteinimmunglobuline und Ausmaß der Plasmazellinfiltration des Knochenmarks Hinweise auf den weiteren Verlauf von „benignen" monoklonalen Gammopathien. Selbst pathologisch veränderte Werte von Hämoglobin und Albuminkonzentration ermöglichten keinerlei prognostische Aussagen. Ähnliche Erfahrungen wurden von Carter und Tatarsky [135] in einer kürzeren Verlaufsstudie bei 64 Individuen mit benigner monoklonaler Gammopathie gewonnen. In einer Untersuchung der Arbeitsgruppe von Seligman erübrigte sich die Analyse prognostisch relevanter Faktoren. Diese Autoren [159] konnten bei keinem der 54 über 3 –17 Jahre beobachteten Fälle mit benigner monoklonaler Gammopathie einen Übergang in eine maligne Plasmazelldyskrasie feststellen.

In Tabelle 8 sind die wichtigsten differentialdiagnostischen Kriterien zur Unterscheidung zwischen benigner monoklonaler Gammopathie und multiplem Myelom angeführt. Patienten mit multiplem Myelom leiden gewöhnlich unter einem progredienten Verlauf mit zunehmender klinischer Symptomatik und ansteigender Paraproteinkonzentration. Dies gilt für einen Großteil der Patienten, während bei einem kleinen Prozentsatz eine relativ gutartige Verlaufsform mit oft langjährig stabilem Zustandsbild („smouldering myeloma" [449] oder „indolent myeloma" [16] gefunden wird. Abgesehen von dieser besonderen klinischen Variante klagen die meisten Patienten mit multiplem Myelom zum Zeitpunkt der Diagnosestellung über Knochenschmerzen, Müdigkeit, Schwäche und Infektionskomplikationen, während Personen mit „benigner" monoklonaler Gammopathie symptomfrei sind. Osteolytische Skelettdestruktionen, die weder durch Skelettmetastasen noch andere Knochenerkrankungen erklärt werden können, sind nur mit einer malignen Plasmazelldyskrasie, nicht aber mit einer „benignen" monoklonalen Gammopathie vereinbar. Eine Zunahme der Paraproteinkonzentration wird häufig bei Patienten mit multiplem Myelom, dagegen nur bei etwa 10% der Individuen mit „benigner" monoklonaler Gammopathie beobachtet

**Tabelle 8.** Differentialdiagnostisch relevante Kriterien zur Abgrenzung zwischen „benigner" monoklonaler Gammopathie und multiplem Myelom

| Parameter | „Benigne" monoklonale Gammopathie | Multiples Myelom |
|---|---|---|
| Verlauf | Nicht begrenzt | Rasch progredient |
| Osteolytische Destruktionsherde | 0 | + |
| Ansteigende M-Komponente | 0 | + |
| IgG: 3g/dl; IgA: 2g/dl | ↓ | ↑ |
| IgM: 2g/dl; B-J-Proteinurie: 0,5g | ↓ | ↑ |
| Anämie | 0 | ↑ |
| Hyperkalzämie | 0 | + |
| KM-Plasmazellinfiltration | <20% | ≥20% |
| Extramedullärer Plasmazelltumor | 0 | + |
| Milz- und Leberbefall | 0 | + |
| Nicht-Paraprotein Immunglobulinkonz. | ⊥ | ↓ |
| Labeling Index | ≤1 | >1 |

0 = fehlt, + = vorhanden oder möglicherweise vorhanden, ↓ = niedrig(er), ↑ = ausgeprägt

[135, 451]. Besonders hohe Paraproteinkonzentrationen werden als starker Hinweis, jedoch nicht als absoluter Beweis für eine maligne Plasmazelldyskrasie gewertet. Sie werden vereinzelt, wie vorhin ausgeführt, auch bei anderen Erkrankungen gefunden.

Eine Anämie oder Hyperkalzämie, die durch keine andere Ursache als durch eine Plasmazelldyskrasie erklärt werden kann, ist mit dem Bild einer „benignen" monoklonalen Gammopathie nicht vereinbar und spricht für ein multiples Myelom. Eine massive Infiltration des Knochenmarks (>20%) ist ebenso wie eine Plasmazelldissemination in extraossäre Organe oder Gewebe wie z.B. Leber, Milz oder Lymphknoten ausschließlich bei malignen Verlaufsformen zu beobachten. Ähnliches gilt für das solitäre und extramedulläre Plasmozytom, denen ebenfalls malignes Potential zuzuschreiben ist. Patienten mit dieser Tumorform können aber nicht selten bei rechtzeitiger Tumorexstirpation oder Strahlentherapie vor einer letal endenden Dissemination im Sinne eines multiplen Myeloms bewahrt werden.

Die Suppression der polyklonalen Immunglobulinproduktion wird bei etwa 80% der Patienten mit multiplem Myelom und etwa 30% der Fälle mit „benigner" monoklonaler Gammopathie gefunden und kann somit nur bedingt differentialdiagnostisch verwertet werden. Ähnlicher Ansicht sind Pruzanski und Ma. [681], die bei 855 (91%) von 940 Patienten mit multiplem Myelom und bei 121 (46%) von 265 Personen mit „benigner" monoklonaler Gammopathie eine deutliche Konzentrationsverminderung einer oder mehrerer Immunglobulinklassen beobachtet haben. Ein weiteres, allerdings nur Speziallaboratorien vorbehaltenes, differentialdiagnostisches Kriterium liegt in der Bestimmung des Labeling-Index. Individuen mit „benigner" monoklonaler Gammopathie haben konstant niedrige Plasmazell-Labeling-Indices, also einen geringen Anteil von Plasmazellen, die sich in der S-Phase des Zellzyklus befinden. Bei diesen Personen liegt der Labeling-Index fast immer unter 1, während Patienten mit multiplem Myelom häufig höhere Labeling-Indices aufweisen, was für eine höhere Proliferationsrate maligner Plasmazellen spricht. Im Einzelfall dürfte aber eine Zuordnung zu der einen oder anderen Gruppe allein aufgrund der Bestimmung des Labeling-Index nicht möglich sein [228, 451].

Möglicherweise kann mit dem Nachweis sogenannter Verbindungsketten (J-Ketten) im Zytoplasma von Plasmazellen ein differentialdiagnostischer Hinweis auf die Natur der Plasmazelldyskrasie gewonnen werden [56, 429]. J-Ketten fungieren normalerweise als Verbindungsstücke zwischen den Fc-Anteilen zweier IgA-Moleküle und dürften darüber hinaus als Startermoleküle bei der Bildung von IgM-Pentameren beteiligt sein [429]. Verbindungsketten sind somit normalerweise in IgA- und IgM-Plasmazellen, nicht aber in IgG- und IgD-Plasmazellen zu finden. Nach Ansicht einzelner Autoren spricht der Nachweis solcher Verbindungsketten bei IgG-, IgD- oder Leichtkettenparaproteinämien für einen malignen Charakter der Plasmazelldyskrasie [56, 359]. Diese Ansicht wird dadurch erklärt, daß bei malignen Plasmazelldyskrasien ein größerer Anteil unreifer J-Ketten-positiver Plasmazellen vorliegt und/oder eine Derepression der J-Kettensynthese zu verzeichnen ist.

Da maligne Plasmazellen teilweise stärkere saure Phosphatase-, Esterase- und $\beta$-Glucuronidasereaktionen als normale oder reaktive Plasmazellen zeigen, werden gelegentlich zytochemische Methoden zur Differentialdiagnose herangezogen. Eine wesentliche Erleichterung der Differentialdiagnose ist aber mit zytochemischen Techniken nicht zu erwarten, da die Aktivität der genannten Enzyme in neoplastischen und nichtneoplastischen Plasmazellen nur quantitative Unterschiede aufweist und fließende Übergänge die Regel sind. Eine sichere Zuordnung ist damit nur selten möglich.

Trotz der zahlreichen klinischen, immunhistologischen und zytochemischen Unterscheidungsmerkmale ist es nicht selten unmöglich, die Differentialdiagnose zwischen multiplem Myelom und „benigner" monoklonaler Gammopathie zu einem gegebenen Zeitpunkt zu stellen. In diesen Fällen empfiehlt sich die kontinuierliche Kontrolle des Patienten, die wir in 3- bis 6-monatigen Intervallen bis zur definitiven Entscheidung durchführen. Wird die Diagnose „benigne" monoklonale Gammopathie gestellt, so soll die Person auch in Zukunft in etwa halbjährlichen Intervallen kontrolliert werden. Eine zytostatische Therapie ist allerdings absolut kontraindiziert und muß bei diesen Individuen als Kunstfehler betrachtet werden.

# V. Myelomzellen

**Klonale Entwicklung**

Das multiple Myelom wird klassischerweise als Plasmazellneoplasie betrachtet [44]. Nach Meinung einzelner Autoren [834] sind Plasmazellen aber als enddifferenzierte Zellen mit keiner oder nur limitierter Proliferationsfähigkeit anzusehen. Neuere Beobachtungen sprechen aber für eine schon frühzeitig in der B-Lymphozyten-Differenzierung erfolgende maligne Transformation. Bei Patienten mit Tumorprogression wurde häufig eine Vermehrung zirkulierender B-Lymphozyten beobachtet [562, 651] und in anderen Studien der Idiotyp des Paraproteins (die variable Region des Immunglobulinmoleküls, deren Aminosäuresequenz die Antikörperspezifität determiniert und die für den individuellen Plasmazellklon spezifisch ist) an peripheren B-Lymphozyten gefunden [2, 337, 739]. Später konnte von der Arbeitsgruppe um Cooper [442] der paraproteinspezifische Idiotyp auch in Prä-B-Zellen, den Vorstufen der zirkulierenden Lymphozyten, nachgewiesen werden. Außerdem konnten diese Autoren den tumorspezifischen Idiotyp auch auf peripheren B-Lymphozyten mit anderen als den paraproteintypischen Isotypen nachweisen [187, 442]. So wurden z.B. bei einem Patienten mit IgG-Myelom Paraprotein-Idiotypen sowohl auf IgG- als auch auf IgA-Membranimmunglobulin-positiven peripheren Lymphozyten gefunden. Sollten diese Ergebnisse bestätigt werden, so müßte man annehmen, daß neben der primären Transformation relativ unreifer Vorläuferzellen zusätzliche Mechanismen oder Stimuli notwendig sind, die letztlich bestimmen, welcher Isotyp-Zellklon in Paraprotein-sezernierende reife Plasmazellen ausdifferenziert. Hiervon läßt sich in Anlehnung an die Überlegungen von Kubagawa und Ma. [443] das in Abb. 13 dargestellte Modell der klonalen Evolution maligner Plasmazellen ableiten. In diese Vorstellung einer bereits auf der Ebene der lymphoiden Stammzelle oder noch früher erfolgenden malignen Transformation lassen sich auch die Ergebnisse von Preud'homme und Ma. [675] und von Lea und Ma. [473], die den paraproteinspezifischen Idiotyp auch auf T-Lymphozyten gefunden haben, ideal einfügen. Diese Vorstellungen stehen in Übereinstimmung mit Beobachtungen bei Leukämien [249] und bestimmten soliden Tumoren [129], bei denen die maligne Transformation mit größter Wahrscheinlichkeit auf Stammzellebene erfolgen dürfte. Schließlich könnte das beim multiplen Myelom im Verhältnis zu den Erwartungswerten häufige Auftreten akuter Leukämien [715] im Sinne einer frühzeitig in der Zelldifferenzierung erfolgenden onkogenen Transformation intepretiert werden.

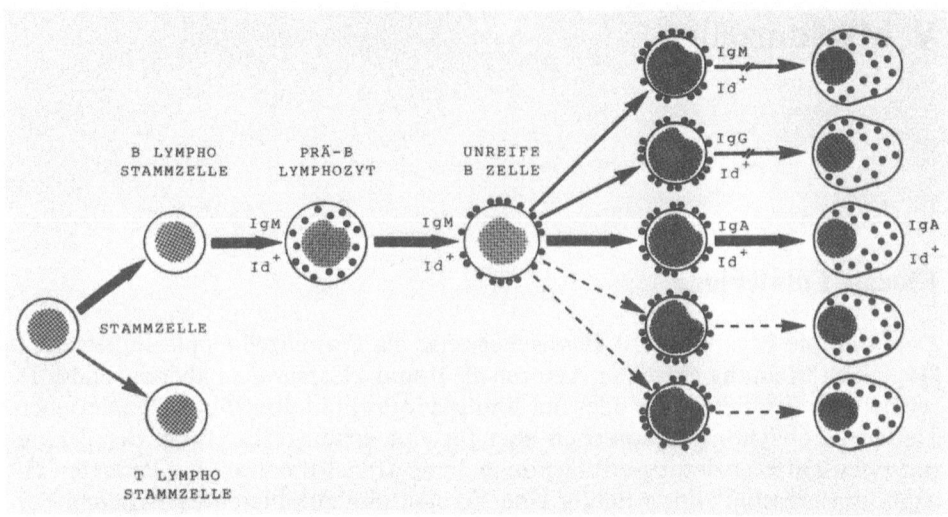

**Abb. 13.** Modell der klonalen Expansion eines malignen Plasmazellklons. Die Produktion des tumorspezifischen Idiotyps kann bis auf prä-B-Lymphozyten zurückverfolgt werden und außerdem auf Lymphozyten mit Nicht-Paraprotein-Isotyp nachgewiesen werden. (Modifiziert nach Kubagawa, H., Vogler, L. B., Lawton, A. R. und Ma., in: Progress in Myeloma, Elsevier/North Holland 1980)

## Zellkinetik

Das multiple Myelom ist bei Diagnosestellung mit einer aus 10–20% der Tumorzellen bestehenden Wachstumsfraktion ein relativ langsam wachsendes Malignom [658]. Die Generationszeit einzelner Tumorzellen dürfte zwischen 33 Stunden und 6 Tagen liegen [411, 688, 805], sodaß theoretisch eine Tumorverdopplungszeit von 4,5–20 Tagen zu erwarten wäre. Die tatsächliche Tumorverdopplungszeit liegt aber im klinisch manifesten Stadium aufgrund des hohen Zellverlustes [805] bei etwa 4 bis 6 Monaten [688, 805]. Diese Erkenntnisse dienten Sullivan und Salmon als Grundlage für die Erarbeitung eines Modells über das Wachstumsverhalten von Myelomzellen [805]. Demnach folgt die Tumorprogression der Gompertz'schen Funktion [290] mit initial raschem Tumorwachstum und kurzer Tumorverdopplungszeit (wenige Tage). Die subklinische Krankheitsphase führt von der malignen Transformation einer Zelle zu einer Tumorzellzahl von mehr als $10^{11}$ Myelomzellen und dürfte 4–36 Monate dauern. Im weiteren Verlauf verlangsamt sich das Tumorwachstum, die Tumorzellzahl nähert sich asymptotisch einem Plateau und die Tumorverdopplungszeit verlängert sich auf mehrere Monate (Abb. 14). Die klinische Beobachtung, daß bei den meisten Tumoren und Leukosen mit zyklusspezifischen Konsolidierungs- und Erhaltungstherapien keine weiteren wesentlichen Tumorreduktionen erreicht werden können, regte Norton und Simon [606] zu rein mathematischen Überlegungen an: Nach der Gompertz'schen Funktion resultiert die Tumorvergrößerung in einem bestimmten Zeitintervall aus einer Wachstumsrate, die direkt proportional zur Tumorgrö-

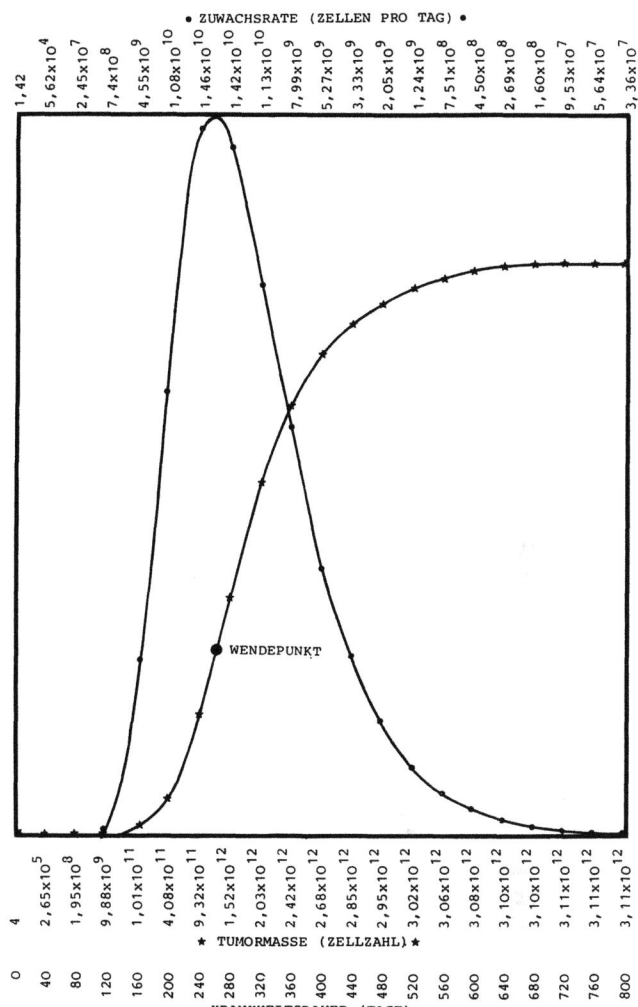

**Abb. 14.** Modell einer Gompertz'schen Wachstumskurve beim multiplen Myelom und Beziehung zwischen Tumorgröße (★—★) und Wachstumsrate (•—•). Die initiale Generationszeit wurde arbiträr mit 56 Stunden angenommen. Nach einer etwa 200 Tage langen präklinischen Phase wird der Tumor bei einer Zellzahl von etwa $4 \times 10^{11}$ diagnostizierbar. Die Wachstumsrate steigt zunehmend vom Beginn der malignen Transformation bis zum Wendepunkt der Kurve, der bei 37% der maximalen Tumorgröße liegt, an. Ab diesem Zeitpunkt kommt es zu einer zunehmenden Verlangsamung der Wachstumsrate

ße ist und einem Verzögerungsfaktor, der ebenfalls direkt von der Tumorzellzahl abhängt. Durch die erste Abhängigkeit läßt sich erklären, daß bei kleiner Tumormasse der Zuwachs an Tumorzellen gering ist. Ein geringer Zuwachs ist aber auch bei großer Tumormasse durch die zweite Abhängigkeit, die Verzögerung der Tumorverdopplungszeit, gegeben. Zwischen diesen beiden Extremen weist die

Wachstumsrate ein Maximum auf, das am Wendepunkt der Gompertz'schen Funktion liegt. Die Autoren postulieren einen Zusammenhang zwischen der Wachstumsrate und dem Prozentsatz der durch Zytostatika eliminierten Zellzahl, d.h., der Effizienz der Chemotherapie. Pileri und Ma. [658] interpretieren im Rahmen dieser Hypothese die mangelhaften Erfolge von Erhaltungstherapien während der Remissionsphase.

## Morphologie

### Normale Plasmazellen

Typische Plasmazellen besitzen im panoptisch gefärbten Ausstrich einen runden, exzentrischen, radspeichenartig strukturierten Kern, haben einen breiten runden bis ovalen oder gelegentlich fast dreieckig abgegrenzten tiefblauen Zytoplasmasaum und einen perinukleär gelegenen Aufhellungshof, der dem Golgi-Apparat entspricht. Dieser Zelltyp wird nach der ersten genauen Beschreibung von Marschalko [527] als „retikuläre" oder Marschalko-Plasmazelle bezeichnet. Davon läßt sich der lymphoplasmozytoide Zelltyp oder die sogenannte lymphoide Plasmazelle [911] abgrenzen, die einen relativ schmalen Zytoplasmasaum mit schwach ausgeprägtem Golgi-Apparat besitzt und insgesamt kleiner ist. Der Kern ist oft nicht so exzentrisch gelegen und der Gesamteindruck ist eher lymphoid. Dieser Plasmazelltyp wird häufig bei Virusinfektionen gefunden und soll für die initiale Produktion von Antikörpern der IgM-Klasse mit niedriger Affinität zum Antigen verantwortlich sein.

### Myelomzellen

Das zytomorphologische Bild der Myelomzelle zeigt eine Vielfalt von Variationen und verändert sich nicht selten bei einzelnen Patienten während des Krankheitsverlaufs im Sinne einer zunehmenden Dedifferenzierung [101]. Die typische Myelomzelle ist mit einer Größe von 15–30 µm häufig größer als normale Plasmazelle, oval und besitzt einen exzentrisch gelegenen, etwa 5–7 µm großen Kern. Gelegentlich erreichen Myelomzellen sogar die Größe von Megakaryozyten, besitzen dann als sogenannte „Riesenmyelomzellen" bis zu 10 und vereinzelt mehr Kerne. Reifen die Tumorzellen vollständig aus, so lassen sie sich morphologisch nicht von normalen Plasmazellen abgrenzen, während sie bei extremen Reifungsstörungen durchaus als neoplastische Zellen erkannt werden können. Bei dem Großteil der reifen und gering bis mäßig reifungsgestörten Zellen ist aber im Einzelfall eine genaue Zuordnung aufgrund morphologischer Kriterien zu normalen oder neoplastischen Plasmazellklonen nicht möglich. Gelegentlich finden sich multiple Myelome mit lymphoplasmozytischem Zellbild, die vom lymphoplasmozytoiden Immunozytom (Morbus Waldenström) durch den klinischen Verlauf, z.B. dem Auftreten lytischer Skelettdestruktionen, sowie durch die Sekretion von nicht-IgM-Paraproteinen abgegrenzt werden können [806].

*Zellkern*

Extreme Unreife, Polyploidie und Mehrkernigkeit sind die auffallendsten Kernatypien. Unreife Kerne lassen äußerst lockere und feine Chromatinstrukturen erkennen, denen Chromatinverdichtungen oft nahezu fehlen. Sie besitzen häufig 1 bis mehrere prominente Nukleolen, die manchmal als extrem große Exemplare (Riesennukleolen) vorliegen. Die Kerne sind oft stark vergrößert, haben einen erhöhten DNA-Gehalt [118] und erinnern bisweilen – insbesondere, wenn die Zytoplasmaorganellen nur schwach ausgeprägt sind – an die Kerne von Retikulumzellen. Die Nuklei mehrkerniger Myelomzellen zeigen oft extreme Polymorphiezeichen und können groteske Deformationen wie Kleeblattformen und ausgeprägte Segmentierungen aufweisen. Die Entstehung solcher mehrkerniger Formen dürfte wahrscheinlich auf Endomitosen (Kernteilungen bei fehlender gleichzeitiger Zytoplasmaabschnürung) zurückzuführen sein, sodaß im Verlauf mehrerer Kernteilungen Riesenformen mit zahlreichen Kernen entstehen können. Andere Autoren führen allerdings die Entstehung mehrkerniger Formen auf die Verschmelzung mehrerer Myelomzellen zurück [222].

*Zytoplasma*

Die Größe des Zytoplasmasaums variiert zwischen extrem breitem und ringförmig schmalem Saum, wobei die Begrenzung rundliche, ovale, dreiecksähnliche oder unregelmäßige Formen annehmen kann. Die vom RNA-Gehalt und somit von den intrazytoplasmatischen Mikroorganellen abhängige Basophilie [870] des Zytoplasmas zeigt ebenfalls extreme Schwankungen von einem zart hellblauen bis zu einem tief marineblauen Farbton. Gelegentlich erscheint das Zytoplasma fragiler als bei normalen Plasmazellen und wird beim Ausstreichen teilweise lädiert, sodaß es ausgefranst erscheint oder überhaupt verloren geht. Letzteres führt natürlich zur Anhäufung nacktkerniger Formen. Der Golgi-Apparat kann von seiner üblicherweise perinukleären Lage zur Zellmembran hin verdrängt und insgesamt größer als bei normalen Plasmazellen sein. Durch Immunglobulineinlagerung kann es zur extremen Dilatation und/oder Vakuolisierung der Zisternen des endoplasmatischen Retikulums kommen, wodurch Mott-Zellen (Traubenzellen oder Morulazellen) entstehen, deren zytoplasmatische Einschlüsse auch als Russelkörperchen bezeichnet werden. Diese wurden nach William Russel, der 1890 erstmals acidophile Einschlußkörperchen am Rand von Tumorinfiltraten beobachtete, und diese als für den Krebs typische Pilzpartikel fehlgedeutet hatte [717], benannt. Russelkörperchen sind aber keinesfalls für das multiple Myelom pathognomonisch, sondern bei chronisch Antigen-stimulierten Patienten sogar häufiger zu finden. Eine interessante Zellvariante stellen flammende Plasmazellen dar. Sie zeigen im Bereich der Zellperipherie eine intensive eosinophile Anfärbung, deren Farbton mit der Morgenröte der aufgehenden Sonne verglichen wird. Diese charakteristische Färbungseigenschaft wurde auf den besonders hohen Kohlehydratanteil bestimmter Paraproteine zurückgeführt und vor allem mit IgA-Myelomen assoziiert [870]. Diese Auffassung konnte allerdings nicht allgemein bestätigt werden, da flammende Plasmazellen auch bei Myelomen mit Paraproteinen anderer Immunglobulinklassen, sowie in Einzelfällen sogar bei Normalpersonen beobachtet werden konnten. Gelegentlich lassen sich lichtmikroskopisch multiple PAS-positive Granula sowie vereinzelt kristalline Einschlüsse, die mit großer Wahrscheinlichkeit aus Paraproteinkristallen bestehen, nachweisen.

*Reifungsdissoziation*

Die Reifung des Zellkerns kann extrem retardiert sein. Man findet dann große, locker strukturierte, nukleolenhaltige Kerne bei oft relativ gut ausgebildetem Zytoplasma. Das Ausmaß der Reifungsdissoziation dürfte in negativem Zusammenhang mit der Prognose stehen [299]. Intrazytoplasmatische und intranukleäre Einschlüsse werden, wie schon erwähnt, gelegentlich in Myelomzellen gefunden. In der überwiegenden Mehrzahl dürfte es sich dabei um auskristallisiertes Paraprotein handeln. Außerdem wurden extrem selten Myelomzellen mit Phagozytoseeigenschaft beschrieben.

*Morphologische Klassifizierung*

Aufgrund der zahlreichen morphologischen Formvarianten von Myelomzellen liegt der Versuch einer Klassifizierung der Tumorzellen anhand morphologischer Parameter nahe; nicht zuletzt deshalb, weil bei den meisten anderen malignen Lymphomen morphologische Kriterien prognostische Rückschlüsse erlauben und darüber hinaus das therapeutische Vorgehen entscheidend beeinflussen. So hat bereits Bayrd [62] 1948 einen eindeutigen Zusammenhang zwischen Differenzierungsgrad von Myelomzellen und Überlebenszeit festgestellt. Dieser Autor hat ebenso wie Snapper [779] und Azar [44] drei Differenzierungsstufen unterschieden, während später Jaffe [371] und Wutke und Ma. [897] das Riesenzellmyelom als selbständiges morphologisches Zellbild betrachtet und somit vier morphologische Typen unterschieden haben. Da Riesenzellen aufgrund ihrer Differenzierungsmerkmale entweder reifen, unreifen oder plasmoblastischen Myelomzellen zugeordnet werden können, dürfte die ursprünglich von Bayrd eingeführte Klassifizierung allen Anforderungen entsprechen.

*a) Reifzelliges Myelom:* Die Tumorzellen entsprechen ausdifferenzierten Plasmazellen mit exzentrisch gelegenen, radspeichenartig strukturierten kleinen Kernen und tiefblauem, breitem, rundlich oder oval bis fast dreieckig abgegrenztem Zytoplasmasaum mit deutlich erkennbarem Golgi-Feld (Abb. 15a). Das lymphoplasmozytische Myelom mit kleinen runden bis ovalen lymphoiden Elementen [806], dessen Zellbild mehr einem Morbus Waldenström als einem multiplen Myelom gleicht (Abb. 16), aber die klinischen Symptome eines multiplen Myeloms aufweist, dürfte nach Azar [44] als Variante des reifzelligen Myeloms anzusehen sein.

*b) Mäßig diffferenziertes (unreifzelliges) Myelom:* Dieser Zelltyp steht zwischen reifzelligem und plasmoblastischem Myelom. Es finden sich auffallende Kern-Zytoplasmadissoziationen mit unreifen, locker strukturierten, nicht mehr so ex-

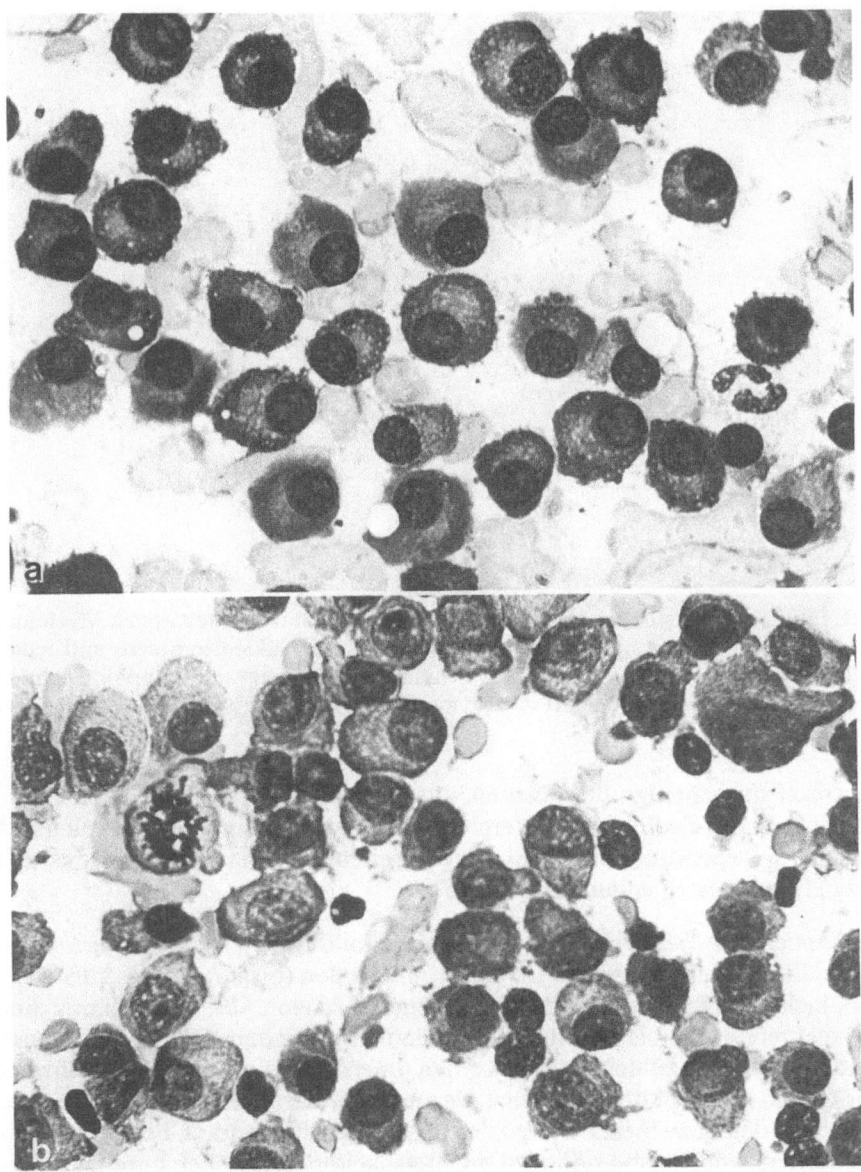

**Abb. 15 a, b.** Myelomzellen verschiedenen Differenzierungsgrades. **a** Reifzelliges (plasmozytisches) Myelom mit gut differenzierten Plasmazellen. Das Zytoplasma ist tief basophil und weist ein deutliches Golgi-Feld auf. Die Kerne sind allerdings nicht gänzlich ausgereift. **b** Plasmozytisch-plasmoblastisches Myelom mit z. T. reifzelligen, z. T. unreifen und z. T. plasmoblastischen Myelomzellen

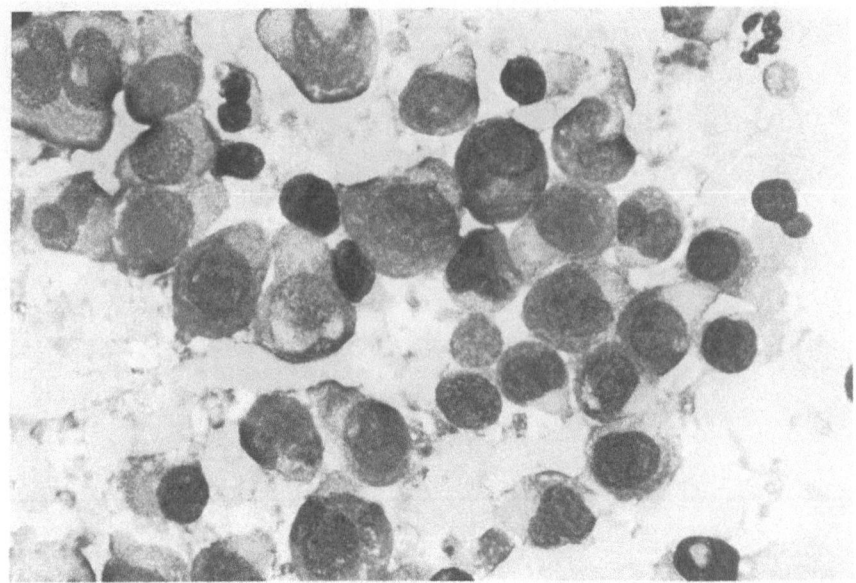

**Abb. 15c.** Plasmoblastisches Myelom mit fast ausschließlich blastenartigen Myelomzellen. Die Kerne sind stark vergrößert, locker strukturiert, mit Nukleolen besetzt und zentral gelegen. Der Zytoplasmasaum ist relativ schmal und nur schwach basophil. Mehrkernige Formen und Mitosen werden bei diesem morphologischen Subtyp relativ häufig gefunden

zentrisch gelegenen großen Kernen, die einen bis mehrere Nukleolen aufweisen können. Dieses Zellbild ist im Vergleich zum Typ-I äußerst pleomorph und kann neben vorwiegend unreifen und einigen reifen Myelomzellen auch bis zu etwa 15% Plasmoblasten enthalten (Abb. 15b).

*c) Plasmoblastisches Myelom:* Bei diesem Zellbild finden sich vorwiegend bis ausschließlich plasmoblastische Elemente mit großen (bis zu 20 µm), äußerst unreifen, locker strukturierten, zentral gelegenen Kernen (Abb. 15c). Häufig sind ein bis mehrere große bis riesengroße Nukleolen zu finden. Die Zytoplasmasäume sind im Vergleich zu den großen Kernen unterdimensioniert, oft nur schwach basophil und meist rundlich begrenzt. Es muß aber darauf hingewiesen werden, daß zwischen den einzelnen Differenzierungsstadien fließende Übergänge beobachtet werden, wobei insbesondere die Unterscheidung zwischen unreifzelligem und plasmoblastischem Myelom gelegentlich schwierig ist. In diesem Fall muß das Verteilungsverhalten der einzelen Zelltypen bestimmt und für die Zuordnung herangezogen werden.

## Ultrastruktur

Elektronenmikroskopisch werden natürlich alle schon lichtmikroskopisch sichtbaren Veränderungen der Zellgröße, Zellform, des Zellkerns, der Nukleolen sowie der zytoplasmatischen Organellen und eventuelle intrazytoplasmatische oder

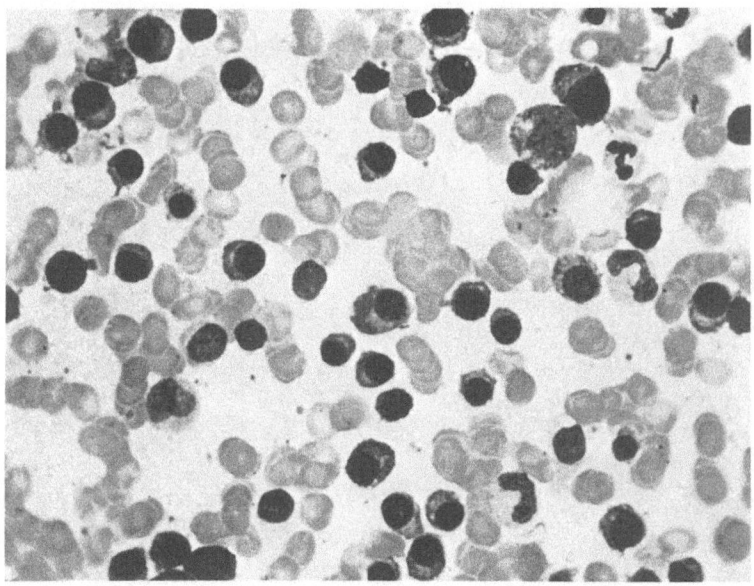

**Abb. 16.** Lymphoplasmozytisches Myelom mit kleinen runden bis ovalen lymphoiden und lymphoplasmozytoiden Elementen, die eher dem morphologischen Bild eines Morbus Waldenström als dem eines multiplen Myeloms entsprechen

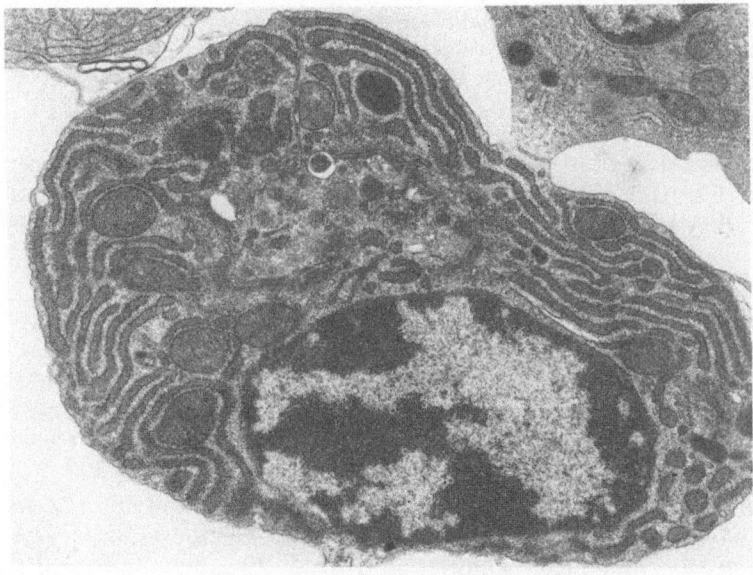

**Abb. 17.** Normale Plasmazelle mit charakteristisch exzentrisch gelegenem Kern und dichtem Heterochromatin, perinukleärem Golgi-Apparat und gut ausgebildetem endoplasmatischem Retikulum sowie unauffälligen Mitochondrien ($\times$ 10900)

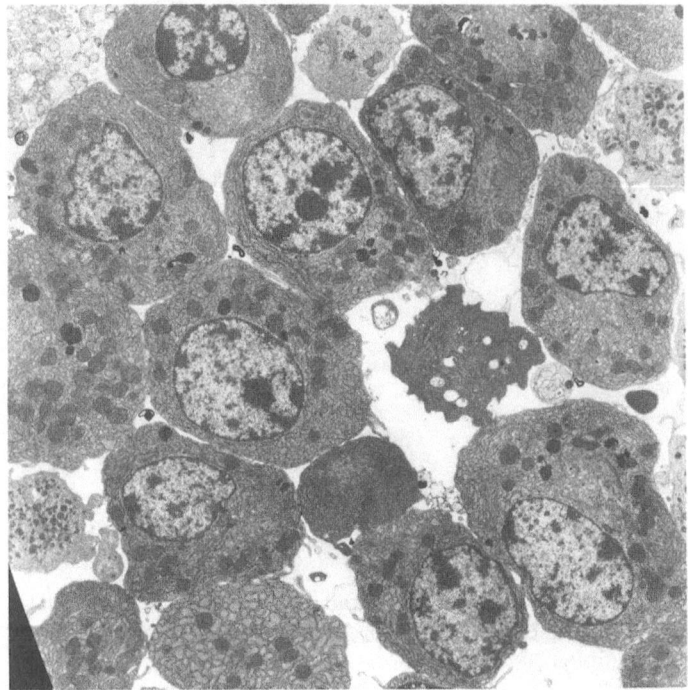

**Abb. 18.** Übersicht über relativ reife Myelomzellen. Die Kerne lassen allerdings teilweise bereits Unreifezeichen erkennen. Sie sind teilweise vergrößert, mit wenig Heterochromatin und gelegentlich noch mit Nukleolen ausgestattet. Bei einzelnen Zellen fällt eine Vermehrung von Mitochondrien und bei anderen eine geringfügige Dilatation des endoplasmatischen Retikulums auf (× 3000)

intranukleäre Einschlüsse detailliert erfaßt (Abb. 17-19). Im folgenden sollen daher nur jene ultrastrukturellen Veränderungen an den genannten Strukturen diskutiert werden, die ausschließlich elektronenmikroskopisch nachweisbar sind.

*Kern*

Das wichtigste Kriterium der Kernreifung, die Chromatinkondensation, ist zwar aufgrund der geringen Schnittdicke der elektronenmikroskopischen Präparate nicht immer zu beobachten, dennoch lassen sich häufig Charakteristika einer mangelnden oder fehlenden Kernreifung, wie z. B. große (0,7-1,9 μm), prominente Nukleolen erkennen. Nicht selten fällt eine starke Lappung der Kernmembran auf (Abb. 20a), gelegentlich sind intranukleäre Einschlüsse (Abb. 20b, c) zu finden, die von einigen Autoren in direkten Zusammenhang mit Kernmaterial gebracht wurden [519]. Diese Einschlüsse können von einer dünnen, glatten ein- oder zweischichtigen Membran umgeben sein, die wahrscheinlich zytoplasmatischen Ursprungs ist [774].

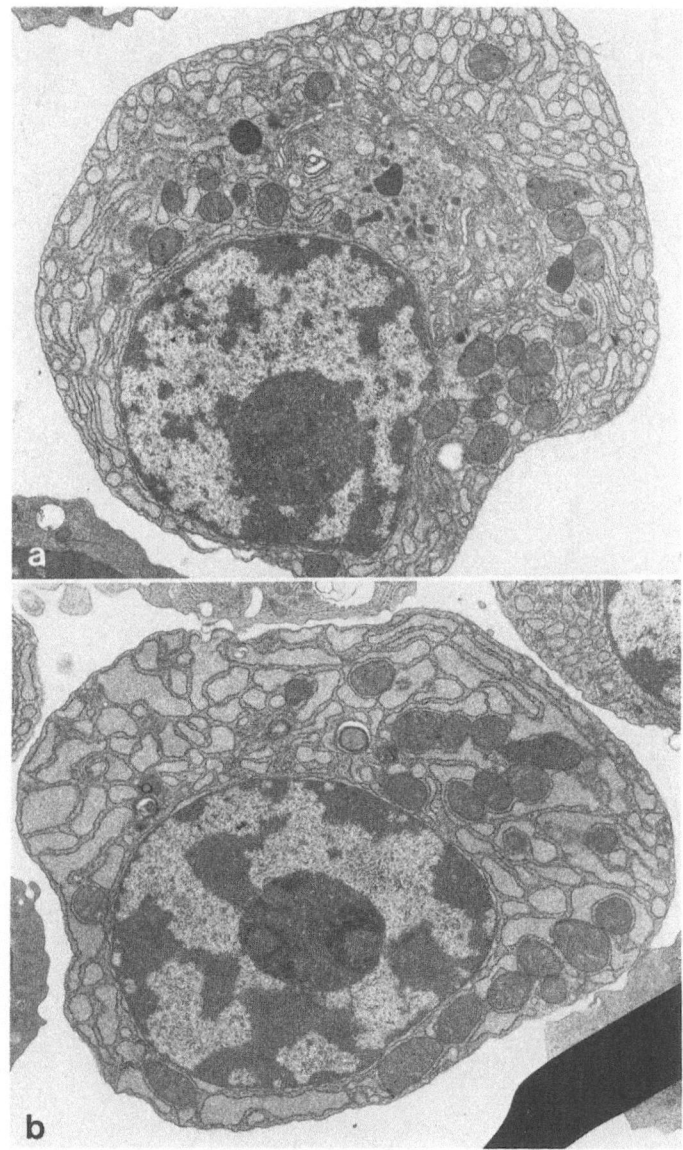

**Abb. 19a, b.** Myelomzellen verschiedener Reifungsgrade und Atypien. **a** Der Kern zeigt wenig kondensiertes Heterochromatin und einen prominenten Nukleolus. Die Zisternen des endoplasmatischen Retikulums sind geringgradig erweitert, der Golgi-Apparat ist gut ausgebildet, vereinzelt sind im Zytoplasma elektronendichte Körperchen erkennbar (× 8100). **b** Kernveränderungen wie in A, aber stärkere Ausweitung der Zisternen des endoplasmatischen Retikulums. Der Golgi-Apparat ist nicht angeschnitten (× 8100)

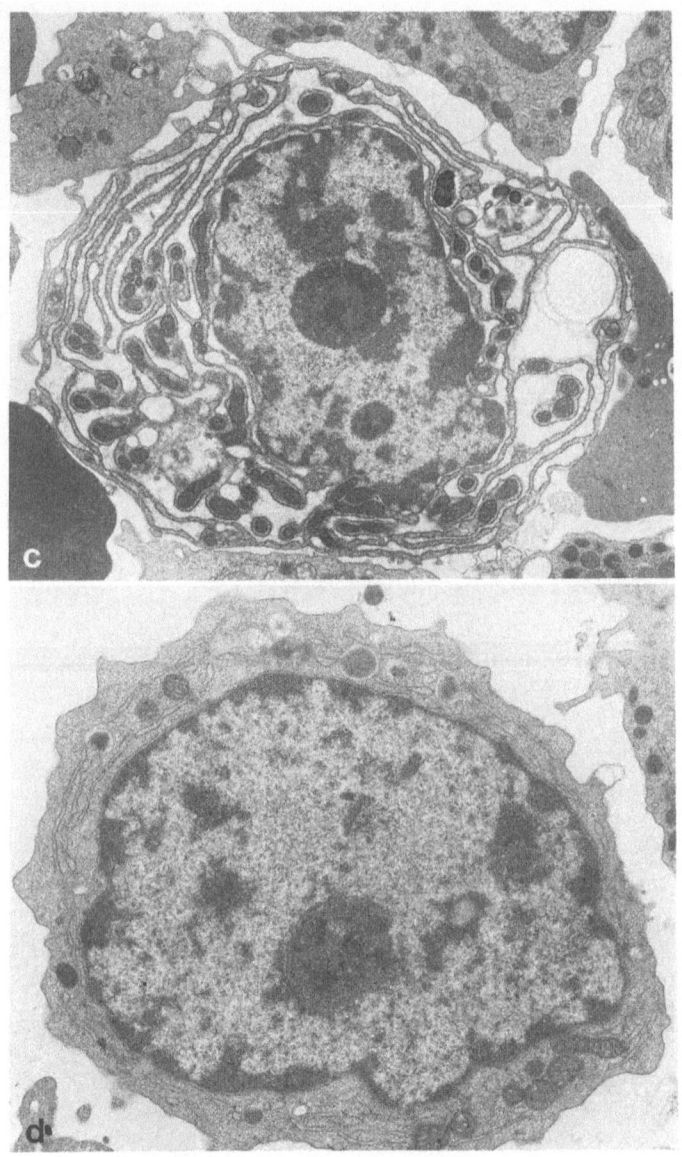

**Abb. 19. c** Veränderungen wie in B mit stärker ausgeprägten Atypien der zytoplasmatischen Organellen (× 8100). **d** Plasmoblast mit locker strukturiertem und mit einem Nukleolus besetzten heterochromatinarmen Kern. Der schmale Zytoplasmasaum enthält nur wenig endoplasmatisches Retikulum (× 9400)

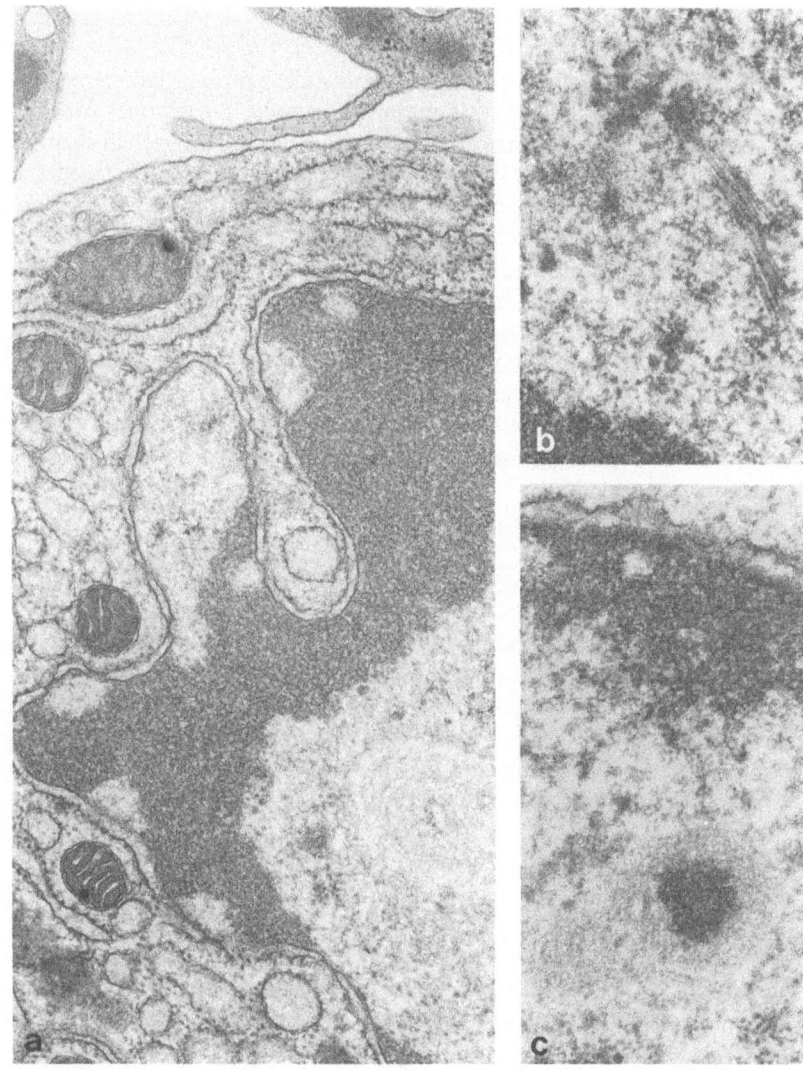

**Abb. 20 a–c.** Kernveränderungen. **a** Extreme Lappung der Kernmembran. Zusätzlich ist im Kern ein aus wenigen kleinen Granula und konzentrisch angeordneten lamellären Strukturen bestehendes Einschlußkörperchen erkennbar (× 35100). **b** Parallel angelagerte tubuläre Kerneinschlüsse (× 44200). **c** Zentral elektronendichtes Einschlußkörperchen (× 34300)

*Endoplasmatisches Retikulum*

In der Regel ist das endoplasmatische Retikulum in Myelomzellen mit einer regelmäßigen Anordnung flacher Zisternen (Abb. 17) gut ausgebildet [101, 519], kann aber auch abnormal konfiguriert und in plasmoblastischen Myelomzellen extrem reduziert sein (Abb. 19c). Die Abweichungen von der normalen Form zeigen relativ häufig unterschiedlich ausgeprägte Vakuolisierung (Abb. 19 a–c), die nach Klassifizierungsversuchen einzelner Autoren [761, 802] von Maldonado [519] in sechs verschiedene Formvarianten differenziert wurden. Maldonado hat verschiedene Übergänge von der normalerweise lamellären Anordnung des endoplasmatischen Retikulums in gering dilatierte bis kugelförmig ausgedehnte Zisternen unterschieden. Bei flammenden Plasmazellen werden stark ausgeweitete, oft nur durch dünne Zytoplasmawände getrennte Zisternen beobachtet. Die besondere Anfärbbarkeit dieser Myelomzellen wird auf die starke Polymerisierungstendenz bestimmter Immunglobuline, insbesondere von IgA zurückgeführt, das dann als polymeres Immunglobulinmolekül nicht mehr über die üblichen Transportmechanismen aus dem endoplasmatischen Retikulum ausgeschleust werden kann [44]. Gelegentlich wurden auch Zellen mit elektronendichten Einschlußkörperchen beschrieben, die sowohl in Zisternen des endoplasmatischen Retikulums, als auch direkt im Zytoplasma gefunden wurden. Von Blom und Ma. [101] wurden ringförmig lamellär angeordnete Zisternen des endoplasmatischen Retikulums beobachtet.

*Mitochondrien*

Obwohl in den Myelomzellen der meisten Patienten normale Mitochondrien gefunden werden, lassen sich bei einigen Patienten morphologische und/oder quantitative Abweichungen beobachten [786]. Die Strukturveränderungen betreffen vorwiegend die Größe und Form der Mitochondrien. So finden sich abnorm große Mitochondrien mit zum Teil verdickten Cristae, die atypisch, z. B. in der Längsachse der Mitochondrien oder sogar konzentrisch gelagert sein können.

*Golgi-Apparat*

Der Golgi-Apparat wurde in den bisher vorliegenden Untersuchungen relativ wenig beachtet und von einigen Autoren wie Azar [44] und Maldonado und Ma. [519] als prominent und gut entwickelt (Abb. 21 a) bezeichnet, während ihn andere als schlecht entwickelt [266] oder defizient [299] beschrieben haben. Wir haben bei 11 von insgesamt 22 elektronenmikroskopisch untersuchten Fällen wesentliche Strukturveränderungen des Golgi-Apparates gefunden. So war die Golgi-Region bei einzelnen Patienten von ihrer normalerweise perinukleären Lokalisation in Richtung Zellperipherie verschoben (Abb. 21 b). Der polare Charakter des Golgi-Apparates mit seiner unreifen Bildungsseite einerseits und seiner reifen oder Sekretionsseite andererseits war häufig verloren gegangen. Darüber hinaus haben wir in Einzelfällen eine Reduktion von Zisternen mit gleichzeitiger Vermehrung kleiner Vesikel (Abb. 21 c) gefunden und bei anderen Patienten extreme Vakuolisationen (Abb. 21 d) beobachtet. Obwohl das Erscheinungsbild und die Ausprägung der Golgi-Apparat-Veränderungen starke Unterschiede zeigte, waren bei einzelnen Patienten die ultrastrukturellen Veränderungen relativ einheitlich und bei etwa 90% der Myelomzellen zu finden, während sie nie in anderen hämatopoetischen Zellen nachweisbar waren.

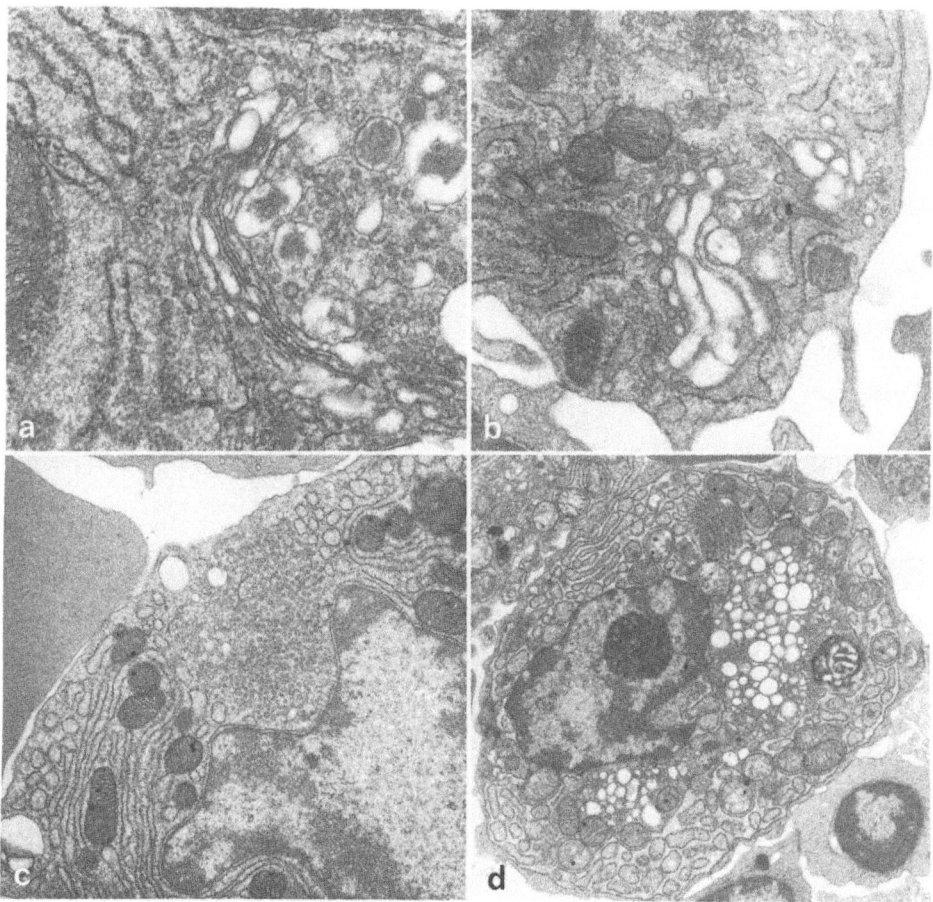

**Abb. 21 a–d.** Veränderung des Golgi-Apparates. **a** Normales Golgi-Feld mit Übergangselementen des endoplasmatischen Retikulums und Transportvesikel sowie Sekretvakuolen. Die polare Anordnung des Golgi-Apparates wird durch die von der Bildungs- (Übergangselemente des endoplasmatischen Retikulums und Transportvesikel) zur Sekretionsseite (Sekretionsvakuolen) abnehmende Zisternengröße unterstrichen ($\times$ 30 200). **b** Verlagerung des Golgi-Apparates an die Zellperipherie ($\times$ 11 300). **c** Zahlreiche kleine, runde Vesikel im Golgi-Feld; Vakuolen sind selten und Zisternen nicht erkennbar ($\times$ 9 100). **d** Stark vakuolisiertes Golgi-Feld ($\times$ 6 000)

## Intermediäre Mikrofilamente

Intermediäre Mikrofilamente wurden in den meisten ultrastrukturellen Studien über Myelomzellen nicht erwähnt [87, 254, 299, 775] und deren Existenz in einer Studie dezidiert negiert [519]. Andere Autoren haben bei einzelnen Patienten Bündel von fibrillären Mikrofilamenten beobachtet [761, 786, 813]. Wir konnten in den Myelomzellen aller untersuchten Patienten verstreut intermediäre Mikrofilamente, die das intrazytoplasmatische Netzwerk aufbauen (Abb. 22a), beobachten. Bei fünf Patienten fanden wir zusätzlich intermediäre Mikrofilamente, die zu

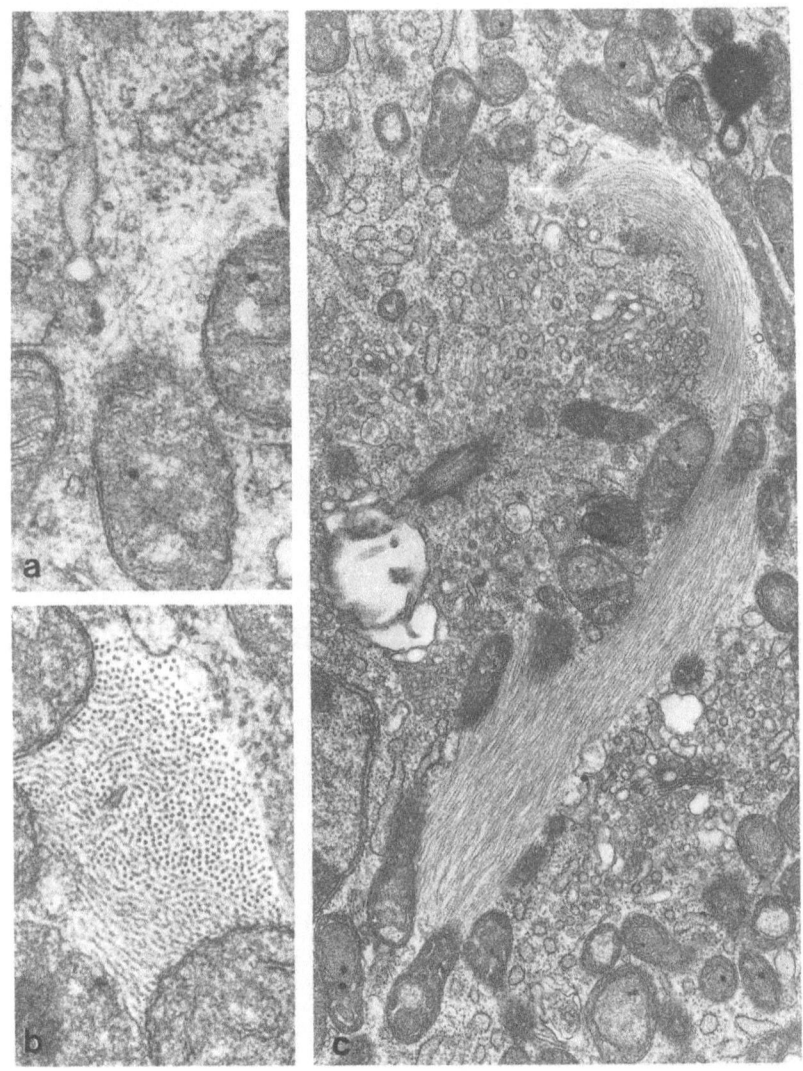

**Abb. 22 a–c.** Intermediäre Mikrofilamente. **a** Intermediäre Mikrofilamente sind im Zytoplasma als zartes Netzwerk erkennbar ($\times$ 42900). **b** Querschnitt eines dicken Bündels aneinandergelagerter intermediärer Mikrofilamente ($\times$ 56500). **c** Längs getroffene, zu dicken Filamentbündeln angeordnete intermediäre Mikrofilamente, die das Golgi-Feld durchziehen ($\times$ 21500)

dicken Bündeln zusammengelagert waren (Abb. 22b). Diese Bündel waren häufig, jedoch nicht ausschließlich, perinukleär angeordnet und gelegentlich in der Nähe des Golgi-Apparates (Abb. 22c), im Bereich von Mitochondrien und Zisternen des endoplasmatischen Retikulums zu finden. Auch hier war bei einzelnen Patienten das ultrastrukturelle Bild relativ einheitlich und bei einem Großteil der Myelomzellen (etwa 90%) zu beobachten.

*Zytoplasmatische und intranukleäre Einschlüsse*

Elektronendichte, osmiophile Einschlußkörperchen wurden gelegentlich in den Zisternen des endoplasmatischen Retikulums und/oder im Zytoplasma gefunden. Diese Einschlüsse können bei entsprechender Größe schon lichtmikroskopisch als Russelkörperchen erkannt werden. Sie bestehen größtenteils aus dem Sekretionsprodukt der Zellen, dem Paraprotein, während in degenerierten oder zugrundegehenden Myelomzellen oft unregelmäßig geformte elektronendichte Einschlüsse, wie Phagosomen und Phagolysosomen, Vakuolen und auffallend ausgeweitete Zisternen beobachtet werden. Solche Einschlußkörperchen sind von zarten, glatten Membranen umgeben [519]. Nadelförmige kristalline Körperchen werden vereinzelt im Zytoplasma und seltener im Kern gefunden [278, 379]. Bei Patienten mit Eisenüberladung, wie z.B. primärer Hämochromatose oder refraktärer Anämie wurden in normalen, zum Teil reaktiven Plasmazellen Eiseneinschlüsse – wahrscheinlich in Form von Ferritin – beobachtet [293, 396] und von Koszewski [430] als Reaktion auf die Eisenüberladung interpretiert. Im Gegensatz zu normalen und reaktiven Plasmazellen sind solche Einlagerungen in Myelomzellen unseres Wissens noch nicht beschrieben worden. Allerdings wurden 4 Patienten mit phagozytierenden Plasmazellen bekannt [3, 126, 256, 509]. Bei einem dieser Patienten – einer 84-jährigen Frau mit IgG-k-Myelom haben wir gemeinsam mit Frau Dr. M. Pavelka in 20% der Myelomzellen intrazytoplasmatisch inkorporierte hämatopoetische Elemente gefunden [509]. Vorwiegend wurden Erythrozyten, aber zum Teil auch Normoblasten, reife und unreife Elemente der Myelopoese sowie Blutplättchen von Myelomzellen aufgenommen (Abb. 23a, b).

In in vitro Untersuchungen konnten wir allerdings die Myelomzellen weder zur Phagozytose opsonisierter Latex-Partikel, noch zur Aufnahme opsonisierter Bakterien induzieren, während die Myelomzellen eines anderen Patienten in vitro Latex-Partikel aufgenommen haben [256]. Eine zufriedenstellende Erklärung für die außergewöhnliche Phagozytoseaktivität von Myelomzellen kann gegenwärtig nicht gegeben werden.

*Scanning-elektronenmikroskopische Befunde*

In Scanning-elektronenmikroskopischen Untersuchungen kommt die charakteristische Ausbildung zahlreicher unregelmäßig geformter kleiner Bläschen („Blebs"), die von den Tumorzellen abgeschnürt werden, eindrucksvoll zum Ausdruck [664]. Dieses Phänomen wurde von Thiery [817] als einer der Immunglobulinsekretionsmechanismen von Plasmazellen aufgefaßt. Nach Untersuchungen von Laskov und Ma. [469] dürfte aber die Abschnürung von Blebs keinen substantiellen Beitrag zur Immunglobulinfreisetzung leisten.

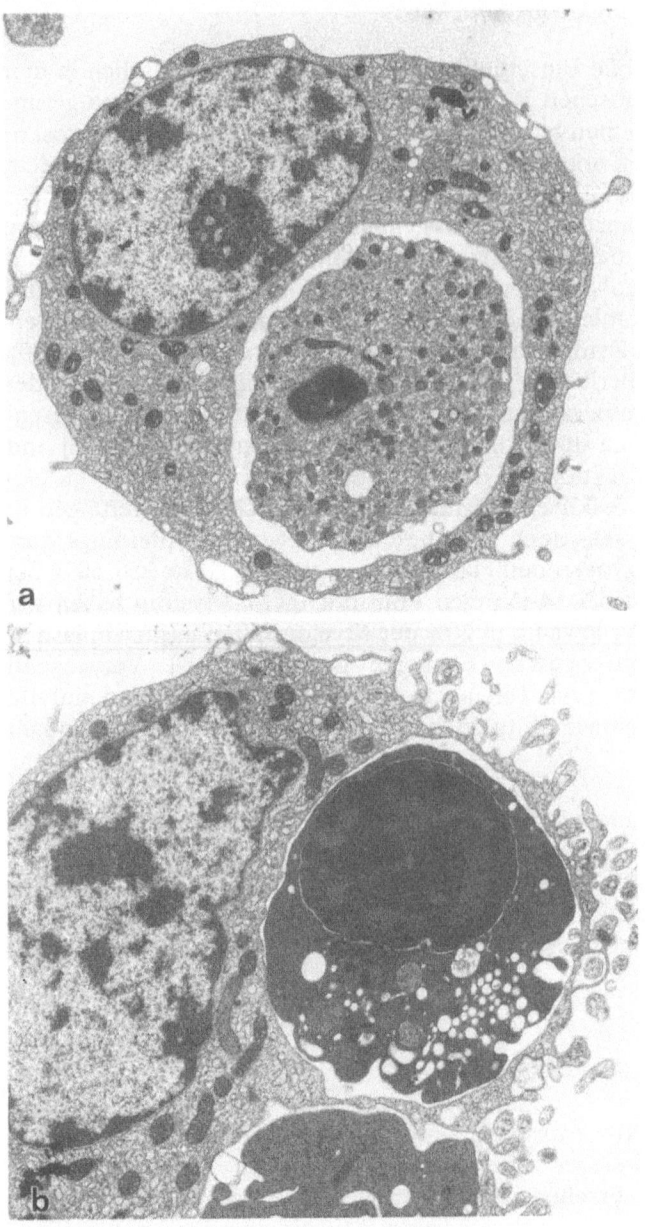

**Abb. 23 a, b.** Phagozytierende Myelomzellen. **a** Myelomzelle mit inkorporiertem Granulozyten (× 7000). **b** Myelomzelle mit phagozytierten Normoblasten und Erythrozyten (× 7000). (Aus Ludwig, H. und Pavelka, M., Blood, 1980)

## Zytochemische Befunde

Löffler und Schubert [499] haben 1963 in Myelomzellen erhöhte saure Phosphatase-Aktivität beschrieben und dieses zytochemische Verhalten als differentialdiagnostisches Kriterium zur Abgrenzung gegenüber reaktiven Plasmozytosen sowie „benignen" monoklonalen Gammopathien empfohlen. Die Beobachtung wurde bald von mehreren Arbeitsgruppen bestätigt [57, 138, 497], hat aber bisher dennoch als differentialdiagnostische Untersuchung nur beschränkt Eingang in die klinische Routine gefunden.

Die saure Phosphatase liegt als hydrolytisches lysosomales Enzym in zahlreichen hämatopoetischen Zellen vor. Bei der saure Phosphatase-Reaktion für Plasmazellen von multiplen Myelomen nach Löffler wird sie in Form roter Granula im gesamten Zytoplasma verteilt, besonders aber im Bereich des Golgi-Apparates gefunden. Nach Angaben von Löffler [497] finden sich bei den meisten Patienten mehr als 90% saure Phosphatase-positive Plasmazellen, während nur bei 10% der Fälle niedrige saure Phosphatase-Indices gefunden werden. Von Cassuto und Ma. [138] wurde der Anteil saurer-Phosphatase-negativer Patienten mit 20% und von Bataille und Ma. [57] mit 22% angegeben.

Die beim multiplen Myelom stark erhöhte saure Phosphatase-Aktivität wurde mit der erhöhten Knochenresorption in Zusammenhang gebracht; eine Korrelation zwischen saure Phosphatase-Index und Ausmaß der Knochenläsionen konnte allerdings nicht gefunden werden [57]. In dieser vor kurzem veröffentlichten Studie wurde aber ein Zusammenhang zwischen saure Phospatase-Aktivitätsindex und Krankheitsaktivität festgestellt. Unbehandelte Patienten wiesen einen Index von 3,06 auf, während der Index bei Patienten in Remission auf 1,81 zurückgegangen war. Außerdem zeigten Patienten mit lambda-Leichtkettenmyelom signifikant höhere saure Phosphatase-Indices [2,71 vs. 1,17).

Im Großteil der Myelomzellen läßt sich außerdem eine erhöhte Aktivität der $\beta$-Glucuronidase [497, 808] sowie der unspezifischen Esterase [497] nachweisen, während die Adenosin-triphosphatase (ATPase)-Aktivität deutlich vermindert ist [746].

Die Aktivität der unspezifischen Esterase zeigt bei den meisten Patienten mit multiplem Myelom gegenüber Kontrollpersonen erhöhte Werte, die Unterschiede sind allerdings nicht so stark ausgeprägt wie bei der Reaktion der sauren Phosphatase, sodaß sich die Aktivitäts-Indices deutlich überlappen. Lichtmikroskopisch lassen sich zahlreiche, zum Teil vergröberte und teilweise beträchtlich vergrößerte Formazangranula, die häufig verklumpt aussehen, beobachten [808].

Das rote, granuläre Reaktionsprodukt der $\beta$-Glucuronidase ist – ähnlich wie das der sauren Phosphatase – im Zytoplasma verteilt, die Granula erscheinen allerdings schärfer begrenzt. Stark positive Reaktionen werden bei etwa der Hälfte der Patienten mit multiplem Myelom gefunden. Nach Seigneurin und Ma. [752] sind nicht nur stark erhöhte, sondern auch extrem erniedrigte Enzymaktivitäten als Hinweis auf eine maligne Plasmazelldyskrasie diagnostisch zu werten.

ATPase-Aktivität läßt sich gewöhnlich – allerdings in variablem Ausmaß – in normalen Plasmazellen nachweisen. In Myelomzellen werden dagegen oft komplett negative Befunde beobachtet. Versuche, eine Korrelation zwischen ATPase-

Enzymaktivität und klinischen Parametern, wie Paraproteintyp, Paraproteinkonzentration, Krankheitsdauer und Krankheitsstadium herzustellen, sind negativ verlaufen [747].

Johansen und Jensen [381] fanden bei etwa der Hälfte der 20 untersuchten Patienten mit multiplem Myelom einen erhöhten alkalischen Leukozytenphosphatase-(ALP)-Aktivitätsindex und konnten darüber hinaus eine signifikante Korrelation zwischen ALP-Index und Paraproteinkonzentration feststellen. Letztgenannte Beobachtung bedarf aber sicherlich der Bestätigung durch andere Autoren.

# VI. Paraproteine

**Immunglobulinsynthese**

Ebenso wie bei anderen Proteinmolekülen mit verschiedenen Untereinheiten ist die genetische Information für kappa, lambda und schwere Ketten der Antikörper getrennt im Genom gespeichert. Zusätzlich ist aber für die Immunglobulinketten bekannt, daß ihre variable (V) und konstante (C) Region von verschiedenen Genen kodiert wird, die im Genom der Keimzellen und des nicht-lymphatischen Somas nicht an benachbarten Loci liegen [348]. Erst im Rahmen der lymphatischen Differenzierung werden die genetischen Teilinformationen in engere Nachbarschaft zueinander transloziert. Diese auf der Ebene der DNA stattfindenden Prozesse schließen Rekombinationen und Deletionen von genetischem Material ein und bedingen die Determinierung des Idiotyps und des Isotyps des spezifischen Antikörpers eines Plasmazellklons [474]. Das endgültige Aneinanderfügen der für die V- und die C-Region kodierenden mRNA-Sequenzen geschieht allerdings erst durch enzymatische Modifikation der transkribierten RNA [689]. Die Synthese der Polypeptidketten erfolgt an den membrangebundenen Ribosomen des endoplasmatischen Retikulums durch vom N-terminalen Ende ausgehende Anknüpfung aktivierter Aminosäuren (Abb. 24). Die neu synthetisierten Polypeptidketten enthalten auch Abschnitte, die schon in den Zisternen des endoplasmatischen Retikulums abgebaut werden und daher in der Aminosäuresequenz des fertigen Immunglobulinmoleküls nicht mehr aufscheinen. Außerdem werden schon in normalen Plasmazellen mehr leichte als schwere Ketten produziert [444] und in die Zisternen des endoplasmatischen Retikulums abgegeben, wo sie zum Aufbau von H2L2-Molekülen zur Verfügung stehen. Dieses Überangebot von leichten Ketten kann bei malignen Plasmazelldyskrasien extrem verstärkt sein und somit zum Auftreten von freien leichten Ketten im Serum und vor allem im Harn führen.

Der Zusammenschluß leichter und schwerer Ketten zu kompletten Immunglobulinmolekülen läuft in Abhängigkeit von der Immunglobulinklasse über verschiedene intermediäre Varianten wie H2, H2L oder HL bis zur Bildung kompletter H2L2-Moleküle, die ihrerseits über Rückkoppelungsmechanismen die weitere H-Kettenproduktion beeinflussen. Die fertigen Immunglobulinmoleküle (Abb. 25) werden sodann mittels Transportvesikel in die Zisternen des Golgi-Apparates geschleust, wo die Glykosylierung, die beim IgA-Molekül mit einem Kohlehydratanteil von 13% besonders ausgeprägt und bei IgG-Molekülen mit einem Kohlehydratanteil von 3% relativ niedrig ist, abgeschlossen wird [901]. Letztlich werden die Immunglobulinmoleküle wieder in Transportvesikel verpackt und langsam zur Zellmembran befördert [631], wo sie durch Exozytose in die Umgebung abgegeben werden. Ein Teil der Zellmembranbestandteile wird wie-

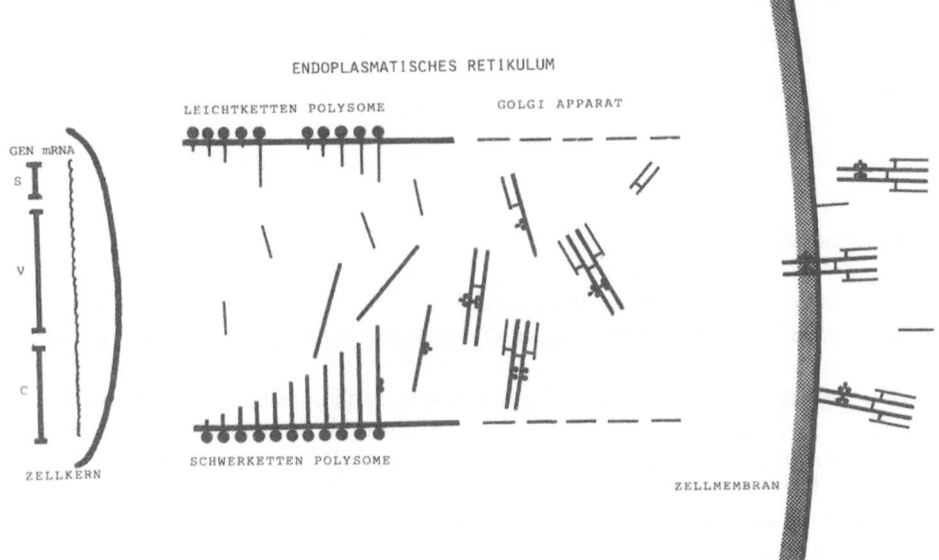

**Abb. 24.** Schematische Darstellung der Immunglobulinsynthese. Die Polypeptidketten werden an den Ribosomen des endoplasmatischen Retikulums synthetisiert, anschließend glykosyliert und zu H2L2-Molekülen verbunden

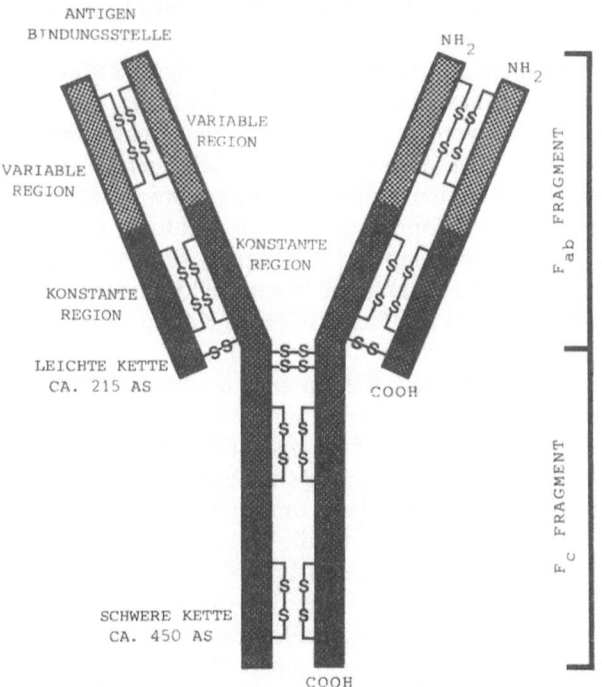

**Abb. 25.** Schematisches Modell eines monomeren Antikörpermoleküls

der in das Zellinnere transportiert und in ökonomischer Weise von Organellen des Golgi-Apparates wieder verwendet [7]. Die Immunglobulinproduktionsrate maligner Plasmazellen soll, nach Untersuchungen an einer Mäusemyelomzellinie [127], stark von der Zellzyklusphase abhängen und ihr Maximum in der späten G1- und den ersten Zweidritteln der S-Phase erreichen. Entgegen diesen Befunden kamen Damiani und Ma. [190] zu dem Schluß, daß sowohl die Immunglobulinsynthese, als auch die -sekretion unabhängig von der Zellzyklusphase ablaufen. Dieser Befund erscheint gegenwärtig in Anbetracht der Kürze des Zellzyklus und der physiologischen Aufgabe von Plasmazellen als antikörperproduzierende Zellpopulation, plausibler. Salmon und Smith [729] haben die Paraproteinsyntheserate für IgG-Myelomzellen berechnet und dabei eine Produktionsrate von 12 500–85 000 Immunglobulinmolekülen pro Tumorzelle pro Minute ermittelt. Die Produktionszeit eines Immunglobulinmoleküls vom Beginn der Translation an den Ribosomen bis zur Ausschleusung des fertigen Moleküls dürfte etwa 10–40 Minuten in Anspruch nehmen [446].

## *IgG*

Normalerweise bestehen Serum-Immunglobuline zu ¾ aus IgG-Molekülen, die ihrerseits aufgrund unterschiedlicher Strukturen 4 Subklassen ($IgG_1 - IgG_4$) zugeordnet werden können [302]. Die wesentlichsten Strukturunterschiede betreffen die Aminosäuresequenz der $F_c$-Anteile der schweren Ketten, sowie die Anzahl und die Lokalisation der Disulfidbrücken zwischen den Ketten [262]. Der Kohlehydratanteil ist mit 3% bei allen IgG-Subklassen ident (Tabelle 9). $IgG_3$ unterscheidet sich sowohl strukturell als auch biologisch am stärksten von den anderen IgG-Subklassen und weist mit etwa 8 Tagen eine weit kürzere Halbwertszeit als die anderen IgG-Subklassen, deren Halbwertszeit bei 21 Tagen liegt, auf [586]. $IgG_3$ ist ebenso wie $IgG_1$ in der Lage die erste Komplementkomponente C1q anzulagern und dadurch die Komplementkaskade über den klassischen Weg zu aktivieren. Nach neuen Untersuchungen dürften die komplementaktivierenden Regionen von $IgG_1$ und $IgG_3$ der zweiten Domäne des konstanten Anteils der schweren Kette (C2) zuzuordnen sein [215]. Diese beiden Subklassen können sich darüber hinaus mit ihrem $F_c$-Anteil an entsprechende Rezeptoren von Lymphozyten, Monozyten und Granulozyten binden [349, 794]; mit Staphylococcenproteinen können alle IgG-Subklassen außer $IgG_3$ reagieren [437].

IgG liegt zu ⅔ intravaskulär und zu etwa ⅓ im Interstitium vor. Dadurch können IgG-Moleküle auch interstitiell gelegene Infektionserreger oder Toxine neutralisieren und somit eine wichtige biologische Aufgabe erfüllen. Weiters ist für die humorale Infektabwehr von großer Bedeutung, daß IgG-Antikörper schnell und mit hoher Affinität im Rahmen von Sekundärreaktionen produziert werden. Nach Untersuchungen von Skvaril und Ma. [772] und Schur und Ma. [749] weicht bei IgG-Paraproteinen die Verteilung der Subklassen geringgradig von der normalen IgG-Subklassenverteilung ab. So werden bei gesunden Personen etwa 70% $IgG_1$, 23–28% $IgG_2$, 4–7% $IgG_3$ und 3–4% $IgG_4$ gefunden, während bei IgG-Paraproteinämien der Anteil von $IgG_1$ etwas höher und der von $IgG_2$ etwas niedriger liegen dürfte.

**Tabelle 9.** Eigenschaften der Immunglobuline verschiedener Klassen und Subklassen

| | IgG | | | | IgA | | IgM | IgD | IgE |
|---|---|---|---|---|---|---|---|---|---|
| | IgG-1 | IgG-2 | IgG-3 | IgG-4 | IgA-1 | IgA-2 | | | |
| Sedimentationskonstante | 7S | 7S | 7S | 7S | 7–13S | 7–13S | 19S | 7S | 8S |
| Molekulargewicht ($\times 10^3$) | 150 | 150 | 150 | 150 | 160–600[a] | 160–600[a] | 900 | 185 | 200 |
| Schwere Ketten | $\gamma 1$ | $\gamma 2$ | $\gamma 3$ | $\gamma 4$ | $\alpha 1$ | $\alpha 2$ | $\mu$ | $\delta$ | $\varepsilon$ |
| Molekularformel** | $(\gamma_1)_2 k_2$ $(\gamma_1)_2 \lambda_2$ | $(\gamma_2)_2 k_2$ $(\gamma_2)_2 \lambda_2$ | $(\gamma_3)_2 k_2$ $(\gamma_3)_2 \lambda_2$ | $(\gamma_4)_2 k_2$ $(\gamma_4)_2 \lambda_2$ | $[(\alpha_1)_2 k_2]_{1-3}$* $[(\alpha_1)_2 \lambda_2]_{1-3}$ | $[(\alpha_2)_2 k_2]_{1-3}$* $[(\alpha_2)_2 \lambda_2]_{1-3}$ | $(\mu_2 k_2)_5$ $(\mu_2 \lambda_2)_5$ | $\delta_2 k_2$ $\delta_2 \lambda_2$ | $\varepsilon_2 k_2$ $\varepsilon_2 \lambda_2$ |
| Leichte Ketten $\kappa : \lambda$ Verhältnis | 2,4 | 1,1 | 1,4 | 8,0 | 1,4 | 1,6 | 3,2 | 0,3 | ? |
| durchschn. Serumkonz. (mg/ml) | 8 | 4 | 1 | 0,4 | 3,5 | 0,4 | 1 | 0,03 | 0,0001 |
| Anteil an Gesamt-Immungl.-Konz. (%) | 44 | 22 | 5 | 2 | 19 | 2 | 5 | 0,2 | 0,0005 |
| | | 73 | | | | | | | |
| Halbwertszeit in vivo (Tage) | 23 | 23 | 8 | 23 | 6 | 6? | 5 | 3 | 2,7 |
| Kohlenhydratanteil (%) | 3 | 3 | 3 | 3 | 8 | 8 | 12 | 13 | 12 |

[a] Polymere; * in Sekreten; Dimer plus „Secretory Piece"; ** IgA-Polymere und IgM besitzen J-Kette

## IgA

IgA liegt in zwei Subklassen, nämlich $IgA_1$ und $IgA_2$ vor. 95% der Serum-IgA-Moleküle rekrutieren sich aus $IgA_1$, während die restlichen 5% der $IgA_2$-Klasse zugeordnet werden können [445]. Eine ähnliche Verteilung wurde bei IgA-Paraproteinämien gefunden [840]. Der Großteil (etwa 85% des Serum-IgA liegt als 7S-Monomer vor, das allerdings starke Aggregationstendenz aufweist. In den IgA-produzierenden Plasmazellen wird ein cysteinreiches, etwa 15 000 Dalton schweres Peptid synthetisiert, die Verbindungs- oder J-Kette, die die $F_c$-Anteile zweier IgA-Moleküle über Disulfidbrücken verknüpft [429]. Somit wird bereits in der Plasmazelle die Polymerisation zu Dimeren vollzogen, die dann als solche sezerniert werden. Bei IgA-Paraproteinämien werden neben IgA-Monomeren und -Dimeren auch Polymere verschiedener Größe häufiger als normal gefunden, sodaß bei einem Teil der Patienten neben 7S-Molekülen 9S und 13S-Polymere beobachtet werden können. Solche IgA-Polymere werden mit dem gehäuften Auftreten von thrombembolischen Komplikationen in Zusammenhang gebracht. In den Sekreten wird IgA zu 80% als „Secretory IgA" gefunden, ein IgA-Dimer, das ein sogenanntes „Secretory Piece" trägt. Dieses ist ein Glykoprotein mit einem Molekulargewicht von 60 000, das in den Epithelzellen gebildet wird [662]. Ausschließlich solche IgA-Moleküle, die durch eine J-Kette zu Dimeren verbunden sind, reagieren mit den Epithelzellen verschiedener Schleimhäute, die sie mit dem Secretory Piece ausstatten. Nach Endozytose und Transport durch die Zelle wird das IgA-Dimer, das durch das Secretory Piece bis zu einem gewissen Grad vor proteolytischer Spaltung geschützt ist [831], in die Sekrete abgegeben. Die biologische Bedeutung der IgA-Immunglobulinklasse liegt vor allem in ihrer Funktion als wichtigste Antikörpermoleküle der Sekrete [824], wo sie auf Grund ihrer relativen Resistenz gegenüber proteolytischer Verdauung länger als andere Immunglobuline persistieren können. IgA-Moleküle tragen somit wesentlich zur Infektabwehr im Bereich des oberen Respirationstraktes sowie im Gastrointestinaltrakt bei. Darüber hinaus sorgen IgA-Antikörper sowohl in Nasen- und Tränenflüssigkeit als auch in der Muttermilch für eine effiziente humorale Immunität. Die hohen lokalen IgA-Spiegel in den genannten Geweben sind auf den besonders großen Plasmazellreichtum in diesen Organen zurückzuführen. Im Bereich des Dünndarms wurden z. B. pro $mm^2$ 400 000 IgA-Plasmazellen gefunden.

Obwohl IgA-Moleküle nicht zur Aktivierung von Komplement über den klassischen Weg befähigt sind, kann Serum-IgA, wenn es in aggregierter Form vorliegt, Komplement über den sogenannten Nebenschluß aktivieren. Aufgrund dieser Fähigkeit dürfte es auch bakteriolytische Aktivität aufweisen und darüber hinaus die Phagozytose erleichtern. Außerdem dürfte IgA durch Opsonisierung von Mikroorganismen deren Adhärenz an die Oberfläche mucöser Zellen inhibieren und dadurch das Eindringen von Infektionserregern in den Organismus verhindern [875].

*IgM*

Humanes IgM besteht aus fünf Immunglobulinsubeinheiten, die als Pentamere zusammengeschlossen sind und nur eine J-Kette enthalten. Dieser kommt wahrscheinlich Starterfunktion bei der Polymerisation zu. Gelegentlich kann monomeres oder dimeres IgM bei Patienten mit Morbus Waldenström oder einer anderen lymphoproliferativen Erkrankung gefunden werden [634]. Diese niedermolekularen IgM-Formen dürften durch Deletion von Aminosäuren, die für die Ausbildung höherer Polymerisationsgrade nötig sind, zustandekommen. Anhaltspunkte für eine Degradation von primär als Pentamere sezernierten IgM-Molekülen zu kleineren IgM-Einheiten konnten bisher nicht gefunden werden. Gelegentlich lassen sich aber auch Vielfache der pentameren Molekülanordnung, die dann in der Ultrazentrifugationsanalyse anstatt im 19S-Bereich im 22S- oder als Polymere des Pentamers im 32S-Bereich sedimentieren, nachweisen.

IgM ist das phylogenetisch älteste Immunglobulin und ist bei Infektionen für die primäre Immunantwort in den ersten Tagen nach Antigenexposition verantwortlich. IgM besitzt aufgrund seiner hohen Zahl von Bindungsvalenzen stark agglutinierende und starke zytotoxische Aktivität.

*IgD*

Rowe hat 1965 ein Myelomprotein analysiert [716], das die übliche 4-Kettenstruktur aufwies und mit Anti-lambda-Serum präzipitierte, jedoch mit keinem Antiserum gegen die bis dahin bekannten schweren Ketten (IgA, IgG und IgM) reagierte. Die neue Immunglobulinklasse wurde als IgD-Klasse bezeichnet und bald darauf in niedrigen Konzentrationen bei Normalpersonen gefunden. IgD liegt zum größten Teil (75%) intravasal vor, hat mit drei Tagen eine relativ kurze Halbwertszeit und ist im Gegensatz zu anderen Immunglobulinklassen bevorzugt mit leichten Ketten vom lambda-Typ ausgestattet. Die biologische Bedeutung von IgD ist gegenwärtig noch nicht endgültig geklärt. Dieses Molekül dürfte aber, da es in der Membran unreifer B-Lymphozyten gefunden wird, zum Teil die Funktion eines frühen Rezeptors einnehmen, der dann durch IgM und andere Immunglobuline ersetzt wird. Aus dieser Annahme konnte geschlossen werden, daß IgD schon frühzeitig in der Evolution entstanden ist. IgD bindet nicht an $F_c$-Rezeptoren von Lymphozyten, Monozyten und Neutrophilen, kann Komplement weder auf klassische Weise noch über den Nebenschluß aktivieren und ist nicht placentagängig.

*IgE*

IgE wurde 1966 von Ishizaka und Ma. [361] aus dem Serum allergischer Patienten isoliert und im selben Jahr von Johanssen und Bennich [383] in der Paraproteinfraktion eines Patienten mit multiplem Myelom gefunden. IgE liegt normalerweise nur in extrem niedrigen Konzentrationen im Serum vor [279] und hat mit einer Halbwertszeit von 2,7 Tagen die höchste Abbaurate aller Immunglobulinklassen

[856]. Bisher wurden neben dem ersten von Johanssen und Bennich [383] beschriebenen Patienten mit IgE-Myelom noch 15 weitere Patienten mit maligner IgE-Plasmazelldyskrasie [104, 192, 609, 839, 902] sowie ein Patient mit benigner monoklonaler IgE-Gammopathie [512] beschrieben.

IgE Antikörper gehören zu den Reaginen, also zu jenen Molekülen, die für die Mediierung allergischer Reaktionen verantwortlich sind [69]. Sie binden sich mit ihrem $F_c$-Teil an die reichlich mit Rezeptoren ausgestatteten (40 000-100 000 pro Zelle) Mastzellen und Basophilen, sodaß ihre antigenbindenden $F_{ab}$-Anteile in zentrifugaler Anordnung die Zelle umhüllen. Binden sich nun Allergene an die membranständigen Antikörper, so kommt es – wenn mindestens zwei benachbarte IgE-Moleküle in die Antigen-Antikörperreaktion involviert sind – zur Aktivierung der Adenylcyclase und damit zur Verschiebung des cAMP/cGMP Quotienten, wodurch in weiterer Folge verschiedene Mediatoren der allergischen Reaktion freigesetzt werden. Von diesen sind vor allem die vasoaktiven Amine wie Histamin, Bradykinin, Serotonin sowie S-RSA, E-CFA und Prostaglandine für die Ausbildung der allergischen Reaktion verantwortlich. Bei Patienten mit extrem hohem IgE-Serumspiegel sind wahrscheinlich alle IgE-Rezeptoren an Mastzellen und Basophilen durch das endogene IgE besetzt, sodaß bei diesen Fällen Prausnitz-Küstner Reaktionen nicht mehr ausgelöst werden können. Tatsächlich konnte weder von Ogawa und Ma. [609] bei einem Patienten mit IgE-Myelom noch von uns bei einem Fall von benigner monoklonaler IgE-Gammopathie eine solche Reaktion ausgelöst werden.

## Elektrophorese

Die beste Screeningmethode zum Nachweis monoklonaler Paraproteine ist nach wie vor die Serum-Elektrophorese, die heute fast ausschließlich als Agarose-Elektrophorese durchgeführt wird (Abb. 26). Diese Technik ist ungleich schneller als die früher verwendete Papierelektrophorese und ergibt – auch im Vergleich zu der noch gelegentlich verwendeten Acetatfolien-Elektrophorese – eine weit bessere Auftrennung der einzelnen Serumfraktionen. Monoklonale Immunglobuline führen in der Regel zu leicht erkennbaren schmalbasigen Zacken, die in der gamma-, beta- oder alpha-2-Position auftreten können (Abb. 27).

Riva [702] hat für diese Paraproteinzacke als erster die Bezeichnung M-Gradient, die bald von anderen Autoren übernommen wurde [851, 903], gewählt. In einer Auswertung von 762 Paraproteinämien fand Fateh-Moghadam [244] nur insgesamt 2% der M-Gradienten im alpha-2-Bereich, während 11% der IgG-, 14% der IgM- und 52% der IgA-Paraproteine beta-Mobilität aufwiesen und 88% der IgG-, 86% der IgM- und 12% der IgA-Paraproteine im gamma-Bereich gefunden wurden. Somit liegen IgA M-Gradienten häufiger als IgG- und IgM-Paraproteine im beta-Bereich, doch läßt sich im Einzelfall allein aus der Lokalisation im Elektrophoregramm keine Aussage über den Paraproteintyp erstellen. Die meist nur kleinen, oft elektrophoretisch nicht erkennbaren Leichtkettenparaproteine liegen ebenfalls häufiger im beta-Bereich.

Bei malignen Plasmazelldyskrasien stellt die Paraproteinämie nicht die einzige dysproteinämische Auffälligkeit dar. Bei fast allen Patienten ist eine mehr oder

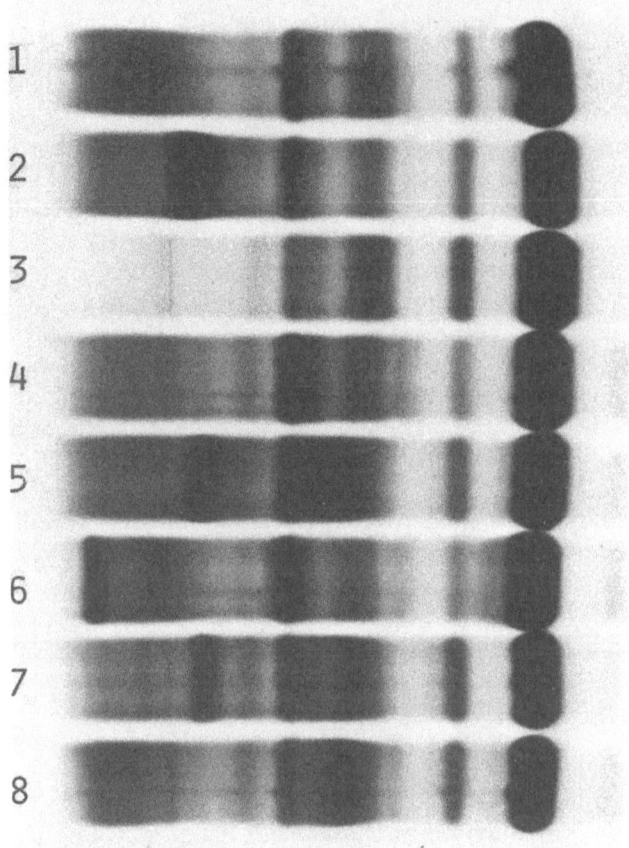

**Abb. 26.** Auftrennung von Patienten- und Normalseren in der Agarose-Elektrophorese.
*(1)* Normalserum; anodenwärts (rechts) Albumin, kathodenwärts (links) Gammaglobulin.
*(2)* M-Gradient im frühen Gamma-Bereich bei IgM-kappa-Paraproteinämie.
*(3)* Hypogammaglobulinämie mit IgG-kappa-Paraproteinämie.
*(4)* Normalserum
*(5)* Fibrinogen täuscht M-Gradienten vor; Erhöhung von $alpha_1$ und $alpha_2$.
*(6)* IgG-kappa-Paraprotein.
*(7)* IgA-kappa-Paraprotein, Erhöhung der $alpha_2$-Fraktion.
*(8)* Geringe polyklonale Hypergammaglobulinämie; Erhöhung der $alpha_2$-Fraktion

weniger ausgeprägte Hypalbuminämie [625] zu beobachten, wobei mehr als 50% der Fälle eine Albuminkonzentration unter 4 g/100 ml aufweisen. Diese Albuminverminderung dürfte nicht ausschließlich als Versuch des Organismus, die durch die Paraproteinämie bedingte Hyperproteinämie zu kompensieren, erklärt werden können, sondern auf andere durch die Neoplasie bedingte Regulationsmechanismen zurückzuführen sein, da Patienten mit Leichtkettenmyelom und normaler oder sogar niedriger Serum-Proteinkonzentration ebenfalls häufig hypalbuminämisch sind. Im Gegensatz zur reduzierten Albuminkonzentration wird

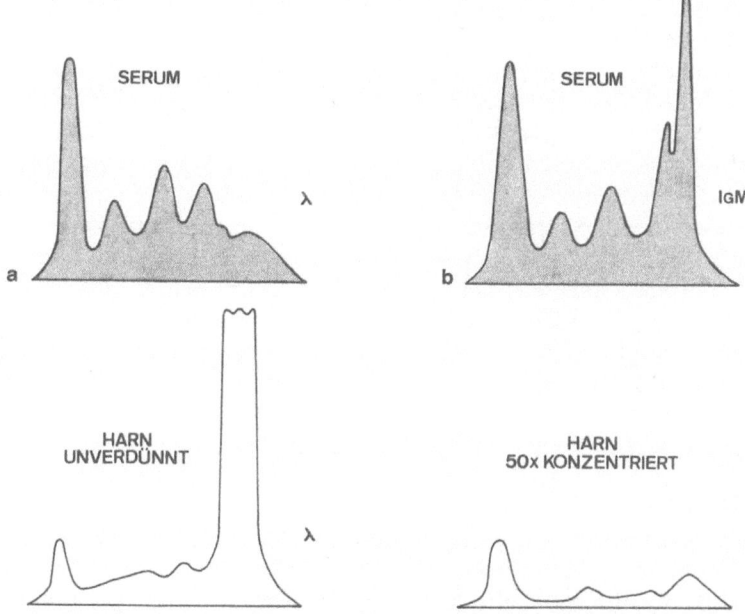

**Abb. 27a, b.** Charakteristische Elektrophoresekurven. **a** kappa-Leichtketten-Paraproteinämie mit Hypogammaglobulinämie und Vermehrung der alpha$_1$-, alpha$_2$- und $\beta$-Fraktion sowie massive Bence-Jones-Proteinurie mit entsprechender M-Komponente im unverdünnten Harn. **b** IgM-M-Komponente mit Schulter im Elektrophoregramm; negativer Harnbefund

häufig eine unspezifische Vermehrung der alpha-2-Fraktion gefunden [686]. Obwohl ein hoher schmalbasiger M-Gradient auf das Vorliegen einer monoklonalen Gammopathie hinweist, kann man in Einzelfällen durch eine starke Vermehrung der alpha-2-Fraktion, die mit einem ähnlichen Kurvenbild einhergehen kann, irregeführt werden. Solche Veränderungen, die monoklonale Gammopathien vortäuschen können, treten vor allem beim nephrotischen Syndrom und bei bestimmten akuten Entzündungen auf [233, 551, 904]. Ähnliche serumelektrophoretische Befunde können auch vereinzelt durch extreme Erhöhung von Transferrin [904], Haptoglobin [551] oder alpha-2-Lipoprotein [702] zustandekommen. In allen diesen Fällen wird durch die nachfolgende Immunelektrophorese das verantwortliche Protein identifiziert und somit die Abgrenzung von monoklonalen Paraproteinämien ermöglicht.

Bei bestimmten Fällen, insbesondere bei Leichtkettenparaproteinämien sowie Schwerkettenkrankheiten, kann die Serum-Paraproteinkonzentration so niedrig sein, daß sie aus dem normalen Gammaglobulinkurvenbild nicht herausragt und damit einer elektrophoretischen Darstellung entgeht. Nicht selten kommt es dadurch zu erheblichen Verzögerungen in der Diagnosestellung und in Einzelfällen wohl auch zu Fehldiagnosen. Daraus folgt, daß man selbst bei vollkommen unauffälligem serumelektrophoretischem Bild bei begründetem Verdacht weitere diagnostische Untersuchungen zum Ausschluß monoklonaler Gammopathien durchführen muß.

M-Komponenten sind in den meisten Fällen leicht von polyklonalen Hypergammaglobulinämien abzugrenzen, da letztere auf charakteristische Weise breitbasig begrenzt und regelmäßig in der Gammaregion angesiedelt sind. Außerdem lassen sich meist schon durch die ersten klinischen Untersuchungen Hinweise für die Ursache der polyklonalen Hypergammaglobulinämie finden, die in der Regel in Leberzirrhosen, Kollagenosen oder chronischen Infekten zu suchen sind. Gelegentlich können allerdings auch monoklonale Immunglobuline als breite unscharf begrenzte Bande in der Serum-Elektrophorese imponieren, und mit polyklonalen Hypergammaglobulinämien verwechselt werden. In diesen Fällen kann die Situation letztlich durch die immunelektrophoretische Untersuchung abgeklärt werden. Außerdem ist bei solchen Ergebnissen die früher häufiger eingesetzte Ultrazentrifugationsanalyse oder – noch besser – die Immunfixationselektrophorese zu empfehlen, Methoden, die eine genaue Zuordnung der Paraproteinpolymere und Aggregate zu verschiedenen Sedimentationsklassen bzw. zu Antigeneigenschaften ermöglichen.

Das gleichzeitige Vorliegen von kompletten Paraproteinen und Fragmenten oder Polymeren kann zu zwei oder drei M-Gradienten im serumelektrophoretischen Bild führen. Ähnliche Kurvenbilder werden bei den seltenen Formen bi- bzw. triklonaler Gammopathien beobachtet, bei denen das gleichzeitige Auftreten von Paraproteinen zweier oder mehrerer verschiedener Immunglobulinklassen gefunden wird.

**Immunelektrophorese**

Die Immunelektrophorese dient einerseits der exakten Charakterisierung von bereits in der Elektrophorese nachgewiesenen M-Komponenten und andererseits zur Aufdeckung und Identifizierung von monoklonalen Paraproteinen, die in der normalen Elektrophorese unentdeckt geblieben sind [298]. An unserer Klinik werden neben Antiserum gegen polyklonale Immunglobuline routinemäßig Antiseren gegen IgG und IgA, sowie gegen kappa- und lambda-Ketten eingesetzt. Darüber hinaus werden bei Bedarf Antiseren gegen IgD und IgE sowie gegen freie leichte Ketten verwendet. Die letztgenannten Antiseren reagieren mit versteckten Determinanten auf den Leichtketten, die nur dann nachweisbar sind, wenn die leichte Polypeptidkette von der schweren dissoziiert ist.

Die Präzipitationslinien monoklonaler Paraproteine sind atypisch verändert und weichen in der Regel von den Präzipitationslinien normaler Immunglobuline sowohl in bezug auf ihre Position als auch auf ihre Form ab (Abb. 28). So finden sich oft verdickte und unregelmäßig geformte sowie ausgebuchtete Präzipitationslinien. Gelegentlich sind diese auch stark verlängert, was auf das gleichzeitige Auftreten von Immunglobulinfragmenten bzw. Immunglobulinmono- und -polymeren zurückzuführen sein dürfte. Differentialdiagnostisch ist auch wichtig, daß die mit einem Antiserum gegen eine bestimmte schwere Kette hervorgerufene Präzipitationslinie mit einem Antiserum gegen entweder lambda- oder kappa-Leichtketten, nicht aber mit beiden wenigstens partiell reproduzierbar ist. Denn

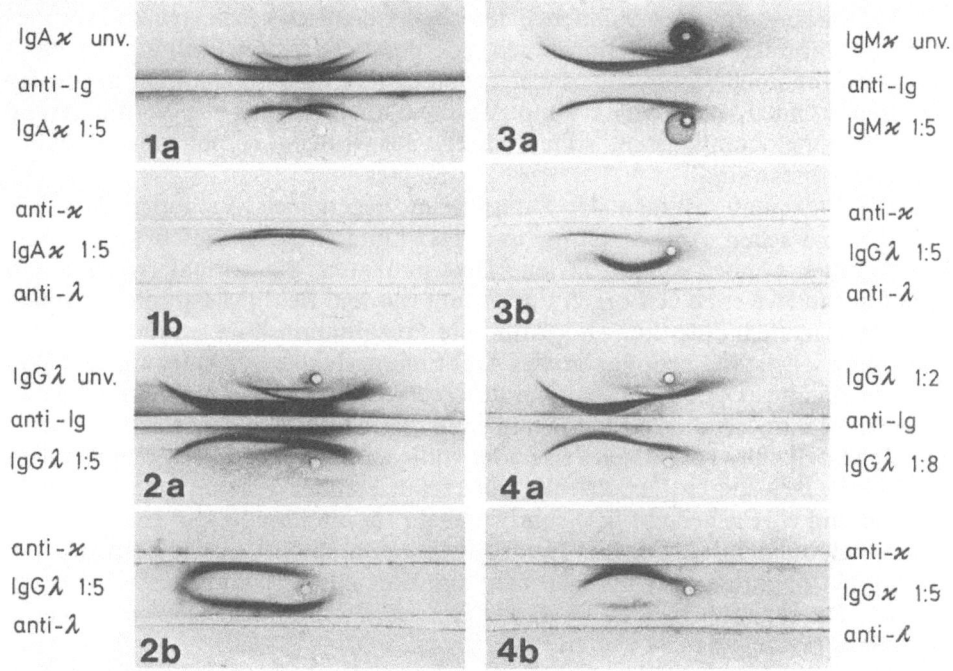

**Abb. 28.** Immunelektrophoretische Befunde bei verschiedenen Paraproteinämien.
*1a u. 1b:* IgA-kappa-Paraproteinämie.
*2a u. 2b:* IgG-lambda-Paraproteinämie.
*3a u. 3b:* IgM-kappa-Paraprotein mit charakteristischem Depotfleck im Bereich des Aufbringungsloches.
*4a:* IgG-lambda-Paraproteinämie. Die pathologisch deformierten Paraprotein-Präzipitationslinien kommen in verdünnten Serumproben häufig besser zur Darstellung

gelegentlich können atypische Präzipitationslinien durch Vermehrung polyklonaler Immunglobuline, z. B. durch Vermehrung von IgG entstehen, die dann allerdings auch durch beide Leichtkettenantiseren hervorgerufen werden. Bei monoklonalen Paraproteinen müssen die mit schweren und leichten Ketten erzielten Präzipitate allerdings nicht über die gesamte Länge korrespondieren, da zum Beispiel freie Leichtketten andere Wanderungseigenschaften als komplette Immunglobulinmoleküle aufweisen. Im Bereich freier leichter Ketten wird daher keine durch schwere Ketten ausgelöste Präzipitationslinie zu erwarten sein. Bei den seltenen Schwerkettenkrankheiten werden allerdings nur Präzipitate mit Anti-schwere-Ketten-Antiserum, nicht aber mit Anti-Leichtketten-Antiserum nachweisbar sein. Gelegentlich können Doppelungen der IgG-Präzipitationslinien, die auf IgG-Fragmente, z. B. $F_{ab}$-Fragmente hinweisen, gefunden werden. Ganz vereinzelt werden IgG-Doppellinien auch bei Individuen mit normalen IgG-Proteinen beobachtet. Dieses Phänomen wird zum Teil auf extreme Verschiebungen des IgG-kappa : IgG-lambda Verhältnisses, zum Teil auf verschiedene Prozonenartefakte bei polyklonaler IgG-Vermehrung, sowie auf enzymatischen Abbau zurückgeführt [431].

Bei Paraproteinämien fällt neben den charakteristisch verdickten und verbreiterten Paraprotein-Präzipitationslinien eine deutliche Abschwächung der polyklonalen Immunglobuline auf, die gelegentlich überhaupt nicht mehr nachweisbar sein können. Bei Leichtkettenparaproteinämien betrifft die Verminderung alle Immunglobulinklassen, sodaß häufig ausgeprägte Hypogammaglobulinämien zu finden sind.

Die Präzipitationslinien der Paraproteine liegen meist kathodenwärts verschoben zwischen Antiserumtrog und IgG-Linie. Mit Antiseren gegen freie Leichtketten können außerdem jene Determinanten, die normalerweise durch Bindung an H-Ketten verborgen sind, erfaßt werden. Bei IgM-Paraproteinämien kann gelegentlich eine doppelt gekrümmte Präzipitationslinie gefunden werden und nicht selten ein Präzipitat um das Aufbringungsloch beobachtet werden. Dieser sogenannte „Depotfleck" kommt durch erschwerte Migration der hochmolekularen Makroglobuline zustande und kann durch Spaltung der Disulfidbrücken des IgM, z.B. mit Cystein, teilweise oder völlig zum Verschwinden gebracht werden [325]. Persistieren Depotflecke trotz reduzierender Behandlung, so spricht der Befund eher gegen ein IgM- und vielmehr für ein Paraprotein einer anderen Immunglobulinklasse. Da IgD- und IgE-Immunglobuline in der normalen Serum-Elektrophorese in der Regel nicht zur Darstellung kommen, sind entsprechende Präzipitationsbanden als starker Hinweis für das Vorliegen von IgD- oder IgE-Paraproteinämien zu werten.

Neben der immunelektrophoretischen Serum-Analyse hat sich unserer Erfahrung nach die gleichzeitige Quantifizierung der Immunglobuline sowie die Bestimmung des kappa:lambda Quotienten mittels radialer Immundiffusion bewährt. Obwohl die Quantifizierung von Paraproteinkonzentrationen mit immunologischen Methoden aus verschiedenen im Kapitel 5 angeführten Gründen häufig stark falsch hohe Werte ergeben kann, werden die Konzentrationen der Nicht-Paraproteinimmunglobulinklassen mit dieser Technik relativ genau erfaßt. Da diese bei 85% der Patienten mit multiplem Myelom stark erniedrigt sind, unterstützt ein entsprechender Befund die Diagnose einer malignen Plasmazelldyskrasie. Außerdem findet sich fast immer aufgrund des monoklonalen Charakters der Paraproteine eine starke Verschiebung des normalerweise bei 2:1 liegenden kappa:lambda Quotienten zugunsten des im Paraprotein vorliegenden Leichtkettentyps.

## Immunfixation

Die Immunfixation oder Immunfixationselektrophorese dürfte in Zukunft die heute gebräuchliche Immunelektrophorese zum Nachweis von M-Komponenten ablösen. Die Methode wurde bereits 1969 von Alper und Johnson [27] beschrieben und 1976 von Ritchie und Smith leicht modifiziert und zum Nachweis monoklonaler Proteine eingesetzt [700].

Prinzipiell wird dabei ähnlich wie bei der konventionellen Immunelektrophorese vorgegangen. Die zu untersuchenden Seren werden einer Agarose-Elektrophorese unterzogen und danach mit Antiseren inkubiert. Diese werden aber nicht in üblicher Form, sondern durch Auflegen etwa 1 × 4 cm großer, mit Antiserum

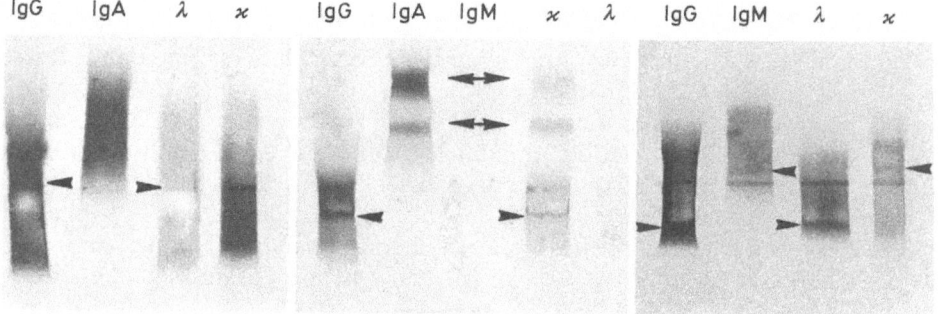

**Abb. 29.** Immunfixationselektrophorese.
*Links:* IgG-lambda-Paraprotein mit heller Zone in Bandenmitte, die beidseits von deutlich angefärbten Randzonen umgeben ist.
*Mitte:* IgA-kappa- und IgG-kappa-Doppelparaproteinämie. IgA-kappa liegt in monomerer und dimerer Form vor.
*Rechts:* IgG-lambda- und IgM-kappa-Doppelparaproteinämie

getränkter Zelluloseacetatstreifen eingebracht. Nach einstündiger Inkubation werden die Präparate für die Färbung weiterverarbeitet. Bei Vorliegen monoklonaler Paraproteine sind schmale, stark angefärbte Präzipitationbanden zu erkennen. Liegen höhere Paraproteinkonzentrationen vor, so entsteht eine helle zentrale Zone, die beiderseits von deutlich angefärbten Randzonen umgeben ist (Abb. 29). Dies ist als weiterer Vorteil der Immunfixationselektrophorese anzusehen, da sich die Präzipitationsbanden in Fällen mit extrem hohen Antigenkonzentrationen in der konventionellen Immunelektrophorese auflösen und somit gelegentlich der Erkennung entgehen können. In der Immunfixation bleiben die Präzipitationsbanden aber durch die starken Randzonen deutlich sichtbar. Die Randzonen entsprechen dem Äquivalenzbereich zwischen Antigen und Antikörper und rücken bei zunehmender Antigenverdünnung zusammen bis sie schließlich verschmelzen und letzlich eine schmale Präzipitationsbande ergeben. Im Gegensatz dazu verteilen sich polyklonale Immunglobuline auch bei zunehmender Verdünnung diffus über eine breite Zone.

Paraproteine, die um das Aufbringungsloch als Depotfleck präzipitieren und somit in der Immunelektrophorese erst nach Verdünnung und/oder reduzierender Behandlung analysiert werden können, lassen sich in der Immunfixation sofort und ohne unbedingt erforderliche Serumverdünnung identifizieren, da sie durch die Doppelbande charakterisiert werden. Die Sensitivität der Immunfixation ist aber auch bei extrem niedrigen Paraproteinkonzentrationen höher als bei der konventionellen Immunelektrophorese [528]. Außerdem können Polymere von Paraproteinen, insbesondere IgA- und Leichtkettenpolymere sowie freie Leichtketten und Leichtkettenfragmente in der Immunfixation weit besser erfaßt werden.

So wurden z. B. von Pederson und Axelsen [640] unter 100 zum Screening eingesandten Seren 39 M-Komponenten mit der Immunfixation, 33 mit der Agarose-Gel-Elektrophorese und 30 mit der klassischen Immunelektrophorese gefunden. Besonders überraschend war aber die Tatsache, daß mit der Immunfixation bei 15 Proben mehr als eine Bande, mit der Agarose-Elektrophorese dagegen nur bei 3 und mit der Immunelektrophorese nur bei 2 Seren mehr als eine Bande festgestellt werden konnte. Nach Angaben von Mauch und Hammer [540] liegt die untere Nachweisgrenze der Immunfixation für Paraproteine mit 20–50 mg/100 ml sehr viel tiefer als bei der Immunelektrophorese. Aufgrund der höheren Sensitivität der Immunfixation und gewisser technischer Vorteile, wie kurzer Untersuchungsdauer (etwa 3 Stunden bis zum Vorliegen der Präzipitate) und relativ geringem Antiserumverbrauch, könnte sich die Immunfixationstechnik als weitere Routinemethode zum Nachweis von Paraproteinen etablieren [874].

## Harnanalyse

Der Nachweis einer Bence-Jones-Proteinurie erfolgt auch heute noch zu Screening-Zwecken durch einfaches Erwärmen des Urins auf 56° C. Bei positivem Ergebnis kommt es zu einer deutlichen Präzipitation der Leichtketten, die sich bei weiterer Erwärmung auf 90° bis 100°C wieder auflösen. Nach Erkalten treten neuerlich Präzipitate auf [687]. Die Reaktion ist am empfindlichsten, wenn der Harn auf pH 4,5–5,0 angesäuert ist, aber selbst unter optimalen Bedingungen entgehen bestimmte Leichtkettenparaproteine dem Nachweis, insbesondere, wenn deren Konzentration im Harn unter 1,5 g/100 ml liegt [496]. Falsch positive Reaktionen entstehen vereinzelt bei Patienten mit Kollagenosen, Niereninsuffizienz und Malignomen [650] sowie bei Patienten mit Hämoglobinurie [639]. Interessanterweise wurde bereits 1906 von Bradshaw [109] eine weitgehend in Vergessenheit geratene Modifikation des Bence-Jones-Hitzetests beschrieben, die weit sensitiver als die Originalmethode ist und leichte Ketten bis zu einer Konzentration von 0,1 g/100 ml erfassen kann, aber noch unspezifischer reagiert. Die Bence-Jones Probe ist somit heute als Screeningmethode zu betrachten, deren Ergebnis durch exaktere Untersuchungstechniken abgesichert werden sollte.

Wir bestimmen daher bei allen Patienten mit Plasmazelldyskrasien routinemäßig die 24-Stunden-Proteinurie. Liegt die Proteinkonzentration über 2 g/100 ml, so wird die Harnelektrophorese mit nativem, nicht konzentriertem Harn durchgeführt. Bei geringer oder extrem niedriger Proteinkonzentration muß der Harn vor der weiteren Analyse 50- bis 200-fach konzentriert werden. Dann läßt sich häufig neben einem Albumingradienten das entsprechende Paraprotein, das entweder aus Leichtketten und/oder aus kompletten Immunglobulinmolekülen besteht, nachweisen.

Nicht selten können zwei verschiedene Paraproteingipfel, von denen einer dem gesamten Paraproteinmolekül und der andere dem Leichtkettenanteil entspricht, gefunden werden. Der konzentrierte Harn kann natürlich auch zur immunelektrophoretischen Untersuchung oder zur immunfixationselektrophoretischen Analyse herangezogen werden. Dies empfiehlt sich insbesondere bei Leichtkettenmyelomen, da die im Serum zirkulierenden Paraproteine oft nicht erfaßt wurden. So werden im Harn häufig mehr Paraproteinfragmente als im Serum gefunden, was zu einem Teil auch darauf zurückzuführen sein dürfte, daß gewisse Paraproteine renal noch weiter abgebaut werden. Bei der immunologischen Analyse des Harns sollte in Zukunft durch die Einführung der Immunfixation eine Steigerung der diagnostischen Präzision erzielt werden können. [874].

## Kryoglobuline

Kryoglobuline sind Serum-Proteine oder Proteinkomplexe, die bei niedriger Temperatur präzipitieren, bei Erwärmung aber wieder in Lösung gehen [881]. Obwohl außer Immunglobulinen auch andere Serumproteine (z. B. Fibrinogen) kälteprazipitierende Eigenschaften aufweisen können, soll im folgenden nur auf monoklonale Kryoimmunglobuline Bezug genommen werden. Sie sind vorwiegend bei IgG- und IgM-Komponenten, gelegentlich aber auch bei IgA- und Leichtkettenparaproteinämien zu finden. Brouet und Ma. [117] fanden bei 6% und Kyle [452] bei 5% ihrer Patienten mit multiplem Myelom monoklonale Kryoglobuline. Nicht immer müssen Kryoglobuline mit einer Plasmazelldyskrasie oder einer anderen Erkrankung assoziiert sein. Sie können auch als sogenannte „essentielle" monoklonale Kryoglobulinämien ohne andere Begleiterkrankung auftreten. Bei einigen Patienten mit essentiellen Kryoglobulinämien wurden aber nach mehreren Jahren Übergänge in maligne Plasmazelldyskrasien beobachtet [297].

Kryoglobuline zeigen eine vermehrte Inzidenz von $IgG_3$- und IgM-Immunglobulinen mit vorwiegend kappa-Leichtkettentyp [301]. Zu ihrer Kryopräzipitierbarkeit dürften geringgradige Veränderungen ihrer Ladung, Struktur, sowie ihres Wassergehaltes beitragen [564, 720], obwohl ihre physikalischen und chemischen Eigenschaften nicht wesentlich von denen normaler Immunglobuline abweichen [301]. Außerdem beeinflußt die Konzentration der Kryoglobuline, ebenso wie die gesamte Proteinkonzentration und der pH (optimal 5,5–8,0) sowie die Salzkonzentration die Präzipitierbarkeit von Kryoglobulinen. Hohe Protein- und Salzkonzentrationen halten monoklonale Kryoglobuline besser in Lösung [301].

Die Untersuchung auf Kryoglobuline sollte nur unter Einhaltung bestimmter Kriterien erfolgen. Dabei wird die Blutabnahme schon mit vorgewärmten Spritzen durchgeführt und anschließend das Blut bei 37 °C zur Gerinnung gebracht. Danach wird das abgehobene Serum bei 4 °C 24 bis 72 Stunden inkubiert und auf Kryopräzipitate untersucht. Die Präzipitate können bei niedrigen Temperaturen gewaschen und, wenn erforderlich, weiter analysiert werden. Gelegentlich wird bei hohen Kryoglobulin-Serumkonzentrationen direkt nach der Blutabnahme, also noch bei relativ hohen Temperaturen eine Präzipitatbildung beobachtet, bei extrem hohen Kryoglobulin-Konzentrationen kann eine Gelbildung erfolgen. Minimale Kryoglobulinquantitäten (< 0,8 mg/100 ml) werden selbst bei gesunden Individuen gefunden [182].

## Pyroglobuline

Paraproteine und in seltenen Fällen auch polyklonale Immunglobuline, die bei Erwärmung auf 56° C irreversibel präzipitieren, werden als Pyroglobuline bezeichnet [529]. Im Gegensatz zu den Bence-Jones-Proteinen lassen sie sich bei weiterem Erwärmen nicht wieder auflösen. Nach Untersuchungen von Patterson und Ma. [636] dürfte die Präzipitationseigenschaft im Bereich der H-Kette lokalisiert sein. Pyroglobuline sind relativ selten und werden nur bei etwa 1% der Patienten mit multiplem Myelom sowie gelegentlich bei Patienten mit anderen lymphoproliferativen Erkrankungen, Karzinomen sowie nicht neoplastischen Erkrankungen beobachtet [452]. Eine Assoziation zwischen Pyroglobulinen und bestimmten klinischen Symptomen ist bisher nicht bekannt geworden.

# VII. Skelettsystem

Läsionen des Skelettsystems stellen für das multiple Myelom pathognomonische Veränderungen dar (Abb. 30, 31). So konnten wir bei 90% unserer Patienten pathologische Röntgenbefunde am Skelettsystem erheben [507]. Diese Zahl steht mit der von Kyle [447] angegebenen Häufigkeit von Skelettläsionen (79%) im Einklang und entspricht auch etwa den histologischen Ergebnissen am Beckenkammknochengewebe, die bei 77% der Patienten pathologische Veränderungen aufzeigen [124]. Die Ergebnisse der letztgenannten Untersuchung müssen jedoch unter Berücksichtigung der Tatsache, daß die histologische Beurteilung nur an einem kleinen, nicht immer für das gesamte Skelettsystem repräsentativen Knochengewebszylinder durchgeführt werden kann, interpretiert werden. Gerade beim multiplen Myelom mit seinem charakteristischen herdförmigen Verlauf

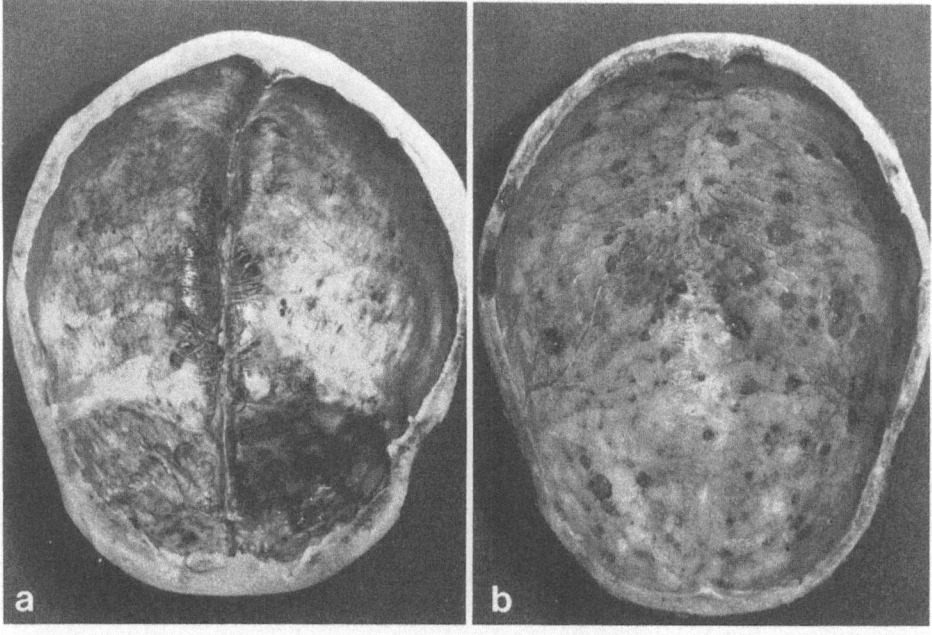

**Abb. 30a, b.** Myelomschädel. **a** Große solitäre Läsion rechts parietal. **b** Wenige Millimeter bis 1,5 cm messende herdförmige osteolytische Destruktionsherde im Bereich des gesamten Schädeldaches. Die Ränder sind scharfrandig und zeigen keine reaktive Knochenneubildung

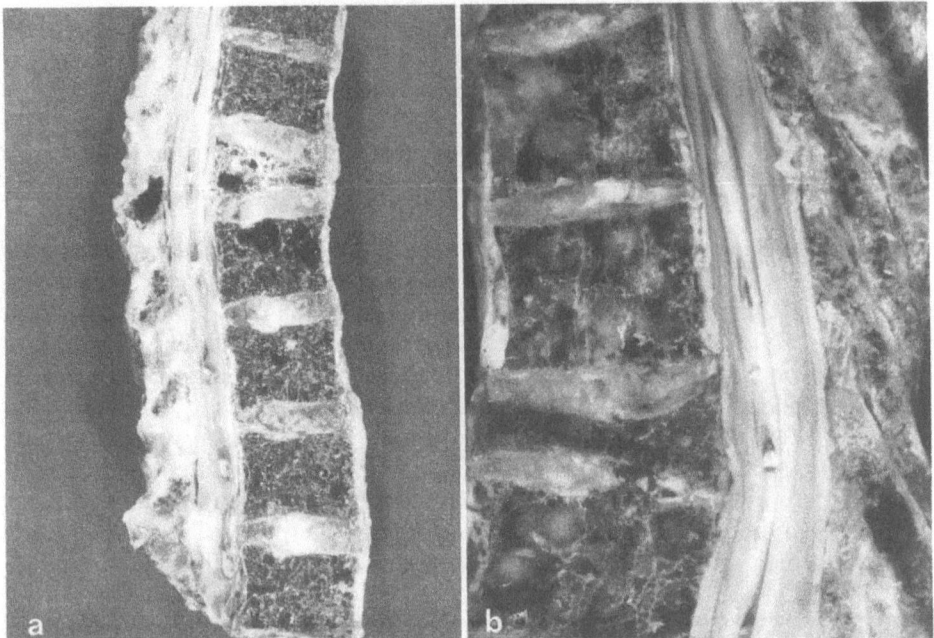

**Abb. 31a, b.** Wirbelsäulenbefall. **a** Zahlreiche lytische Destruktionsherde im Bereich der unteren Brust- und oberen Lendenwirbelsäule. Ein Brustwirbelkörper ist nach Kompressionsfraktur keilförmig deformiert; die gesamte Wirbelsäule ist stark osteoporotisch. **b** Gelblich bis rosafarbene Myelomherde in allen erkennbaren Wirbelkörpern, ausgeprägte diffuse Knochenrarefikation und kompletter Einbruch eines Wirbelkörpers

könnten die Ergebnisse durch diesen Umstand beeinflußt werden, sodaß insgesamt mit einer noch größeren Inzidenz histopathologischer Skelettveränderungen zu rechnen ist.

## Pathophysiologische Aspekte

Die pathophysiologischen Grundlagen der myelombedingten Skelettläsionen sind noch weitgehend unbekannt. Von einigen Autoren [229, 593, 737] wird der sogenannte osteoklastenaktivierende Faktor für die erhöhten Knochenabbauvorgänge verantwortlich gemacht; detaillierte Untersuchungen liegen aber bisher weder über die physiologischen Regulatoren des Knochenstoffwechsels – wie PTH, Vitamin D3-Metaboliten und Calcitonin – noch über Prostaglandinmetaboliten vor. Bei kleineren Patientenkollektiven wurden allerdings verminderte Kalziumresorptionsraten [472, 771] gefunden, und in einer neueren Studie von Heyburn und Ma. [327] wurden bei Patienten mit multiplem Myelom normale PTH-Konzentrationen beobachtet. Letztgenannte Autoren haben die bei 4 Patienten erhöhten PTH-Werte in 2 Fällen auf eine renale Insuffizienz und bei den anderen beiden Patienten auf eine Kreuzreaktion des verwendeten PTH-Antikörpers mit Paraproteinen zurückgeführt. Außerdem fanden sie bei der Gesamtgruppe normale 25-Hydroxy-Vitamin-D3-Spiegel sowie erhöhte Hydroxyprolin-Kreatininquotienten, die auf eine erhöhte Kalziummobilisation aus dem Skelettsystem hinweisen. Wir haben gemeinsam mit Dr. J. Kovarik und Dr. W. Woloszczuk verschiedene Parameter des Knochenstoffwechsels beim multiplen Myelom analysiert. Bei 9 von 90 untersuchten Patienten konnten wir erhöhte Serum-PTH-Konzentrationen feststellen, wobei in einem Fall das gleichzeitige Auftreten eines primären Hyperparathyreoidismus und eines multiplen Myeloms beobachtet werden konnte. Bei den anderen 8 Patienten dürfte aufgrund einer fortgeschrittenen Niereninsuffizienz ein sekundärer Hyperparathyreoidismus entstanden sein. Schnur und Ma. [744] haben drei Patienten mit Hyperparathyreoidismus und benigner monoklonaler Gammopathie beobachtet und vier weitere in der Literatur zitierte derartige Fälle gefunden [162, 207], weshalb sie eine bevorzugte Assoziation zwischen primärem Hyperparathyreoidismus und monoklonaler Gammopathie postulierten. Unserer Meinung nach reichen allerdings die derzeit vorliegenden Ergebnisse nicht aus, um zu einem bevorzugt kombinierten Auftreten beider Erkrankungsbilder definitiv Stellung zu nehmen.

Die radioimmunologische Bestimmung der Serum-Calcitoninwerte ergab bei 7 von 53 von uns untersuchten Patienten erhöhte Calzitoninkonzentrationen. Nur einer der 7 Patienten hatte eine deutliche Hyperkalzämie, während die übrigen normokalzämisch waren. Ähnliche Ergebnisse wurden von Perez-Gutierrez und Ma. [647] berichtet. Bei 9 von 10 Patienten lagen die Calzitoninwerte im Normbereich, nur ein Patient mit Hyperkalzämie hatte eine deutlich erhöhte Calzitonin-Serumkonzentration. Die 24-Stunden-Harnausscheidung von Kalzium bzw. Hydroxyprolin war bei 22 bzw. 19 von 54 Patienten deutlich erhöht, wobei zwischen Kalzium und Hydroxyprolinausscheidung einerseits und dem Tumorstadium andererseits ein signifikanter Zusammenhang festgestellt werden konnte. Andere Autoren [306, 345] haben bereits früher bei einzelnen Patienten über erhöhte Hydroxyprolinexkretion berichtet und kürzlich haben Niell und Ma. [601] bei 10 in Verlaufsstudien untersuchten Patienten eine gute Korrelation zwischen Hydroxyprolinausscheidung und Ausbildung von Knochenläsionen beobachtet. Die enterale Kalziumresorption war bei 12 der 38 von uns untersuchten Patienten im Gegensatz zu Berichten anderer Autoren [327, 472, 771] erhöht. Dies dürfte zum Teil auf den relativ großen Anteil hypokalzämischer Patienten und zum Teil auf andere bisher nicht erklärbare Unterschiede zurückzuführen sein. Auffallend war außerdem eine negative Korrelation zwischen Kalziumresorption und Tumorzellzahl.

Aus den bisher vorliegenden Daten läßt sich somit feststellen, daß sowohl PTH als auch wahrscheinlich Calzitonin bei normokalzämischen, nicht azotämischen Patienten im Normbereich liegen. Die 25-Hydroxy-Vitamin D3-Konzentrationen dürften ebenfalls in den Normbereich fallen, jedoch bei hyperkalzämischen Patienten niedriger als bei normokalzämischen Fällen liegen. Bei einem Teil der Patienten läßt sich aufgrund der erhöhten Hydroxyprolinausscheidung auf eine vermehrte Knochenresorption schließen, die jedoch durch die oben erwähnten Parameter nicht erklärt werden kann. Über die Bedeutung von Prostaglandinmetaboliten für die myelombedingten Skelettläsionen liegen bisher keine Unterlagen vor, während über die Rolle des osteoklastenaktivierenden Faktors bereits einige Daten zur Verfügung stehen.

## Osteoklastenaktivierender Faktor

Der massive, beim multiplen Myelom zu beobachtende Knochenabbau wurde bis vor kurzem direkt den Tumorzellen zugeschrieben. 1972 konnten Horton und Ma. [344] einen von stimulierten T- und B-Lymphozyten produzierten Faktor identifizieren, der die Knochenresorption über Stimulation der Osteoklasten steigerte. Dieses Lymphokin wurde „osteoklastenaktivierender Faktor" (OAF) benannt und als Protein mit einem Molekulargewicht von ca. 9 000–13 000 identifiziert [343, 501]. Anschließend haben Mundy und Ma. [593] von Patienten mit multiplem Myelom in Überständen von Kurzzeitkulturen aus Knochenmarksaspiraten osteoklastenstimulierende Aktivität gefunden und daraus die Schlußfolgerung gezogen, daß die übermäßige Aktivierung von Osteoklasten für den exzessiven Knochenabbau beim multiplen Myelom verantwortlich sei. In Fortsetzung dieser Studien wurde von der selben Arbeitsgruppe [229] eine signifikante Korrelation zwischen der Serumkonzentration des osteoklastenaktivierenden Faktors und dem Ausmaß der Skelettdestruktionen berichtet, während zwischen Serum-Kalziumkonzentrationen und OAF-Serumspiegeln kein Zusammenhang beobachtet wurde. Obwohl dieses Konzept Skelettläsionen beim multiplen Myelom auf einfache Weise erklären würde, bleibt die Frage offen, ob hier nicht nur ein Teilaspekt eines weit komplexeren Prozesses beleuchtet wurde. Sollte nämlich der im Serum nachweisbare osteoklastenaktivierende Faktor allein für die Knochendestruktionen verantwortlich sein und noch dazu dessen Serumkonzentration mit dem Ausmaß der Läsionen korrelieren, so wäre auch in peripheren Skelettregionen ein massiver Knochenabbau zu erwarten. Dies ist aber, wie unsere Untersuchungen über den Mineralgehalt des distalen Radius ergeben haben, nicht der Fall. Darüber hinaus konnten Schecter und Ma. [737] die oben erwähnte Korrelation nicht bestätigen, und außerdem wäre eine relativ kurzfristig mögliche Veränderung des Knochenstatus sowohl im positiven als auch negativen Sinn Voraussetzung für einen solchen Zusammenhang. Im Einklang mit diesen Einwänden haben Schecter und Ma. sogar bei einem Teil der Patienten mit massivem Knochenbau keine OAF-Aktivität gefunden, während sie andererseits bei Patienten mit benignen monoklonalen Gammopathien sowie reaktiven Plasmozytosen und Mastzellhyperplasien hohe OAF-Werte beobachtet haben.

Die Prostaglandine $PGE_1$ und $PGE_2$, die ebenfalls für den Knochenabbau bedeutsam sein und damit bei fehlender OAF-Aktivität die diskrepanten Befunde erklären könnten, konnten bisher nicht mit Sicherheit in biologisch bedeutsamen Konzentrationen nachgewiesen werden [737]. Interessanterweise wurde aber nach Zugabe von Indomethacin eine verminderte OAF-Aktivität beobachtet. Dies spricht dafür, daß Prostaglandine möglicherweise für die Synthese von OAF notwendig sind, wie kürzlich von Yoneda und Mundy [898] sowie von Josse und Ma. [388] postuliert wurde.

## Histologische Veränderungen

Seit der von Burkhardt 1956 eingeführten Myelotomie [123] wird die morphologische Beurteilung des Knochengewebes im allgemeinen am Beckenkammbiopsiezylinder vorgenommen. Obwohl beim multiplen Myelom fast regelmäßig diffuse

Knochenrarefikationen in lytischen Destruktionsherden zu finden sind, existieren interessanterweise nur wenige histologische Untersuchungen über Veränderungen am Beckenkammknochen [55, 151, 433, 852]. Wir haben daher in Zusammenarbeit mit Doz. H. Plenk insgesamt 30 Knochenzylinder bei 28 Patienten (2 Patienten wurden jeweils zweimal biopsiert) mittels Burkhardt-Technik entnommen und für die morphologische Bewertung aufgearbeitet. Bei 80% der Patienten fanden sich erhöhte Knochenabbau- und bei 70% verstärkte Knochenanbauvorgänge. Insgesamt überwogen jedoch im Rahmen der erhöhten Knochenumbautätigkeit die Abbauvorgänge, sodaß sowohl aufgrund der morphologischen Bewertung als auch aufgrund mikromorphometrischer Auswertung bei etwa der Hälfte der Patienten verminderte Knochenvolumina beobachtet wurden (Abb. 32). In anschließenden mikroradiographischen Untersuchungen (Abb. 32c) konnte die insgesamt erhöhte Knochenumbautätigkeit bestätigt werden. In diesen Analysen fand sich eine deutliche Verschiebung der Hydroxylapatitverteilung zugunsten der wenig mineralisierten Zonen, was auf vermehrte Osteoidbildung hinweist. In Übereinstimmung mit diesen Befunden wurde bereits 1949 von Krainin und Ma. [433] eine vermehrte Osteoidbildung bei einem Patienten mit multiplem Myelom beobachtet. In Analogie dazu konnten Bartl und Ma. [55] 1977 bei mehr als ⅓ der Patienten eines großen Kollektivs deutlich gesteigerte Osteoblastenaktivitäten nachweisen. Aus der weiteren Analyse dieser Arbeitsgruppe geht hervor, daß es sich dabei nicht nur um auf die Umgebung von Plasmazellinfiltraten lokalisierte Veränderungen handelte, sondern daß auch in histologisch vollkommen tumorfreien Arealen ähnliche Zonen mit erhöhter Anbau-, ebenso wie erhöhter Abbautätigkeit gefunden werden konnten. Außerdem wurden von dieser Arbeitsgruppe [55] ebenso wie von Chomette [151] und Mundy [593] gesteigerte Osteoklastenaktivitäten beobachtet, wobei diese Areale mit erhöhter Osteoklasie häufig durch stark vaskularisierte Bindegewebsstreifen von Tumorinfiltraten getrennt waren. Bei einigen unserer Patienten konnte eine ähnliche mesenchymale Trennwand zwischen Tumor und Knochenbälkchen gefunden werden, während bei anderen Patienten die Myelominfiltrate bis direkt an die Knochenbälkchen heranreichten (Abb. 33). Erhöhte Osteoklastenaktivitäten wurden aber auch ohne benachbarte plasmazelluläre Infiltrate gefunden. Somit konnten wir zwischen dem Auftreten von Knochenveränderungen und manifesten Myelomherden keine eindeutige nachbarschaftliche Beziehung feststellen. Diffuse osteoporotische Veränderungen, die Burkhardt bei 57% der Patienten beobachtete, haben wir bei 45% der Fälle gesehen. Darüber hinaus waren relativ häufig herdförmig angeordnete Knochenrarefikationen zu finden.

## Mineralgehalt von peripheren trabekulären und cortikalen Knochen

Bisher sind über den Mineralgehalt des peripheren Skelettsystems beim multiplen Myelom keine Angaben bekannt geworden. Eine detaillierte Antwort auf diese Frage wäre aber von Bedeutung, da dadurch Rückschlüsse auf die Natur der Knochenveränderungen beim multiplen Myelom möglich würden. Wir haben daher in Zusammenarbeit mit Doz. R. Willvonseder bei 46 Patienten den Mineralgehalt am distalen Radius mittels Photonenabsorptionsdensitometrie mit einer

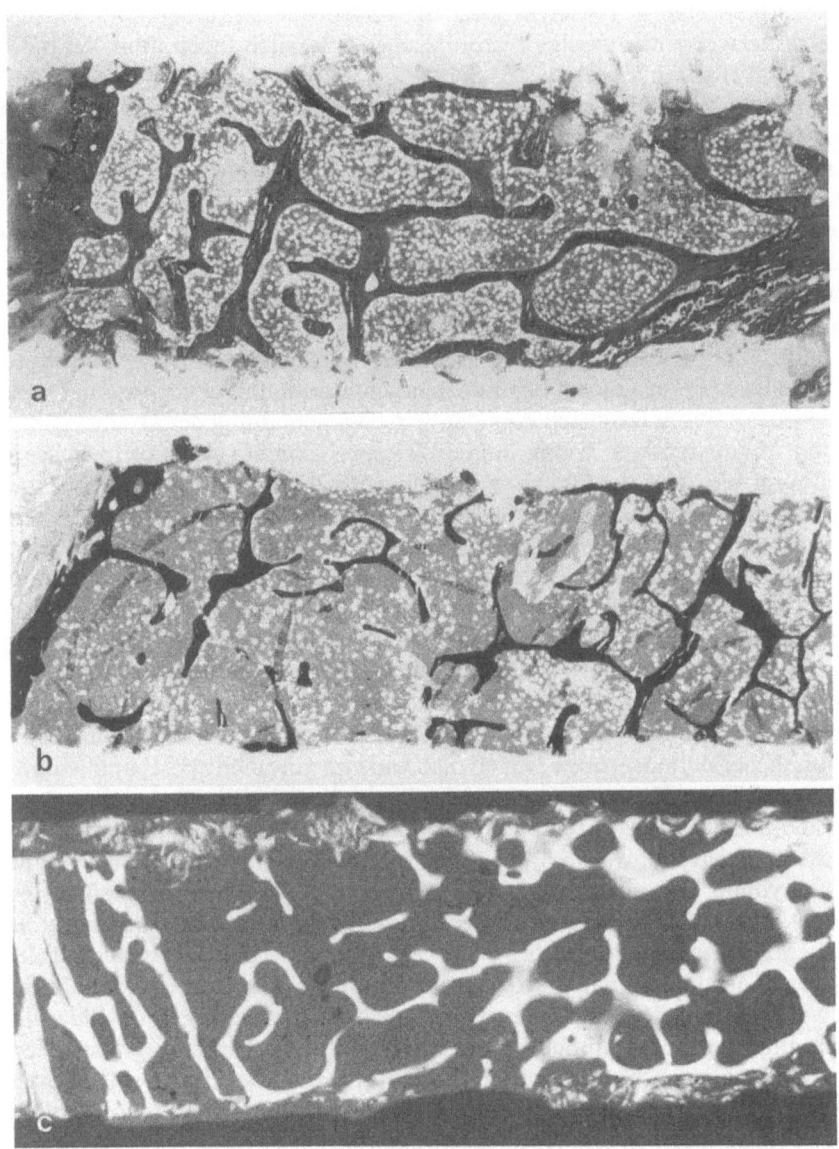

**Abb. 32 a–c.** Beckenkammknochengewebe. **a** Goldner-Färbung. Plumpe, teilweise durch vermehrte Osteoidbildung verbreiterte Knochenbälkchen bei einem Patienten nach Natriumfluoridtherapie. **b** Kalknachweis nach Kratsay. Starke Rarefikation der mineralisierten Knochenbälkchen bei einem 58-jährigen Patienten. **c** Mikroradiographie bei einem 71-jährigen Patienten. Die transparent erscheinenden Bälkchen entsprechen einem normalen Knochenvolumen

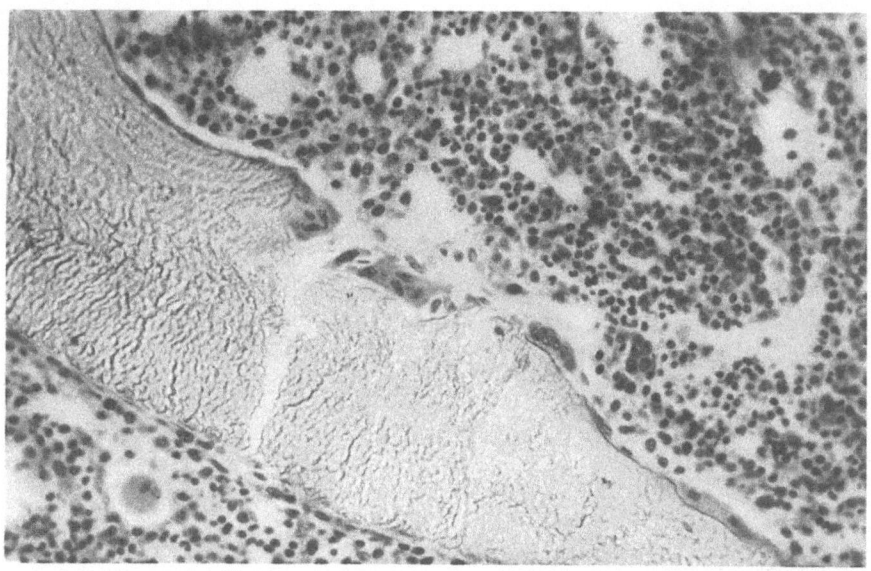

**Abb. 33.** Knochenbälkchen mit Resorptionslakune, die von mehreren Osteoklasten besetzt ist. Der übrige Anteil des Bälkchens ist von Osteoblasten überzogen. Das Knochenmark ist diffus mit Myelomzellen infiltriert

Zwei-Isotopenmethode ($^{125}$J, $^{241}$Ameritium) bestimmt. Wider Erwarten war der Mineralgehalt des trabekulären und cortikalen distalen Radius bei Patienten und den altersentsprechenden Kontrollpersonen nicht unterschiedlich (Abb. 34), sodaß das periphere Skelettsystem beim multiplen Myelom, mit Ausnahme vereinzelter lytischer Destruktionen, nicht wesentlich osteoporotisch verändert zu sein scheint. Dieser Befund weist erneut auf den lokalen, auf das Stammskelett begrenzten Charakter der Myelom-Osteoporose hin, die am ehesten auf die Aktivität nur lokal wirksamer Mechanismen zurückzuführen sein dürfte. Für die Stimulation dieser Aktivitäten, die möglicherweise über humorale Faktoren, wie z. B. den OAF erfolgen könnte, dürfte blutbildendes Gewebe oder dessen unmittelbare Nähe erforderlich sein. Andererseits könnte der lokale Charakter der Knochenläsionen auch durch periphere, in der Zirkulation erfolgende Inaktivierung des osteoklastenaktivierenden Faktors erklärt werden.

## Radiologische und szintigraphische Befunde

Röntgenologische Knochenveränderungen wurden beim multiplen Myelom erstmals im Jahre 1900 von Wright beschrieben [894] und anschließend in zahlreichen Übersichten diskutiert [186, 244, 852]. Ausgestanzt erscheinende Defekte ohne jegliche Randsklerose, die unregelmäßig oder rundlich begrenzt, erbsgroß bis kleinhandflächengroß sein können, sind für myelombedingte Skelettläsionen charakteristisch (Abb. 12, 35, 36). Zahlreiche kleine Defekte können zu einem

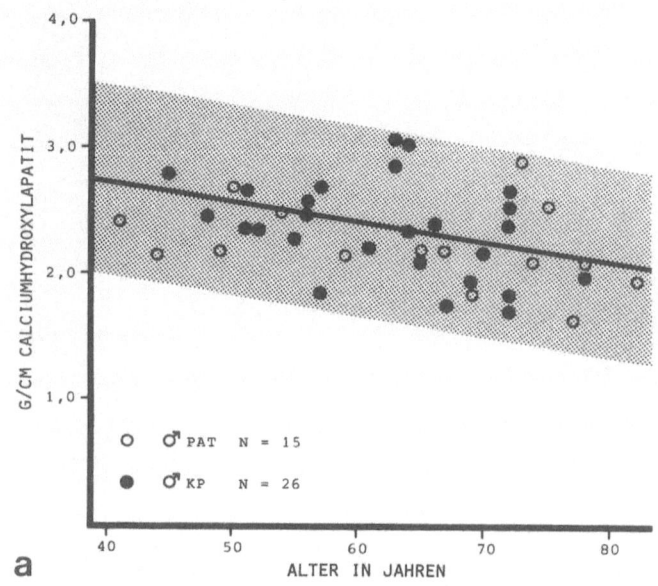

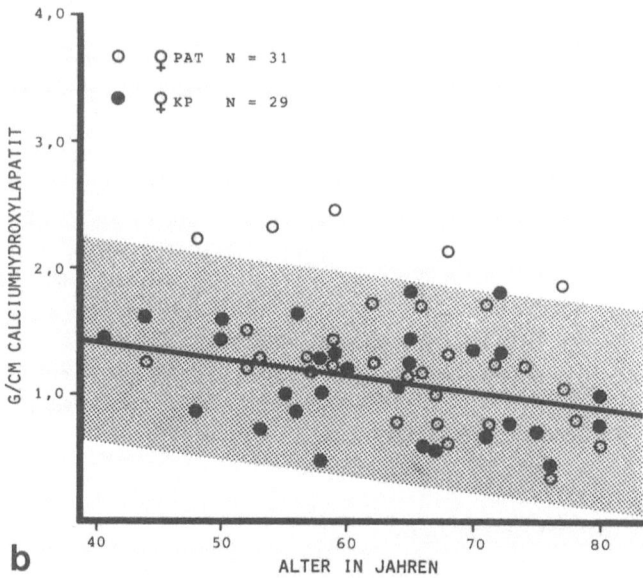

**Abb. 34.** Photonenabsorptionsdensitometrie des distalen Radiusknochengewebes. Die kortikale und trabekuläre Knochendichte ist bei Patienten und alters- und geschlechtsentsprechenden Kontrollpersonen nicht unterschiedlich

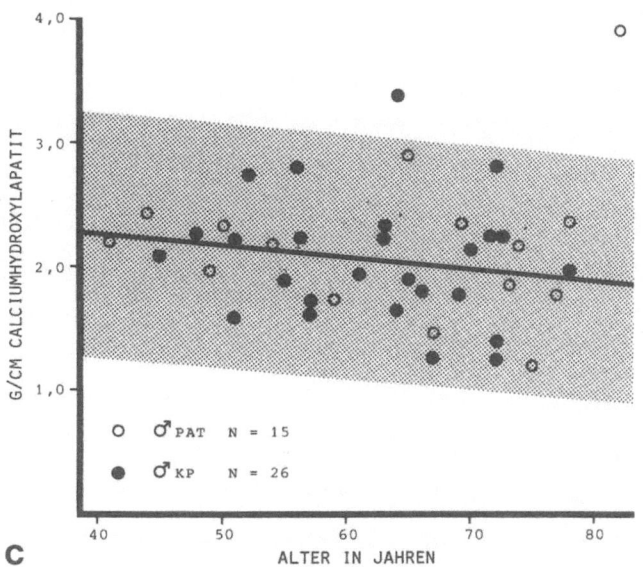

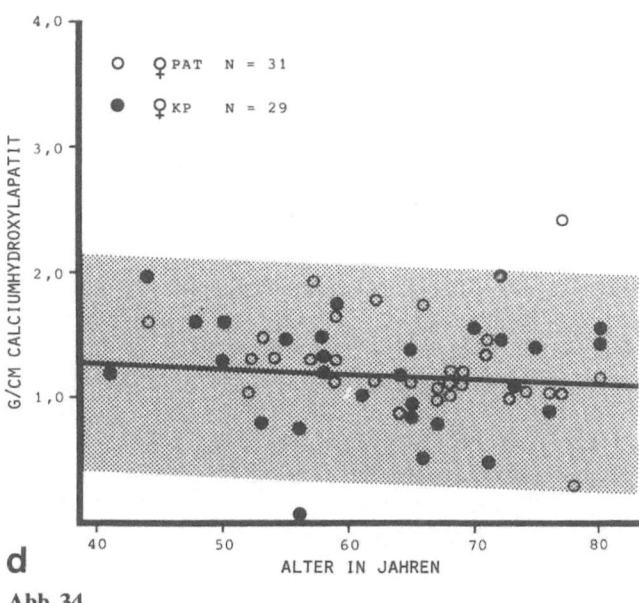

Abb. 34

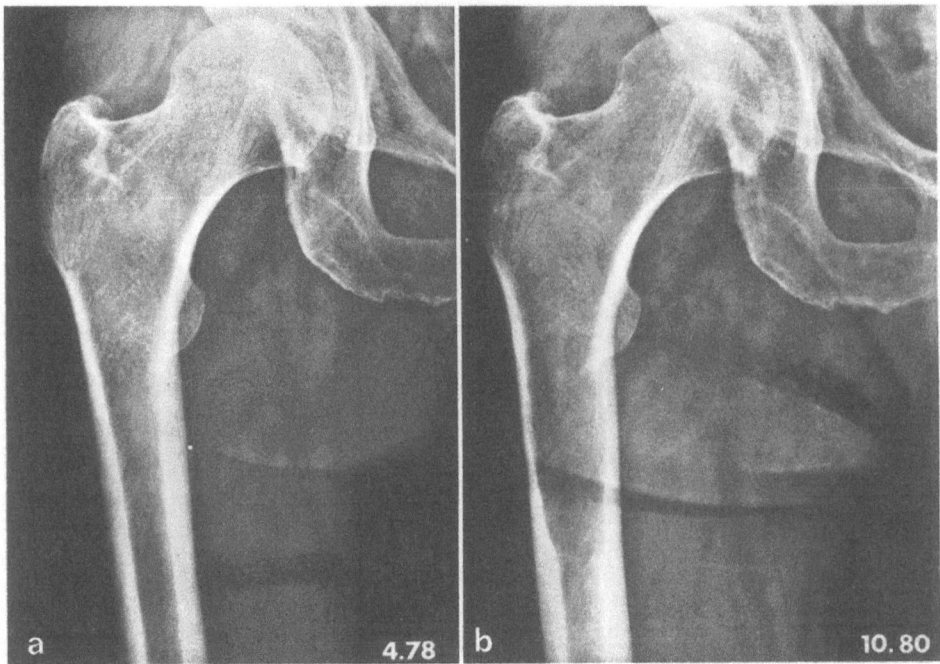

**Abb. 35a, b.** Rechtes Hüftgelenk und proximaler Femur. **a** Röntgenologisch unauffälliger Befund der Hüftregion, obwohl bereits starke Schmerzen vorlagen. Der Knochenscan war zu diesem Zeitpunkt positiv. **b** 18 Monate später ist trotz lokaler Strahlentherapie eine 8 cm lange, zentral in der proximalen Femurdiaphyse liegende osteolytische Skelettläsion mit deutlich endostaler Kompakta-Destruktion nachweisbar. Zunahme der diffusen Demineralisation

schrotschußähnlichen Bild, wie z. B. in der Calvaria oder zu mottenfraßähnlichen Veränderungen im Becken führen, während größere Osteolysen eher vereinzelt vorkommen. In den langen Röhrenknochen breitet sich der Prozeß meist von der Markhöhle aus, usuriert die innere Kompakta und führt bei weiterer Progredienz zum Durchbruch und zur Periostabhebung. Nicht selten kommt es auch zur Bildung von kleinen Spiculae [433, 590]. An den Rippen und den Schlüsselbeinen finden sich als Sonderform der myelombedingten Skelettläsionen seifenblasenartige Osteolysen mit typischen Knochenauftreibungen und manchmal läßt sich auch eine vollständige Auslöschung der Knochenstruktur beobachten (Abb. 37). Die bei mehr als ⅔ der Patienten nachweisbare Osteoporose läßt sich allerdings erst dann röntgenologisch von Osteopenien anderer Genese abgrenzen, wenn bereits aufgrund kleinster Osteolysen honigwabenartige Strukturveränderungen erkennbar sind.

Wir konnten bei 90% unserer Patienten myelombedingte Skelettveränderungen röntgenologisch erfassen. 66% der Patienten zeigten eine Kombination von Osteoporose, lytischen Destruktionen und pathologischen Frakturen (Tabelle 10), während das isolierte Auftreten von Osteoporosen bei 11%, von lytischen

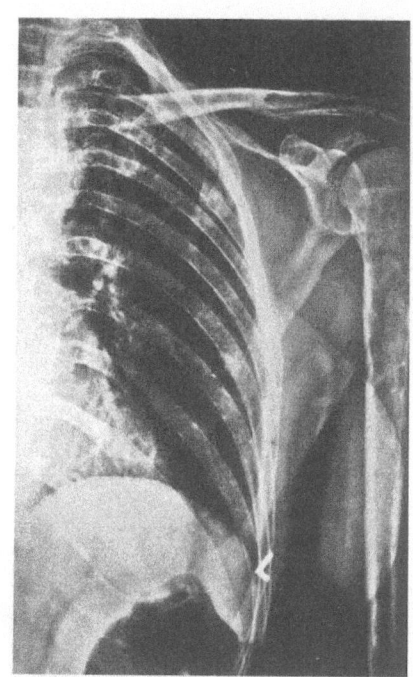

**Abb. 36.** Massive Skelettdestruktion im Bereich der ossären Elemente des linken Schultergürtels sowie des gesamten Humerus. Diffuse osteolytische Durchsetzung des knöchernen Thoraxskelettes mit pathologischen Frakturen der dritten, vierten, sechsten und siebenten Rippe

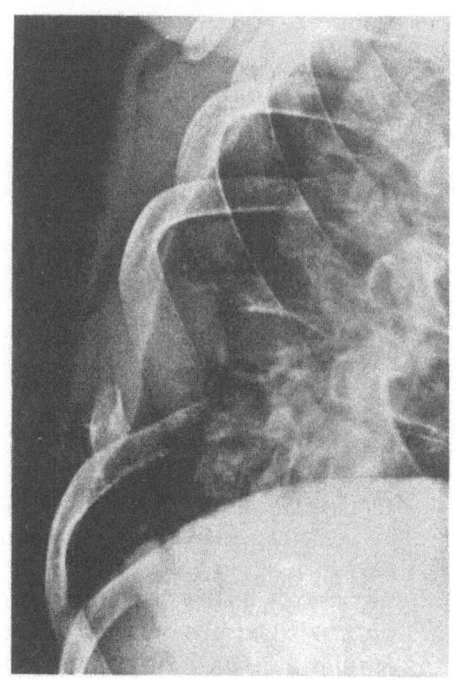

**Abb. 37.** Komplette Auslöschung des vorwiegend dorsolateralen Abschnittes der rechten Rippe durch einen etwa 6 cm großen, vorwiegend intrathorakal vorgewölbten extrapleuralen Plasmazelltumor

**Tabelle 10.** Häufigkeit radiologisch nachgewiesener Skelettveränderungen bei 61 Patienten mit multiplem Myelom

| Läsion | Anzahl Pat. | Prozentsatz |
|---|---|---|
| Unauffällig | 6 | 10% |
| Osteoporose (ausschl.) | 7 | 11% |
| Frakturen (ausschl.) | 2 | 3% |
| Osteolysen (ausschl.) | 6 | 10% |
| Osteoporose, Frakturen u. Osteolysen | 40 | 66% |

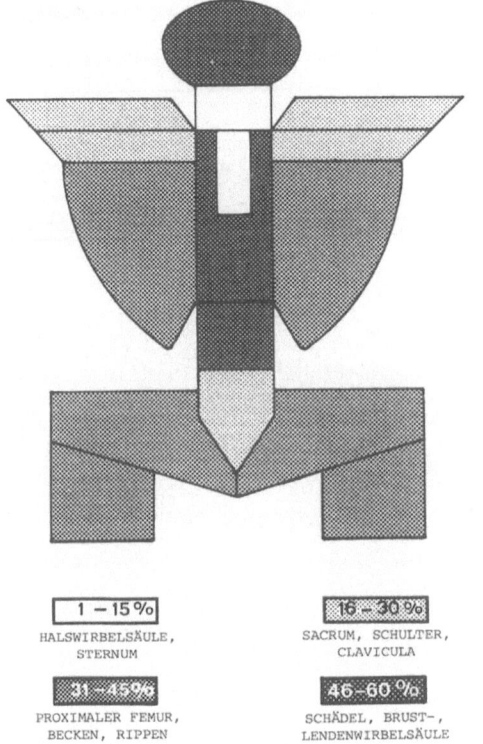

Abb. 38. Häufigkeitsverteilung der Knochenläsionen im Stammskelett

Destruktionen bei 3% und von pathologischen Frakturen bei 10% der Patienten zu verzeichnen war. Eine ähnliche Häufigkeitsverteilung wurde von Kyle [447] berichtet, der in Einzelfällen auch sklerosierende Skelettveränderungen beobachtet hat. Solche Osteosklerosen treten zwar ebenfalls in multiplen Lokalisationen auf, verhalten sich aber mit ihrem stark vermehrten Knochenanbau vollkommen konträr zu den üblicherweise vorliegenden knochenrarefizierenden Prozessen. Sie sind insgesamt relativ selten, und bei weniger als 2% der Patienten zu finden.

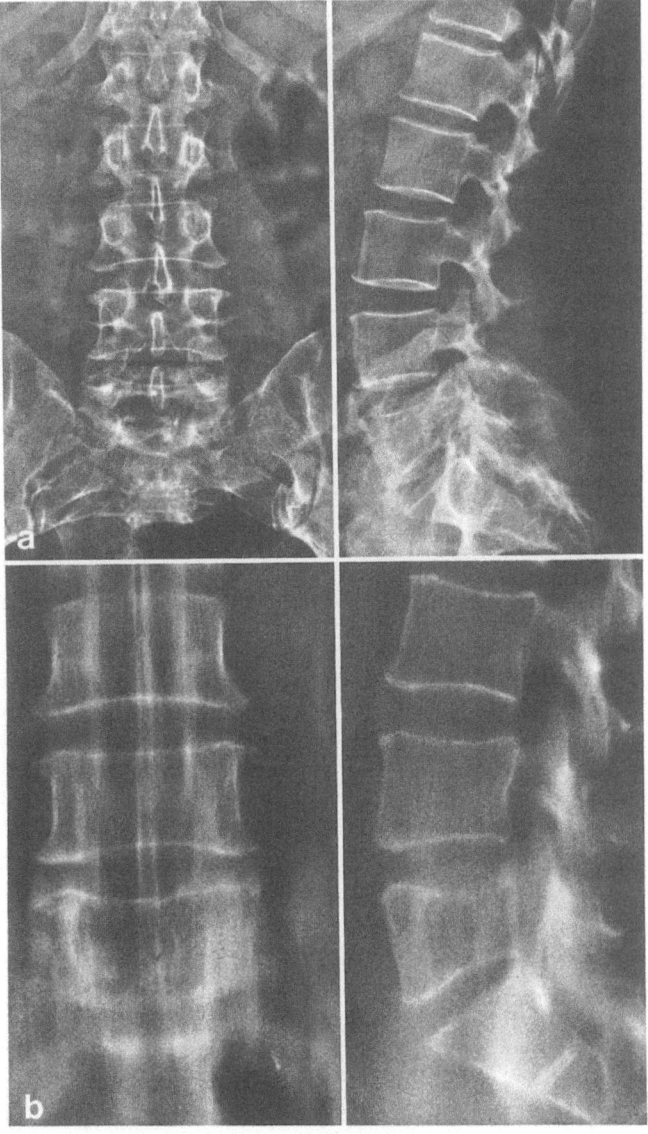

**Abb. 39a, b.** Lendenwirbelsäule. **a** Im Übersichtsbild unauffälliger Befund trotz persistierender starker Schmerzen im Bereich der unteren Lendenwirbelsäule. **b** Erst in der Tomographie konnte eine etwa 2,5 cm große osteolytische Destruktion im mittleren bis dorsalen Anteil des 5. Lendenwirbelkörpers dargestellt werden

Die häufigste Lokalisation myelombedingter Skelettläsionen betrifft, wie sich aus unseren radiologisch und szintigraphisch erhobenen Daten zeigen läßt, die Wirbelsäule (Abb. 38). Jeder zweite Patient hat in der Brust- und/oder Lendenwirbelsäule myelombedingte Skelettläsionen (Abb. 39), wobei die Prädelektionsstellen bei Th12 and L1 liegen. Lytische Destruktionen im Schädeldach werden

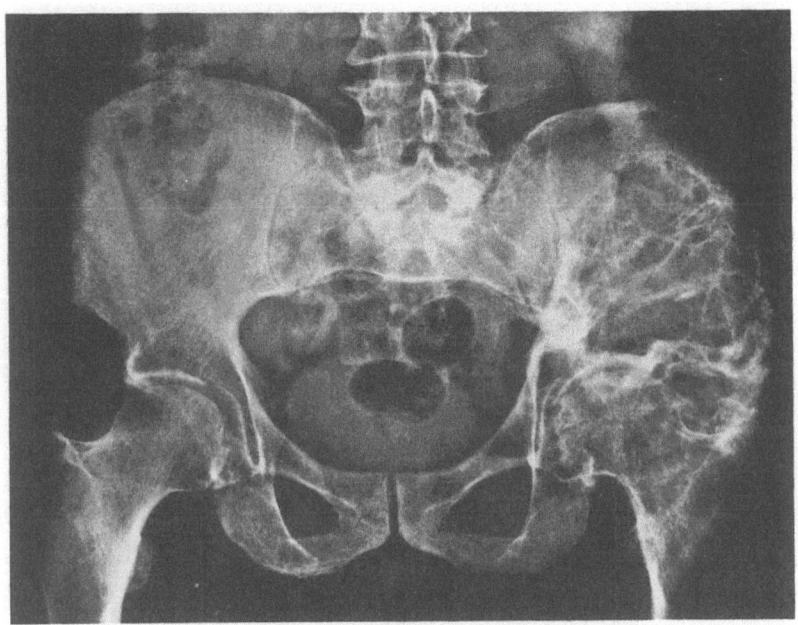

**Abb. 40.** Diffuse kleinherdige Durchsetzung des Beckens und beider proximaler Femura sowie eine über 12 cm große, septierte und massiv konturenüberschreitende Destruktion im Bereich des linken Darmbeins. Die geringgradige Randsklerose bzw. Verdickung der Septen ist die Folge einer lokalen Strahlentherapie

bei 45% und Osteolysen der Rippen, häufig kombiniert mit pathologischen Frakturen, bei 41% der Patienten gefunden. In weiterer Folge sind Skelettdestruktionen im Becken (Abb. 40), den proximalen Femura, Claviceln, Sacrum, Schultern und Sternum zu nennen. In der Halswirbelsäule sowie in anderen nicht angeführten Skelettregionen werden myelombedingte Knochenläsionen relativ selten beobachtet. Auch in anderen Studien wurden Myelomläsionen am häufigsten in der Wirbelsäule beschrieben [426, 797]. Die Häufigkeit des Wirbelbefalls wird jedoch ziemlich unterschiedlich mit einem Prozentsatz zwischen 6% und 88% angegeben [426, 797], wobei ein Teil der Diskrepanzen auf unterschiedliche Patientenkollektive zurückzuführen sein dürfte, da ganz allgemein das Ausmaß der Skelettbeteiligung mit zunehmender Krankheitsdauer zunimmt. Dieser Faktor wird ja bekanntlich auch zur klinischen Stadieneinteilung mit herangezogen. Sind Wirbel befallen, so sind es fast immer die Wirbelkörper und nur selten die Bogenwurzeln oder Wirbelbogen, die Myelomherde aufweisen, da letztere nur spärlich mit blutbildendem Mark ausgestattet sind [367].

Szintigraphische Methoden zum Nachweis von myelombedingten Skelettläsionen wurden erstmals von Tong und Rubenfeld 1968 [826] und später von anderen Arbeitsgruppen eingesetzt [148, 350]. Solis und Ma. [783] fanden sogar die Skelettszintigraphie der konventionellen Radiographie zur Darstellung von Knochenläsionen bei 8 Patienten mit multiplem Myelom überlegen, während Leonard und Ma. [480] die Szintigraphie als der Radiographie geringgradig unterle-

**Tabelle 11.** Vergleich der Wertigkeit von konventioneller Radiographie und Skelettszintigraphie zum Nachweis myelombedingter Knochenläsionen. (Aus Ludwig, H., Kumpan, W. und Sinzinger, H., Brit. J. Radiol., 1982)

| Gesamtzahl v. Skelettläsionen | Nachgewiesen mit | | | Ausschließlich nachgewiesen mit | |
|---|---|---|---|---|---|
| | Röntgen | Scan | Röntgen & Scan | Röntgen | Scan |
| 179 | 163 | 82 | 66 | 97 | 16 |
| 100% | 91% | 46% | 37% | 54% | 9% |

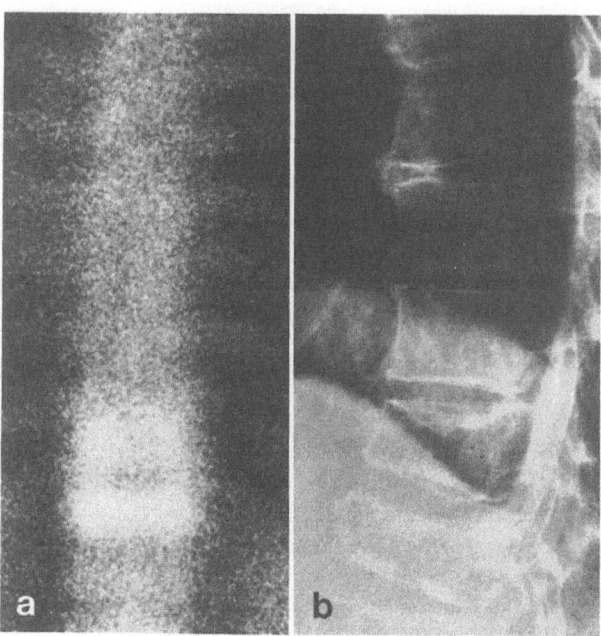

**Abb. 41. a** Verstärkte Aufnahme von $Tc^{99m}$Pyrophosphat in die komprimierten Wirbelkörper von Th 12 und L 1. **b** Radiographisch kommt neben der Keilwirbelbildung in Th 12 und L 1 eine bereits spondylytisch veränderte Kompressionsfraktur von Th 8 zur Darstellung, die im Scan nicht erfaßt wurde. (Aus Ludwig, H., Kumpan, W. und Sinzinger, H., Brit. J. Radiol., 1982)

gen betrachtet haben. Aufgrund der uneinheitlichen Bewertung beider Methoden haben wir in Zusammenarbeit mit Dr. W. Kumpan und Doz. H. Sinzinger das Skelettsystem bei 41 Patienten mit multiplem Myelom gleichzeitig mit beiden Techniken untersucht [507]. Um eine bessere Vergleichbarkeit zu ermöglichen, haben wir zur Auswertung der Ergebnisse das Skelettsystem in 16 anatomische Regionen unterteilt, sodaß insgesamt 573 Regionen verglichen werden konnten.

Myelombedingte Skelettsläsionen wurden in 179 Regionen festgestellt, wobei Osteoporosen wegen der häufig nicht möglichen Differenzierung zwischen tumorbedingter Osteoporose und Osteopenie aufgrund anderer Ursachen nicht in die Auswertung einbezogen wurden. 163 Läsionen wurden mittels Radiographie

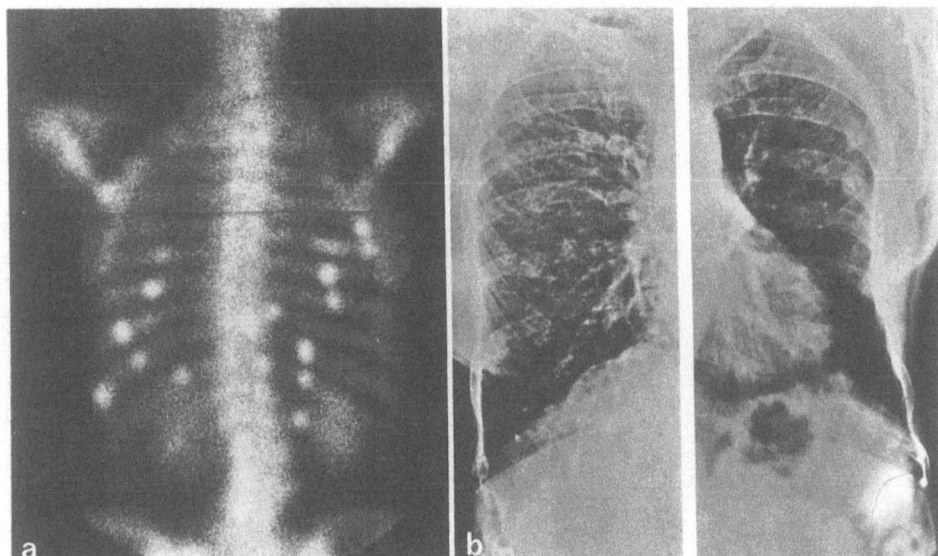

**Abb. 42. a** Verstärkte Traceraufnahme an zahlreichen Stellen des knöchernen Thorax, die pathologischen Rippenfrakturen entsprechen. **b** Radiologisch kommen lediglich die durch Achsenverschiebung gekennzeichneten bzw. großen osteolytischen Destruktionsherde zur Darstellung. (Aus Ludwig, H., Kumpan, W. und Sinzinger, H., Brit. J. Radiol. 1982)

und 74 mittels Szintigraphie erfaßt (Tabelle 11). 94 (54%) Läsionen wurden ausschließlich radiographisch und 16 (9%) ausschließlich szintigraphisch nachgewiesen, sodaß sich eine deutliche Überlegenheit der konventionellen Radiographie ergab, die in jenen Regionen, die häufig myelombedingte Knochenläsionen aufweisen, besonders markant war (Abb. 41). Im Bereich der Rippen war die Szintigraphie der konventionellen Röntgenuntersuchung ebenbürtig, da von 32 Läsionen jeweils 9 ausschließlich mit einer der beiden Methoden aufgedeckt wurden (Abb. 42). Die Gesamtanalyse der Daten ergab zum Nachweis von myelombedingten Skelettläsionen für die konventionelle Radiographie eine weit höhere Sensitivität (92%) als für die Szintigraphie (46%). Dieser Befund steht im Gegensatz zur bekannt höheren Empfindlichkeit der Knochenszintigraphie bei anderen ossären metastasierenden Neoplasien, wie z. B. dem Mamma- oder dem Prostatakarzinom [155] und dürfte wahrscheinlich auf die fehlende oder nur geringe reaktive Knochenneubildung im Bereich der osteolytischen Myelomherde zurückzuführen sein (Abb. 43, 44). Von den knochensuchenden Diphosphonaten wird nämlich angenommen, daß sie hauptsächlich durch Adsorption an Hydroxylapatitkristalle [393] in die neugebildeten Knochen aufgenommen werden [259]. Diese Eigenschaft dürfte auch die relativ hohe Sensitivität der Szintigraphie (72%) zur Darstellung von Rippenläsionen erklären, da pathologische Rippenfrakturen fast regelmäßig reaktive Knochenneubildungen aufweisen. In Einzelfällen war die Szintigraphie auch in der Lage Skelettläsionen, die röntgenologisch vollkommen unauffällig blieben, aufzudecken. Dies war manchmal von besonderer klinischer Bedeutung, da dadurch die Genese unerklärlicher Schmerzen auf Knochenläsio-

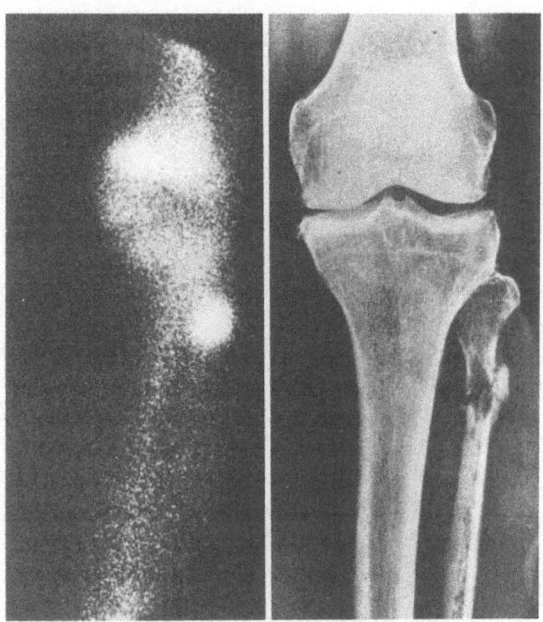

**Abb. 43.** Die pathologische Fraktur der linken proximalen Fibula kommt sowohl im Skelettszintigramm als auch im Knochenröntgen zur Darstellung, während die perlschnurartig angeordneten lytischen Destruktionen distal der Fraktur ausschließlich radiologisch nachweisbar sind. (Aus Ludwig, H., Kumpan, W. und Sinzinger, H., Brit. J. Radiol., 1982)

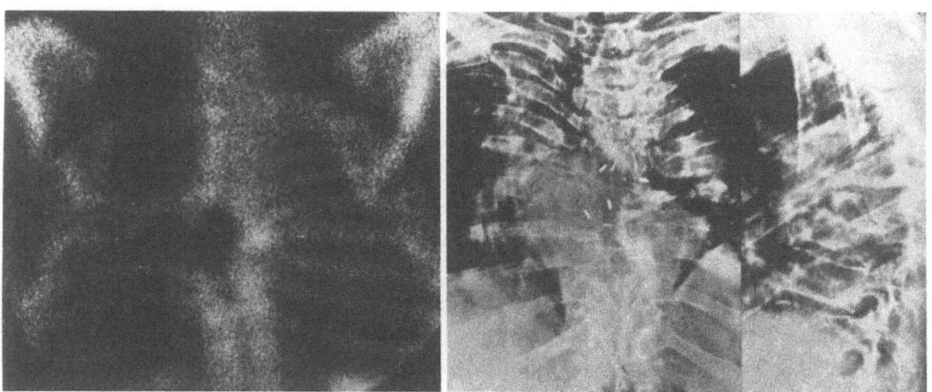

**Abb. 44.** Im Knochenszintigramm kommt ein etwa 5 × 8 cm messendes kaltes Areal in der Brustwirbelsäule nach Laminektomie und Weichteiltumorentfernung zur Darstellung. Die Läsion ist sowohl im Szintigramm als auch in der Röntgenaufnahme deutlich nachweisbar; mit der letztgenannten Untersuchungstechnik wird neben einer detaillierten Information über die anatomischen Verhältnisse zusätzlich ein Weichteiltumor erkennbar. (Aus Ludwig, H., Kumpan, W. und Sinzinger, H., Brit. J. Radiol., 1982)

nen zurückgeführt und somit eine lokale Strahlentherapie begonnen werden konnte.

Kurz vor Abschluß unserer Studie wurden von zwei anderen Arbeitsgruppen an repräsentativen Patientenkollektiven erhobene Befunde veröffentlicht [849, 892], die mit unseren Ergebnissen im wesentlichen übereinstimmen. In beiden Untersuchungen war die konventionelle Radiographie der Skelettszintigraphie deutlich überlegen; der Unterschied in der Sensitivität beider Techniken war jedoch nicht ganz so ausgeprägt wie in unserer Studie. Eine 1981 veröffentlichte Analyse an 18 Patienten zeigte ähnliche Ergebnisse [863]. In dieser Untersuchung wurden 11% der Läsionen ausschließlich mittels Szintigraphie und 35% ausschließlich mittels Radiographie aufgedeckt, Beobachtungen, die trendweise mit unseren Ergebnissen von 9% bzw. 54% vergleichbar sind. Aufgrund der oben angeführten Resultate ist beim multiplen Myelom für Patienten mit starken durch konventionelle Radiographie nicht erklärbaren Schmerzen eine weitere Abklärung erforderlich. Bei diesen Patienten ist neben einer Skelettszintigraphie die Durchführung tomographischer (Abb. 39) und computertomographischer Untersuchungen zu empfehlen.

# VIII. Laborbefunde

Hyperproteinämien sind, wie Perlzweig und Ma. [649] bereits 1928 festgestellt haben, häufig die ersten Laborbefunde, die auf eine maligne Plasmazelldyskrasie hinweisen. Wir konnten bei insgesamt 79 (72%) von 110 Patienten, die in den letzten Jahren an unserer Klinik behandelt wurden, Hyperproteinämien (Gesamt-Eiweiß $\geqslant$ 7,5 g/100 ml) zum Zeitpunkt der Diagnosestellung nachweisen (Tabelle 12). In 18% der Fälle war die Gesamt-Eiweißkonzentration sogar auf über 10 g/100 ml erhöht, während 28% der Patienten normale oder sogar erniedrigte Serumproteinkonzentrationen zeigten. Diese Hyperproteinämien gehen bekanntlich [316] mit einer deutlichen Verschiebung des Albumin-Globulinquotienten einher. Wie früher erwähnt, ist die Reduktion der Albuminkonzentration nicht ausschließlich als Versuch des Organismus, dem durch die erhöhte Globulinkonzentration angestiegenen plasmaonkotischen Druck entgegenzuwirken, aufzufassen, denn selbst bei den oft mit Hypogammaglobulinämien einhergehenden Leichtkettenmyelomen werden häufig verminderte Albuminkonzentrationen beobach-

Tabelle 12. Verhalten von Gesamteiweiß, M-Komponente und Senkungsbeschleunigung zum Diagnose- und Todeszeitpunkt

| | | Diagnosezeitpunkt | | Todeszeitpunkt | |
|---|---|---|---|---|---|
| Gesamt | Eiweiß (g/100ml) | Anzahl (n = 110) | % | Anzahl (n = 50) | % |
| < 7,5 | | 31 | 28 | 21 | 42 |
| 7,5–9,9 | | 59 | 54 | 17 | 34 |
| 10,0–15,0 | | 20 | 18 | 10 | 20 |
| > 15 | | 0 | 0 | 2 | 4 |
| M-Komponente (g/100ml) | | Anzahl (n = 108) | % | Anzahl (n = 48) | % |
| < 2 | | 49 | 45 | 18 | 38 |
| 2–5 | | 50 | 47 | 18 | 38 |
| > 5 | | 9 | 8 | 12 | 25 |
| Senkungsbeschleunigung (1 Stunde) | | Anzahl (n = 98) | % | Anzahl (n = 47) | % |
| < 20 | | 8 | 8 | 0 | 0 |
| 20–99 | | 44 | 45 | 8 | 17 |
| 100–150 | | 37 | 38 | 26 | 55 |
| > 150 | | 9 | 9 | 13 | 28 |

tet. Hypoproteinämien mit einem Gesamt-Eiweiß von weniger als 6 g/100 ml konnten wir bei 8% unserer Patienten beobachten. Dies ist deshalb bedeutungsvoll, da gerade solche Patienten aufgrund ihrer Hypoproteinämie häufig erst verspätet diagnostiziert werden. Daher sollte bei Hypoproteinämien routinemäßig eine Urinanalyse zum Nachweis oder Ausschluß einer Bence-Jones-Proteinurie durchgeführt werden, der allerdings nicht mit Teststreifen erfolgen dürfte, da diese Bence-Jones-Proteine oft nicht anzeigen. Der Anteil normo- oder hypoproteinämischer Patienten im terminalen Stadium liegt mit 42% unerwartet hoch und dürfte sowohl auf die in den letzten Jahren etwas verbesserte Chemo- und supportive Therapie, als auch auf die mit zunehmender Krankheitsdauer zunehmende Dedifferenzierung der Tumorzellen mit abnehmender Paraproteinsyntheserate zurückzuführen sein. Extreme Hyperproteinämien von 23 und mehr Gramm pro 100 ml wurden vor Jahren vereinzelt beobachtet [316, 881, 895], sind aber heute aufgrund verbesserter diagnostischer und therapeutischer Maßnahmen nicht mehr zu erwarten. Bei 19% der Patienten konnten wir in der Agarose-Elektrophorese keinen oder keinen eindeutigen M-Gradienten finden, was auf den relativ hohen Anteil von Leichtkettenmyelomen zurückzuführen sein dürfte. Bei diesen Patienten wurden die Paraproteine erst durch die weitere Agarose-Elektrophorese des Urins und immunelektrophoretische Untersuchungen von Serum und/ oder Harn identifiziert; drei dieser Fälle wiesen allerdings nicht-sezernierende Myelomzellen auf, sodaß überhaupt keine Paraproteine nachgewiesen werden konnten. Der mit 8% relativ geringe Anteil von Patienten mit extremen M-Komponenten über 5 g/100 ml zum Diagnosezeitpunkt spricht für eine relativ frühzeitige diagnostische Erfassung der meisten Patienten (Tabelle 12). Zum Todeszeitpunkt war allerdings der Anteil der Patienten mit extrem hohen M-Komponenten um das Dreifache auf 24% angestiegen, was in diesen Fällen auf eine verstärkte Tumorprogression im Krankheitsverlauf hinweist.

Erhöhte bis extrem erhöhte Senkungsbeschleunigungen stellen einen weiteren für das multiple Myelom charakteristischen Laborbefund dar (Tabelle 12). Bei unseren Patienten fanden wir bei 92% der Fälle zum Diagnosezeitpunkt Senkungsbeschleunigungen, wobei 37% der Patienten Sedimentationsraten über 100 mm/Stunde aufwiesen. Interessanterweise war bei 8% der Patienten in diesem Krankheitsstadium die Blutsenkung nicht oder nur unwesentlich erhöht. Dies entspricht auch der Beobachtung anderer Autoren [355, 447], die bei 6–10% ihrer Patienten normale Sedimentationsraten gefunden haben. Als Grund für die normalen Befunde haben Imbert und Ma. [355] Kryoglobuline, Leichtkettenparaproteine sowie nicht sezernierende Myelome verantwortlich gemacht. Zum Todeszeitpunkt konnten wir allerdings bei keinem unserer Patienten normale Sedimentationsraten feststellen; zu diesem Zeitpunkt war der Anteil extrem erhöhter Sedimentationsraten auf 83% der Patienten angestiegen.

Neben den charakteristischen Serumbefunden wird bei einem Großteil der Patienten schon bei Diagnosestellung eine normozytäre, normochrome Anämie gefunden. In unserem Patientengut wiesen 63% der Patienten bereits zum Diagnosezeitpunkt Anämien mit einer Hb-Konzentration von 12 oder weniger als 12 g/100 ml auf (Tabelle 13). Bei 21% bestand mit weniger als 9 g Hb/100 ml eine schwere Anämie, die neben Nierenfunktionseinschränkung und Hyperkalzämie zu den 3 wichtigsten Prognosefaktoren des multiplen Myeloms zählt. Nur 37%

**Tabelle 13.** Verhalten von Hämoglobin, Leukozyten- und Thrombozytenzahl zum Diagnose- und Todeszeitpunkt

|  | Diagnosezeitpunkt | | Todeszeitpunkt | |
|---|---|---|---|---|
| Hämoglobin (g/100ml) | Anzahl (n = 108) | % | Anzahl (n = 48) | % |
| > 12,0 | 40 | 37 | 9 | 19 |
| 10,5–12,0 | 23 | 21 | 17 | 35 |
| 9,0–10,4 | 23 | 21 | 9 | 19 |
| 8,0–8,9 | 6 | 6 | 4 | 8 |
| < 8 | 16 | 15 | 9 | 19 |
| Leukozyten/µl | Anzahl (n = 110) | % | Anzahl (n = 50) | % |
| > 10 000 | 1 | 1 | 5 | 10 |
| 4–10 000 | 93 | 85 | 25 | 50 |
| < 4 000 | 16 | 15 | 20 | 40 |
| Thrombozyten/µl | Anzahl (n = 110) | % | Anzahl (n = 50) | % |
| > 500 000 | 1 | 1 | 0 | 0 |
| 300 000–500 000 | 12 | 11 | 0 | 0 |
| 100 000–299 000 | 82 | 75 | 30 | 60 |
| 50 000–99 000 | 11 | 10 | 12 | 24 |
| < 50 000 | 4 | 3 | 8 | 16 |

der Patienten hatten initiale Hb-Werte über 12 g/100 ml. Die Ursache für die Anämie liegt, wie Pribilla und Ma. [677] zeigen konnten, in einer reduzierten Erythropoese, die möglicherweise auf tumorassoziierte oder vom Tumor produzierte, supprimierende Faktoren zurückzuführen sein dürfte, obwohl Überlegungen bezüglich räumlicher Verdrängung der normalen blutbildenden Elemente nicht widerlegt sind. Außerdem dürften gelegentlich nephrogene Proliferations- und Reifungsstörungen und häufiger therapieinduzierte toxische Markschädigungen zur Dyserythropoese beitragen. Die Rolle rezidivierender Blutungen aufgrund gastrointestinaler Läsionen, sowie von Gerinnungsstörungen dürfte, ebenso wie die serogenen Ursachen, eher von untergeordneter Bedeutung für die myelomassoziierte Anämie sein. Coombs-positive hämolytische Anämien werden zwar bei anderen Lymphomen häufig gefunden, sind aber beim multiplen Myelom bisher nur in Einzelfällen beschrieben worden [103, 642]. Sicherlich führt aber die beim multiplen Myelom aufgrund der Hyperproteinämie [95] auftretende Erhöhung des Plasmavolumens zu einer starken Verdünnung der geformten Blutelemente, wodurch es zu einer relativen Verminderung von Hämoglobin und Hämatokrit kommt [425].

Hyperchrome, makrozytäre Anämien sind beim multiplen Myelom selten, obwohl bei dieser Plasmazelldyskrasie verminderte Vitamin B12-Konzentrationen gemessen wurden [329]. Untersuchungen von Hippe und Ma. [329] haben aber normale Vitamin B12-Resorptionsverhältnisse ergeben, sodaß diese Autoren die reduzierten Vitamin B12-Serumkonzentrationen ebenfalls auf Dilutionseffekte zurückgeführt haben. Hoffbrand und Ma. [333] haben einen bei 2 von 32 Patienten festgestellten Folsäuremangel als Ursache einer megaloblastären Anämie angenommen und diesen auf einen erhöhten Vitaminverbrauch des Tumors zurückgeführt. Diese Interpretation konnte allerdings bisher nicht bewiesen werden.

Ähnlich wie die Erythropoese ist auch die Myelopoese bei einem Teil der Patienten (15%) mit Leukozytenwerten von weniger als 4000/µl reduziert (Tabelle 13). Im weiteren Krankheitsverlauf entwickelt sich bei der Mehrzahl der Patienten eine ausgeprägte myeloische Insuffizienz, die teilweise direkt auf Tumoreinflüsse, zum größten Teil aber auf die Nebenwirkungen der zytostatischen Therapie zurückzuführen sein dürfte und nicht selten den wesentlichsten limitierenden Faktor für weitere Chemotherapiemaßnahmen darstellt. Leukämoide Reaktionen werden nur selten gesehen [232], während je nach Krankheitsstadium bei 20–60% der Patienten vereinzelt Plasmazellen im peripheren Blut vorkommen und im Leukozytenkonzentrat gefunden werden können [276, 779]. In der präterminalen Phase wird die Ausschwemmung plasmazellulärer Elemente häufiger beobachtet, vereinzelt kann es zur Entwicklung von echten Plasmazelleukämien kommen [264], die mit einem Plasmazellanteil bis zu 95% und 20000 bis 100000 Leukozyten pro µl einhergehen können. Außerdem werden im peripheren Blut gelegentlich Myelozyten, Normoblasten und Megaloblasten gefunden.

Thrombozytopenien unter 100000/µl haben wir bei 13% der Patienten zum Diagnosezeitpunkt und präterminal bei 40% der Fälle gefunden (Tabelle 13). Die starke Beeinträchtigung der Thrombopoese dürfte ebenfalls auf eine direkte tumorbedingte Suppression, sowie auf die Nebenwirkungen der Chemotherapie zurückzuführen sein. In Einzelfällen wurden auch Thrombozytosen, die aber in keinen direkten Zusammenhang mit der Grundkrankheit gebracht werden konnten, gesehen [452, 852, 909].

Die Nierenfunktion ist beim multiplen Myelom der wichtigste prognostische Faktor und nach Angaben mehrerer Autoren bei mehr als 50% der Patienten eingeschränkt [779, 852, 909]. Bei der Beurteilung der Literaturangaben muß allerdings die Altersabhängigkeit der Nierenfunktion [740] berücksichtigt werden, was bei dem hohen Manifestationsalter der Erkrankung sicherlich ins Gewicht fällt. Außerdem ist natürlich der Zeitpunkt der Nierenfunktionsuntersuchung im Krankheitsverlauf, wie unsere Ergebnisse zeigen, von entscheidener Bedeutung. Schließlich dürfte in Einzelfällen durch intensive medizinische Betreuung die Progredienz von Nierenfunktionseinschränkungen verlangsamt werden können. Wir haben den Normalbereich der Kreatininkonzentration bei unseren Patienten aufgrund ihres hohen Alters (Median des Manifestationsalters: 68,9 Jahre) bei 1,4 mg/100 ml begrenzt. 81% unserer Patienten hatten zum Diagnosezeitpunkt „normale" Kreatininspiegel (< 1,4 mg/100 ml), während nur 9% Serum-Kreatininwerte von > 3 mg/100 ml aufwiesen (Tabelle 14). Die Auswertung der Kreatinin-Clearance-Ergebnisse als exaktere Funktionsuntersuchung ergab bereits bei 33% der Patienten Clearencewerte von weniger als 50 ml/min. Im weiteren Krankheitsverlauf kam es aber zu einer noch beträchtlicheren Einschränkung der Nierenfunktion, sodaß präterminal 74% der Patienten eine Kreatinin-Clearance von weniger als 50 ml/min aufwiesen.

Tabelle 14. Verhalten von Kreatinin und Kreatinin-Clearence zum Diagnose- und Todeszeitpunkt

|  | Diagnosezeitpunkt | | Todeszeitpunkt | |
|---|---|---|---|---|
| Kreatinin (mg/100ml) | Anzahl (n = 108) | % | Anzahl (n = 48) | % |
| < 1,5 | 88 | 81 | 27 | 56 |
| 1,5–3,0 | 11 | 10 | 8 | 17 |
| > 3,0 | 9 | 9 | 13 | 27 |
| Kreatinin Clearance (ml/min) | Anzahl (n = 68) | % | Anzahl (n = 38) | % |
| < 20 | 12 | 18 | 17 | 45 |
| 20–49 | 10 | 15 | 11 | 29 |
| 50–100 | 35 | 51 | 5 | 13 |
| > 100 | 11 | 16 | 5 | 13 |

Die 24-Stunden-Proteinurie lag nur bei 8% der Patienten über 5 g/die; 24% der Patienten wiesen eine Proteinurie zwischen 1 und 5 g/24 Stunden und 68% der Fälle von weniger als 1 g/24 Stunden auf. Auch hier war präterminal eine beträchtliche Verschlechterung zu verzeichnen; der Anteil der Patienten mit massiver Proteinurie stieg von 8% auf 19% an.

Die Parameter des Knochenstoffwechsels, wie Serum-Kalzium, alkalische Phosphatase und anorganische Phosphate zeigten ebenfalls interessante Veränderungen zwischen Diagnosestellung und Endstadium der Erkrankung. So konnten wir bei 12% der Patienten Hyperkalzämien von ≫ 10,5 g/100 ml zum Diagnosezeitpunkt feststellen, während 31% der Patienten kurz vor dem Ableben erhöhte Serum-Kalziumwerte aufwiesen (Tabelle 15). Hypokalzämien, die bisher in der Literatur kaum erwähnt wurden, fanden wir initial bei 10% und terminal bei 38% unserer Patienten. Diese Ergebnisse stimmen mit Beobachtungen von Koczorek und Ma. [zitiert bei 244] überein, die nur bei 4% von 121 Patienten Hyperkalzämien über 11 mg/100 ml und bei 33% Hypokalzämien unter 9 mg/100 ml gefunden haben. Die Angaben über die Hyperkalzämieinzidenz schwanken beträchtlich und liegen zwischen 10% und 50% [134, 185, 288, 380, 530, 565]. Die hohen Inzidenzraten um 50% entstammen durchwegs älteren Arbeiten und dürften aufgrund der Fortschritte in Diagnose und Therapie des multiplen Myeloms für heutige Verhältnisse nicht mehr relevant sein. Das gilt auch für jenen Patienten mit dem bisher höchsten berichteten Serum-Kalziumwert von 23 mg/100 ml, der 1955 beschrieben wurde [134].

Die Aktivität der alkalischen Phosphatase war initial bei 29% und terminal sogar bei 48% der Patienten erhöht, was im Einklang mit histobioptischen Untersuchungsergebnissen von Burkhardt [124] sowie mit unseren eigenen Resultaten (s. Kapitel 7) steht (Tabelle 15). In beiden Untersuchungen wurden nämlich bei einem Teil der Patienten neben erhöhten Knochenabbauvorgängen auch deutlich erhöhte Knochenanbauvorgänge beobachtet. Ähnlich hatten schon früher

**Tabelle 15.** Verhalten von Kalzium, alkalischer Phosphatase und Phosphat zum Diagnose- und Todeszeitpunkt

| | Diagnosezeitpunkt | | Todeszeitpunkt | |
|---|---|---|---|---|
| Calcium (mg/100ml) | Anzahl (n = 108) | % | Anzahl (n = 48) | % |
| < 8,5 | 11 | 10 | 18 | 38 |
| 8,5–10,4 | 84 | 78 | 15 | 31 |
| 10,5–12,5 | 5 | 5 | 12 | 25 |
| > 12,5 | 8 | 7 | 3 | 6 |
| Alk. Phosphatase (U/l) | Anzahl (n = 108) | % | Anzahl (n = 48) | % |
| < 30 | 10 | 9 | 3 | 6 |
| 30–94 | 67 | 62 | 22 | 46 |
| 95–150 | 27 | 25 | 14 | 29 |
| > 150 | 4 | 4 | 9 | 19 |
| Phosphat (mg/100ml) | Anzahl (n = 108) | % | Anzahl (n = 55) | % |
| < 2,5 | 10 | 9 | 7 | 13 |
| 2,5–4,4 | 84 | 78 | 32 | 58 |
| 4,5–6,5 | 10 | 9 | 9 | 16 |
| > 6,5 | 4 | 4 | 7 | 13 |

Adams und Ma. [288] sowie Dillman und Silverstein [208] und Kyle und Bayrd [452] erhöhte alkalische Phosphatasewerte beschrieben, wobei die letztgenannte Arbeitsgruppe eine Inzidenz von 25% gefunden hat. Die relativ häufige Erhöhung der alkalischen Phosphatase konnte jedoch von einzelnen anderen Autoren nicht bestätigt werden [530, 779].

Die Konzentration von anorganischem Phosphat zeigt mit zunehmender Krankheitsdauer ebenfalls zunehmende Abweichung vom Normalbereich, sodaß bei 13% Hypophosphatämien und bei 13% Hyperphosphatämien zu finden sind (Tabelle 15). Die Erhöhung der anorganischen Phosphatkonzentration dürfte zum Teil auf die renale Insuffizienz und die Reduktion der Phosphatspiegel in Einzelfällen auf einen sekundären Hyperparathyreoidismus zurückzuführen sein.

Serumlipide und Lipoproteine sind bei Patienten mit multiplem Myelom im allgemeinen signifikant vermindert. Während der Remissionsphasen läßt sich häufig eine weitgehende Normalisierung beobachten. Die ersten diesbezüglichen Studien gehen bereits auf das Jahr 1947 zurück [489], weitere Untersuchungen wurden aber auch in neuerer Zeit [125, 487] durchgeführt. So fanden Shulman und Ma. [764] bei 43 Patienten mit multiplem Myelom verminderte Cholesterin- und $\beta$-Lipoproteinkonzentrationen. Unseres Wissens sind bisher keine detaillierten Ergebnisse über das Verhalten der einzelnen Lipoproteinfraktionen bekannt geworden. Dieser Aspekt ist aber von Bedeutung, da beim multiplen Myelom seltener arteriosklerotische Gefäßveränderungen auftreten sollen [778, 791].

# IX. Klinik: Organ- bzw. Systembeteiligung

**Infektionen und Immunsystem**

Chronisch rezidivierende bakterielle Infektionen tragen wesentlich zur Morbidität und Mortalität [447, 796] von Patienten mit multiplem Myelom bei (Abb. 45). Glenchur und Ma. [280] beobachteten bei 28 von insgesamt 51 Patienten mindestens einmal im Krankheitsverlauf pneumonische Infiltrationen, während Zinneman und Hall bei 10 Patienten sogar insgesamt 44 pneumonische Episoden festgestellt haben [910]. Die röntgenologischen Veränderungen der pulmonalen Infektionen zeigten ein buntes Bild und reichten von minimalen Infiltraten bis zu schweren lobären Verschattungen. Fahey und Ma. [240] fanden bei Patienten mit multiplem Myelom sechsmal häufiger Infektionen des Respirationstraktes und Harntraktes als bei anderen hospitalisierten Patienten. Als häufigster Erreger der Pneumonien wurden Streptococcen und Staphylococcen [910] identifiziert, während für Harnwegsinfekte vor allem E. coli, Pseudomonas, Proteus und Klebsiellen verantwortlich gemacht wurden [240].

In den letzten Jahren ist der Anteil gramnegativer Infektionserreger bei Patienten mit multiplem Myelom deutlich angestiegen. Meyers und Ma. [571] fanden bei 72% der positiven Kulturen gramnegative Keime. Twomey [830] und Norden [603] konstatierten ebenfalls eine deutliche Zunahme gramnegativer Infektionen, die wohl zum Großteil auf den steigenden Einsatz von Breitspektrumanti-

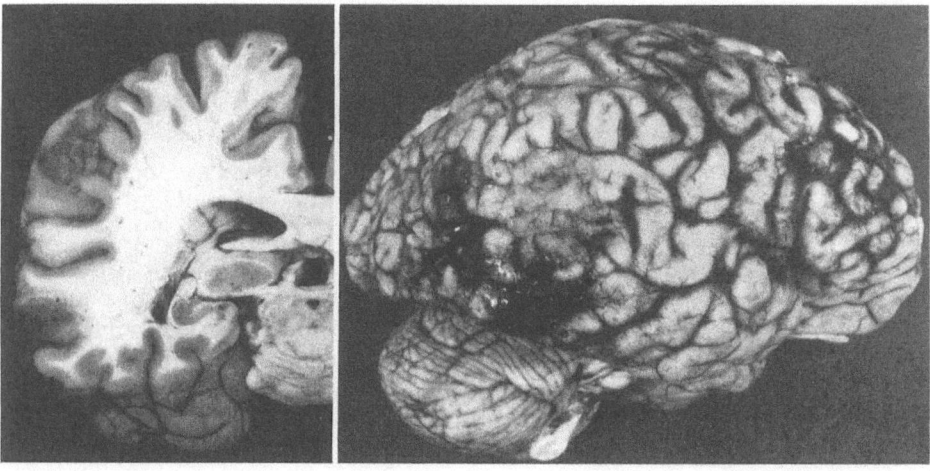

**Abb. 45.** Hirnabszeß im Bereich des rechten Temporallappens als Infektionskomplikation beim multiplen Myelom

biotika zurückzuführen ist. Mehrere Autoren haben darauf hingewiesen, daß Infektionen beim multiplen Myelom wie bei humoralen Immunmangelzuständen ablaufen [240, 245]. Sie sind vorwiegend bakterieller Natur und manifestieren sich bevorzugt im Respirationstrakt, wo sie mit Sinusitiden, Bronchitiden und Pneumonien in Erscheinung treten. Relativ häufig wird auch der Harntrakt und – seltener – der Gastrointestinaltrakt, befallen. Darüber hinaus werden beim multiplen Myelom auch vermehrt Infektionen, die auf eine Beeinträchtigung der zellulären Immunitätslage hinweisen, gefunden. In diesem Zusammenhang sind vor allem Herpes zoster und Pilzinfekte zu erwähnen, während die Bedeutung von Pneumocystis carinii-Infektionen beim multiplen Myelom noch nicht genau abgeschätzt werden kann.

Die erhöhte Infektionsanfälligkeit ist vorwiegend auf den humoralen Immundefekt zurückzuführen. Möglicherweise tragen jedoch die reduzierte Komplementnebenschluß-Aktivität [435] und die damit vielleicht sogar verbundene herabgesetzte Opsonisierungsfähigkeit von Patientenseren [150] sowie andere in diesem Kapitel diskutierte Mechanismen zur Abwehrschwäche bei. Die Verminderung der polyklonalen Immunglobulinkonzentration ist bei einem Großteil der Patienten mit multiplem Myelom – in unserem Patientengut bei 83% – schon bei Diagnosestellung zu beobachten und betrifft alle nicht mit dem Paraprotein identischen Immunglobulinklassen und Subklassen [51, 128, 547, 585, 681, 855]. Sie bildet sich während therapieinduzierter Remissionsphasen wieder zurück, tritt aber bei neuerlicher Tumorprogression wieder auf [22].

Der humorale Immundefekt läßt sich durch die Untersuchung der Antikörpertiter gegen „natürliche Antigene" sowie durch die Beurteilung der Antikörperproduktion nach Vaccination mit verschiedenen Testantigenen dokumentieren. In mehreren Studien wurden bei Patienten mit multiplem Myelom verminderte Antikörpertiter oder gänzlich fehlende Antikörperproduktion gegen „natürliche Antigene" wie Typhus, Diphtherie, Mumps, Pneumococcen, Brucella abortus, Streptococcus pyogenes, Staphylococcus aureus sowie gegen die Neoantigene Keyhole limpet-Hämocyanin und pX-174 gefunden [171, 191, 240, 280, 315, 471, 762].

Wir konnten in eigenen Untersuchungen nur bei 45 (51%) bzw. 11 (13%) von 88 Patienten signifikante Antikörpertiter ($>1:16$) gegen E.coli bzw. Proteus OX 19 ($>1:16$) finden, während solche Titerwerte bei 54 (79%) bzw. 50 (74%) der 68 Kontrollpersonen beobachtet wurden (Tabelle 16). Die klinische Relevanz dieser Ergebnisse geht aus Angaben von Fahey und Ma. [240] hervor, die bei den Patienten mit der am stärksten eingeschränkten Antikörperproduktion die größte Infektionsanfälligkeit festgestellt haben.

Waldmann und Strober konnten in detaillierten metabolischen in vitro Studien mit radioaktiv markierten Immunglobulinen eine reduzierte Immunglobulinsynthese als wesentlichste Ursache für die Verminderung der polyklonalen Immunglobulinkonzentration verantwortlich machen [857]. Obwohl der Katabolismus von Immunglobulinen bei Hypergammaglobulinämien erhöht ist, dürfte dieser Mechanismus beim multiplen Myelom nur wenig zur Reduktion der polyklonalen Immunglobulinkonzentration beitragen. Bei hypogammaglobulinämischen Patienten werden pro Tag 2% und bei Normalpersonen 8% des intravaskulären IgG katabolisiert. Diese Abbaurate steigt zwar mit zunehmender Serum-

**Tabelle 16.** Agglutinine gegen E. coli und Proteus OX 19. Signifikante Verminderung der Agglutinintiter bei Patienten mit multiplem Myelom (p < 0,001, bzw. p < 0,001)

|  | Proteus OX 19 | | E. coli | |
|---|---|---|---|---|
| Antikörpertiter | < 1:16 | ≥ 1:16 | ≤ 1:16 | > 1:16 |
| Patienten | | | | |
| n = 88 | 77 (88%) | 11 (13%) ⎫ | 43 (49%) | 45 (51%) ⎫ |
| Kontrollen | | ⎬ a | | ⎬ b |
| n = 68 | 18 (26%) | 50 (74%) ⎭ | 14 (21%) | 54 (79%) ⎭ |

a $p < 1 \times 10^{-7}$;   b $p < 1 \times 10^{-3}$

konzentration kontinuierlich an und liegt z. B. bei IgG-Paraproteinämien mit M-Komponenten von mehr als 3 g/100 ml bei etwa 16–18%, sie dürfte aber für jede Immunglobulinklasse spezifisch sein. Bei IgG-Myelomen dürften daher nur die Nichtparaproteine der übrigen IgG Subklassen von dem erhöhten Katabolismus mitbetroffen sein, nicht aber die Antikörper anderer Immunglobulinklassen [115]. Die beim multiplen Myelom bekannte Expansion des Plasmavolumens dürfte für die Verminderung der polyklonalen Immunglobuline ebenfalls von untergeordneter Bedeutung sein [15]. Die Reduktion der normalen Immunglobulinfraktion dürfte auch nicht als Versuch des Organismus, der durch die Paraproteinämie bedingten Hypergammaglobulimämie kompensatorisch entgegenzuwirken, aufzufassen sein, denn ausgeprägte Verminderungen der polyklonalen Immunglobulinsynthese werden auch bei Patienten mit nicht-sezernierendem Myelom gefunden.

Die reduzierte Produktion polyklonaler Immunglobuline dürfte vielmehr auf eine gestörte Immunregulation im Sinne einer erhöhten Aktivität von Suppressorzellen zurückgeführt werden können. Dies wurde erstmals von Broder und Ma. [114] anhand von Untersuchungen über die in vitro durch Pokeweed Mitogen induzierte Immunglobulinsynthese gezeigt. Mononukleäre Zellen von Patienten mit multiplem Myelom haben bei Kokultivierung mit B-Lymphozyten normaler Spender die Immunglobulinproduktionsrate der normalen B-Lymphozyten deutlich supprimiert. Wenig später wurden diese Beobachtungen von Knapp und Baumgartner [419] und Paglieroni und Ma. [629] bestätigt. Diese beiden Arbeitsgruppen konnten darüber hinaus die Suppressorzellwirkung in vitro durch Eliminierung bestimmter Zellpopulationen ausschalten. Als supprimierende Zellpopulation wurden zuerst ausschließlich Monozyten identifiziert [114, 419]. Später wurden von Paglieroni und Ma. [630] neben Monozyten auch andere Zellpopulationen für die Suppression verantwortlich gemacht. Dabei soll es sich ebenfalls um mononukleäre Zellen, die aber mit Anti-D beladenen Rh-positiven Erythrozyten rosettieren (EA-RFC), weder B- noch T-Lymphozyteneigenschaften aufweisen und nicht phagozytieren können, handeln. Dieser Zelltyp wird als Effektorzelle bei der antikörperabhängigen zellulären Zytotoxizität und bei der zellulären Zytotoxizität betrachtet und derzeit als „dritte" lymphatische Zellpopulation bezeichnet. Nach Ansicht von Paglieroni und MacKenzie [630] sind diese Zellen mehr noch als Monozyten für die Suppression der Immunglobulinsynthese verantwortlich. In Bezug auf diese Ergebnisse dürften auch unsere Untersuchungen über Lymphozyten-Subpopulationen beim multiplen Myelom von Interesse sein. Im Rahmen dieser Studie konnten wir eine signifikante Verschiebung bestimmter Subpopulationen finden (siehe Abschnitt „Lymphozytensubpopulationen"). Der Anteil von OKT8-positiven „Suppressor/Cytotoxic" T-Zellen war signifikant erhöht und der Prozentsatz von OKT4-positiven „Helper/Inducer» T-Zellen signifikant reduziert, was auf eine starke Verschiebung in der Verteilung der Lymphozytensubpopulationen hinweist.

In tierexperimentellen Studien wurde ebenfalls die gestörte Immunregulation beim multiplen Myelom untersucht. Auch hier wurde eine erhöhte Suppressorzellaktivität für die reduzierte Syntheserate von Nichtparaproteinimmunglobulinen verantwortlich gemacht [424, 434] und als supprimierender Zelltyp wieder Monozyten identifiziert. Kennard und Ma. [406] haben ihre tierexperimentellen Untersuchungen mit einem komplexen Ergebnis abgeschlossen. Demnach produzieren Myelomzellen einen Faktor (Plasmacytoma Factor, Molekulargewicht 30000 Dalton), der normale Peritonealmakrophagen zur Synthese eines immunsupprimierenden Moleküls (Plasmacytoma-Induced Macrophage Substance PIMS, Molekulargewicht 6000 bis 8000 Dalton) anregt. Dieser PIMS supprimiert in vitro die Aktivität normaler Milzzellen [407]. Diese Beobachtungen weisen auf immunregulatorische Fähigkeiten maligner Plasmazellen hin und konnten in der Zwischenzeit von Katzmann [402] bestätigt werden. Bei dem PIMS-Faktor könnte es sich auch um eine Komponente der physiologischen Immunregulationsmechanismen handeln, da auch normale Makrophagen qualitativ ähnliche, quantitativ aber weit schwächere, immunsuppressive Eigenschaften wie die Monozyten beim multiplen Myelom aufweisen [419].

Bhoopalam und Ma. [90] haben 1972 eine interessante Theorie aufgestellt. Nach ihren Überlegungen sollen die Myelomzellen infektiöse RNA freisetzen. Diese infektiöse RNA soll normale B-Lymphozyten in B-Zellen des Tumorklons umwandeln und die transformierten Zellen zur Produktion des tumorspezifischen Paraproteins veranlassen. Die B-Zellen könnten daher ihren ursprünglichen Aufgaben im Rahmen der humoralen Immunantwort nicht mehr nachkommen. Dadurch würde sich auch die Reduktion der normalen membranimmunglobulinpositiven B-Lymphozyten, der Anstieg der paraproteinidiotypenpositiven Lymphozyten sowie der humorale Immunmangel erklären [89, 403]. Da aber bis heute keiner anderen Arbeitsgruppe eine immunologische Konversion normaler B-Lymphozyten mittels RNA-Fragmenten gelungen ist, muß diese Theorie mit äußerster Zurückhaltung betrachtet werden.

*Lymphozytensubpopulationen*

Die Verteilung der Lymphozytensubpopulationen beim multiplen Myelom wurde in mehreren Studien untersucht [386, 651, 739, 873]. Die Ergebnisse waren allerdings nicht immer einheitlich. Obwohl der größte Teil der Studien eine Vermehrung membranimmunglobulinpositiver (B) Lymphozyten, die jedoch fast immer nur bei einem Teil der Patienten gefunden wurde, gezeigt hat [2, 562, 735, 755], haben andere Autoren normale [420] oder verminderte [209] Prozentsätze von B-Lymphozyten festgestellt. Wir haben bei 21 Patienten mit multiplem Myelom die Lymphozytensubpopulationen zum Teil mit monoklonalen Antikörpern klassifiziert und außerdem bisher kaum beachtete Parameter, wie Gesamtlymphozyten- und Monozytenzahl untersucht. Dabei fand sich bei den Patienten eine signifikante Reduktion der absoluten Lymphozytenwerte, während der Anteil unspezifischer Esterase-positiver Monozyten bei Patienten und Kontrollpersonen gleich war. Die E-rosettierenden T-Lymphozyten waren ebenso wie die mittels OKT3 Antikörper bestimmten T-Lymphozytenpopulationen signifikant vermindert (Tabelle 17). Der auffallendste Befund betraf die T-Lymphozytensubpopulationen, die eine signifikante Reduktion von OKT4-positiven „Helper/Inducer" T-Zellen und eine signifikante Vermehrung von OKT8-positiven „Suppressor/Cytotoxic" T-Lymphozyten erkennen ließ. Der Quotient aus „Helper"/„Suppressor" Zellpopulationen war somit beim multiplen Myelom signifikant in Richtung eines erhöhten T-Suppressorzellanteils verschoben. In Übereinstimmung mit unseren Befunden haben Pezutto und Ma. [652] bei 13 Patienten mit multiplem Myelom eine signifikante Vermehrung von T-gamma-Lymphozyten, die früher den OKT8-positiven Zellen gleichgestellt wurden, beobachtet. Hoover und Ma. [341] fanden bei 4 Patienten mit IgG Myelom eine deutliche Vermehrung von IgG-Rezeptor-positiven T-Lymphozyten (T-gamma-Zellen) und bei 2 Fällen mit IgA Myelom T Lymphozyten mit IgA-$F_c$ Rezeptoren (T-alpha-Zellen). Die beim multiplen Myelom erhöhte Suppressorzellaktivität, die bisher fast ausschließlich auf nicht-lymphoide monozytäre Zellpopulationen zurückgeführt wurde, geht so-

Tabelle 17. Lymphozyten, Lymphozytensubpopulationen und Monozyten beim multiplen Myelom. Signifikante Verminderung der absoluten Lymphozytenzahl, des Anteils E-rosettierender T-Lymphozyten, OKT3-positiver T-Lymphozyten, OKT4-positiver „Helper/Inducer" T-Lymphozyten und signifikante Vermehrung von OKT8-positiven „Suppressor/Cytotoxic" T-Lymphozyten beim multiplen Myelom. Das Verhalten der unspezifischen Esterase-positiven Monozyten und OKM1-positiven mononukleären Elemente war unauffällig

| Antigen | Patienten (n = 21) | | Kontrollen (n = 22) | | p |
|---|---|---|---|---|---|
| | Median | (Bereich) | Median | (Bereich) | |
| | Lymphozyten/µl | | Lymphozyten/µl | | |
| | 1476 | (736–3124) | 2172 | (1342–4674) | < 0,001 |
| | % lymphoide Zellen | | % lymphoide Zellen | | |
| E-Rosetten | 63 | (37–86) | 76 | (60–80) | < 0,05 |
| Membran Immunglobulin-positiv | 10 | (2–37) | 12 | (4–80) | n.s. |
| OKT 3 | 62 | (16–80) | 72 | (58–82) | < 0,02 |
| OKT 4 | 38 | (23–50) | 58 | (30–70) | $< 1 \times 10^{-9}$ |
| OKT 8 | 35 | (18–52) | 23 | (12–47) | < 0,005 |
| OKT 4 / OKT 8 | 1,07 | (0,44–2,27) | 2,33 | (1,10–5,83) | $< 1 \times 10^{-7}$ |
| | Monozyten/µl | | Monozyten/µl | | |
| Diff. Blut Bild/µl | 110 | (29–410) | 148 | (82–392) | n.s. |
| OKM 1 | 24 | (7–60) | 24 | (5–40) | n.s. |

mit auch mit einer signifikanten Vermehrung phänotypisch lymphoider T-Suppressorzellen einher.

Der erstmals von Lindström [494] geführte Nachweis des Paraproteinidiotyps auf zirkulierenden B-Lymphozyten stellt einen wesentlichen Beitrag zum Verständnis der klonalen Expansion des malignen Plasmazellklons dar [862]. Diese Beobachtung wurde später von anderen Autoren bestätigt [91, 337, 600] und auf Prä-B-Zellen, die intrazytoplasmatisch Immunglobuline mit tumorspezifischem Idiotyp erkennen ließen, erweitert [442, 834]. Die Zurückverfolgung des Paraproteinidiotyps auf B-Lymphozytenvorstufen stellt die Basis für das Konzept einer beim multiplen Myelom frühzeitig in der Lymphozytendifferenzierung erfolgenden malignen Transformation dar, wobei das onkogene Ereignis spätestens auf Prä-B-Zellebene, wenn nicht sogar früher erfolgen dürfte (s. Kapitel 5).

*Anti-Immunglobuline und zirkulierende Immunkomplexe*

Die Arbeitsgruppe von Deicher hat frühere Berichte anderer Autoren [1, 495] bestätigt und bei Patienten mit multiplem Myelom häufiger als bei Kontrollpersonen Anti-Immunglobuline gefunden [738]. Die pathophysiologische Bedeutung dieser Anti-Immunglobuline ist weitgehend unklar, ihr Auftreten läßt aber die Bildung zirkulierender Immunkomplexe vermuten. Wir sind daher dieser Frage nachgegangen und haben gemeinsam mit Doz. G. Tappeiner Seren von Patienten mit multiplem Myelom mittels C1q-Bindungsassays auf Vorliegen zirkulierender Immunkomplexe untersucht. In dieser Studie konnten wir bei 7 (18%) von 39 Patienten, jedoch nur bei einem (3,3%) von 30 altersentsprechenden Kontrollpersonen erhöhte C1q-Bindungsaktivität feststellen (Abb. 46), sodaß bei etwa ⅓ der Patienten Hinweise auf zirkulierende Immunkomplexe vorliegen. Die Verteilung der erhöhten C1q-Bindungsaktivität war deutlich zugunsten der fortgeschrittenen Krankheitsstadien (Stadium II und III) verschoben. Klein und Ma. [416] haben mit derselben Technik sowie mit einer biologischen Methode, bei der die Aufnahme von Immunaggregaten in Granulozyten untersucht wird, zirkulierende Immumkomplexe in paraproteinämischen Seren nachgewiesen. Allerdings läßt sich die Häufigkeit positiver Befunde beim multiplen Myelom aus deren Angaben nicht ableiten, da „benigne" und „maligne" Plasmazelldyskrasien gemeinsam ausgewertet wurden.

*Zelluläre Immunität*

Die zelluläre Immunreaktivität ist beim multiplen Myelom nicht so häufig und so massiv beeinträchtigt wie das humorale Immunsystem. Bei einem Teil der Patienten läßt sich sogar eine normale zelluläre Immunreaktion beobachten, während bei anderen, insbesondere bei unter zytostatischer Therapie stehenden Patienten bestimmte Partialfunktionen der zellulären Immunreaktivität beeinträchtigt sein können.

In früheren Untersuchungen wurde vor allem die verzögerte Überempfindlichkeitsreaktion (DTH) als in vivo Funktionsparameter der zellulären Immunität

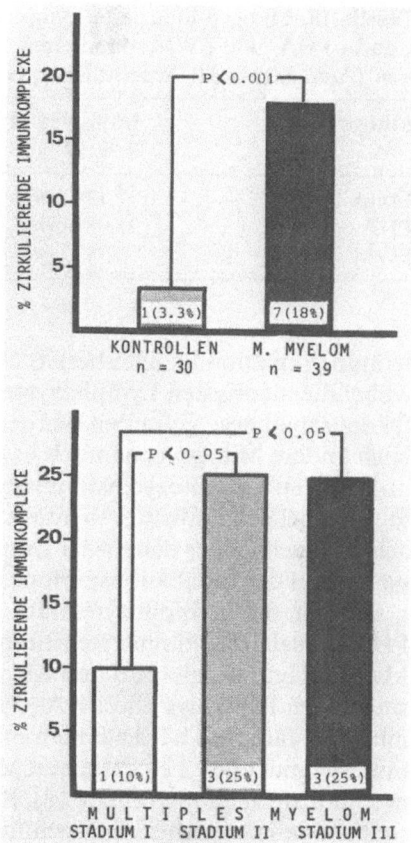

**Abb. 46.** Zirkulierende Immunkomplexe. 18% der Patienten, jedoch nur 3,3% der Kontrollpersonen wiesen zirkulierende Immunkomplexe auf ($p < 0,001$). Positive Befunde wurden häufiger bei Patienten im fortgeschrittenen Krankheitsstadium (Stadium II u. III) als bei jenen im Stadium I erhoben

herangezogen. Sowohl Glenchur und Ma. [280] als auch Good und Ma. [292] fanden bei noch in gutem klinischen Zustand befindlichen Patienten normale DTH-Reaktionen. Ähnlich fanden Cone und Uhr [171] im Rahmen einer Austestung mit 8 verschiedenen DTH-Testantigenen bei jedem getesteten Patienten mindestens eine positive DTH-Reaktion. Die Hälfte der Patienten konnte jedoch nicht mit DNCB (2,4-Dinitro-1-Flourbenzol), das bei fast allen Kontrollpersonen zu einer eindeutigen DTH führt, sensibilisiert werden, was auf eine verminderte Fähigkeit zur zellulären Primärantwort hinweist. Darüber hinaus hat Osserman [615] bei einem Patienten mit chronisch-rezidivierenden Pneumonien eine deutlich verminderte Abstoßungreaktion gegenüber einem allogenen Hauttransplantat beobachtet, was ebenfalls als Ausdruck einer verminderten zellulären Immunreaktivität aufzufassen sein dürfte.

Die in vitro Funktionsparameter der zellulären Immunität, die bevorzugt anhand mitogen-induzierter Lymphozytentransformation sowie gemischter Lymphozytenkulturen überprüft wurden, zeigten bei den meisten Patienten mit multiplem Myelom verminderte Aktivitäten. So wurde eine im Durchschnitt auf 17% der Normalwerte herabgesetzte Phythämagglutinin (PHA)-induzierte Lymphozy-

**Tabelle 18.** Mitogen-induzierte Lymphozytentransformation. Signifikante Reduktion der ConA-, PHA- und PWM-stimulierten Lymphozytentransformation beim multiplen Myelom. (Aus Ludwig, H., Schernthaner, G. und Knapp, W., Acta Med. Austriaca, 1979)

| Mitogen | Multiples Myelom n = 19 | Kontrollpersonen n = 21 | p |
|---|---|---|---|
| ConA | 7,139 cpm | 32,758 cpm | < 0,001 |
| PHA | 28,986 cpm | 64,171 cpm | < 0,001 |
| PWM | 8,787 cpm | 23,897 cpm | < 0,005 |

tentransformation in einer bereits 1969 veröffentlichten Studie beschrieben [725], wobei die niedrigsten Lymphozytenstimulationsindizes bei den Patienten mit Infektionsanamnese gefunden wurden. Später wurden von Douglas und Ma. [218] auch andere Mitogene, nämlich Concanavalin A (ConA) und Pokeweed (PWM) in 3-tägigen Lymphozytenstimulationenskulturen eingesetzt und mit diesen Mitogenen bei den Patienten ebenfalls deutlich reduzierte Stimulationsindizes beobachtet. Nach länger dauernder Inkubation kam es aber bei einigen der Patienten im Verlauf der Inkubationsperiode doch noch zu einem – wenn auch verspäteten – Anstieg der Lymphozytentransformation auf normale Werte. Verminderte PHA-induzierte Lymphozytenstimulationsindizes wurden auch von Campell und Ma. [131] und Gasperotto und Ma. [268] beschrieben. In unseren eigenen Untersuchungen haben wir die PHA-, ConA- und PWM-induzierte Lymphozytenstimulationsfähigkeit bei Patienten mit multiplem Myelom untersucht [510]. Dabei fand sich mit allen 3 eingesetzten Mitogenen eine signifikant reduzierte Lymphozytentransformation (Tabelle 18). Korrelationsanalysen haben jedoch keinen Zusammenhang zwischen mitogeninduzierter Lymphozytenproliferation und Tumormasse bzw. Tumorstadien aufgezeigt. In weiteren Untersuchungen wurde der Einfluß von Patientenseren auf die mitogenstimulierte Proliferation von normalen Lymphozyten analysiert. Sera von Patienten mit multiplem Myelom hatten keinen Einfluß auf die Proliferationsrate von Kontrollymphozyten, sodaß die reduzierte mitogeninduzierte Lymphozytentransformation bei den Patienten auf lymphozyteninhärente Veränderungen zurückzuführen sein dürfte. Ähnliche Schlußfolgerungen wurden bereits früher von Douglas und Ma. [218] gezogen. Die mitogenstimulierte Proliferationsrate war allerdings nicht in allen Untersuchungen eindeutig reduziert. Ziegler und Ma. [907] fanden nur bei 3 von 23 Patienten reduzierte PHA-Transformationsraten und Paglieroni und Ma. [171] konnten bei zytostatisch behandelten Patienten nur mit PWM verminderte Lymphozytentransformationsraten beobachten. Diese Autoren fanden ähnlich wie Sewell [758] reduzierte in vitro Lymphozytentransformationsraten nach Stimulation mit Antigenen. Interessant war darüber hinaus die Beobachtung, daß Patientenlymphozyten die antigenstimulierte Transformation von Kontrollymphozyten supprimieren konnten. Die Patientenlymphozyten zeigten als „Responder"-Zellen in der gemischten Lymphozytenkultur (MLC) weitgehend normale Reaktivität, haben aber, wenn sie als Stimulatorzellen im selben Testsystem eingesetzt wurden, zu einer deutlich schlechteren Stimulation allogener Responderzellen geführt.

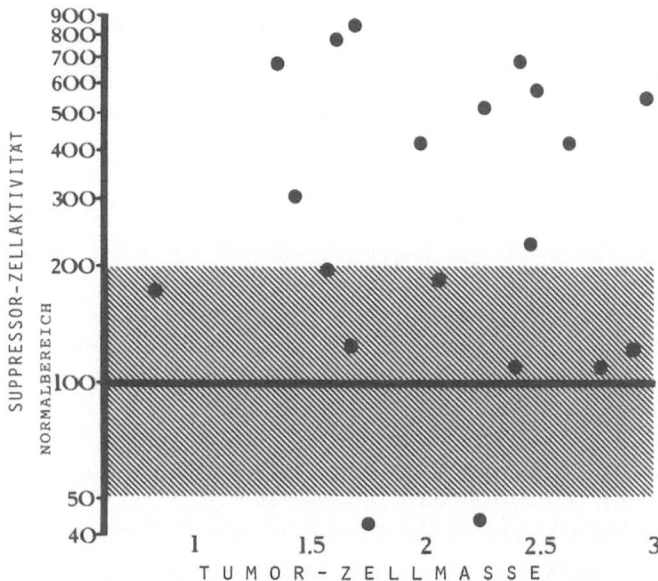

**Abb.47.** ConA-induzierte Suppressorzellaktivität und Tumorzellmasse. Bei 11 (45%) von 20 Patienten wurde eine pathologisch erhöhte ConA-induzierte Suppressorzellaktivität, die keinen Zusammenhang mit der Tumorzellmasse erkennen ließ, beobachtet. (Aus Ludwig, H., Schernthaner, G. und Knapp, W., Acta med. Austriaca, 1978)

Von Georg und Cohen [269] wurde ebenso wie von Ozer und Ma. [627] eine verminderte Ausdifferenzierung in Immunglobulin-produzierende Plasmazellen nach PWM Stimulation beobachtet, und Mellstedt und Ma. [563] haben bei behandelten Patienten mit multiplem Myelom eine verminderte antikörperabhängige zelluläre Zytotoxität (ADCC) gegen Chang-Zellen und Hühnererythrozyten sowie eine reduzierte PWM-Reaktivität beschrieben. Unsere Untersuchungen über die ConA-induzierte Suppressorzellfunktion ergaben bei 11 von 20 (45%) der Patienten mit multiplem Myelom pathologisch erhöhte Werte (Abb.47). Zwischen Suppressorzellaktivität und Konzentration der polyklonalen IgM-Immunglobuline wurde eine signifikante negative Korrelation beobachtet, was auf einen Zusammenhang zwischen ConA-induzierter Suppressorzellfunktion und IgM-Antikörperproduktion hinweisen könnte. Eine Bestätigung ist allerdings an größeren Fallzahlen erforderlich.

Eine zusammenfassende Stellungnahme zur zellulären Immunreaktivität bei Patienten mit multiplem Myelom läßt sich gegenwärtig, da die Ergebnisse der zitierten Untersuchungen nicht immer vergleichbar sind, nur mit Einschränkung abgeben. So dürften in den verschiedenen Studien relativ heterogene Patientenkollektive, insbesondere in Bezug auf deren Alter, Krankheitsstadium, Krankheitsdauer, zytostatische Behandlung und Cortisontherapie ausgewertet worden sein. Darüber hinaus sind die von den verschiedenen Autoren verwendeten Testsysteme sicherlich nicht immer vergleichbar, was zum Teil ebenfalls für die diskrepanten Ergebnisse verantwortlich sein könnte. In der Mehrzahl der Studien ist allerdings eine Verminderung der zellulären Immunreaktivität zum Ausdruck gekommen.

*Granulozyten-Monozyten Funktion*

Dem Granulozyten-Monozytensystem kommt neben den Effektorzellen der humoralen und zellulären Immunität bei der Infektionsabwehr ebenfalls eine wesentliche Rolle zu. Granulozyten/Monozyten müssen zur Bewältigung ihrer Aufgaben vor allem 3 wesentliche Funktionen erfüllen: Sie müssen eine normale Migrationsfähigkeit, eine normale Phagozytoseaktivität sowie eine normale intrazelluläre Abtötungsfähigkeit aufweisen. Diese Partialfunktionen der Granulozyten/ Monozytenpopulation sind beim multiplen Myelom zum Teil beeinträchtigt. Ziegler und Ma. [907] fanden in Untersuchungen mit dem Hautfenstertest bei 15 von 20 Patienten eine signifikant reduzierte Leukozytenwanderungsaktivität. Penny und Galton [644] beobachteten bei 9 von 10 Patienten und Spitler und Ma. [796] bei 16 von 26 Patienten eine verminderte Leukozytenadhäsionsfähigkeit an Glaskügelchen bzw. an Nylonwatte. In beiden Fällen konnte der Defekt mit Normalplasma korrigiert werden, während die Inkubation normaler Leukozyten mit Patientenplasma zu einer deutlichen Hemmung der Phagozytosefähigkeit führte [644]. In einer Studie von McGregor und Ma. [543] wurde ebenfalls eine verminderte Granulozytenadhärenz an Nylonfilter bei 41% der Patienten mit multiplem Myelom beobachtet. Dieser Defekt konnte durch extensives Waschen der Granulozyten und Inkubation in Kontrollplasma ebenfalls behoben werden. In dieser Untersuchung war die reduzierte Granulozytenaktivität nur bei Patienten mit IgG-, IgM- und Leichtkettenparaproteinen, nicht aber bei solchen mit IgA-Paraproteinen nachweisbar, wobei die Reduktion der Granulozytenadhärenzfähigkeit bei Patienten mit weit fortgeschrittenem Krankheitsverlauf sowie bei jenen mit Bence-Jones-Proteinurie am stärksten ausgeprägt war.

Wir haben im Rahmen unserer Arbeitsgruppe sowohl die durch Kasein als auch die durch Zymosan-aktiviertes Serum stimulierte in vitro Wanderungsfähigkeit von Leukozyten beim multiplen Myelom untersucht [908]. Kasein wirkt bekanntlich direkt chemotaktisch, während im Zymosan-behandelten Serum Komplementkomponenten mit chemotaktischer Wirkung aktiviert und so als chemoattraktive Substanzen wirksam werden. Die mit Zymosan-aktivierten Sera stimulierte Leukozytenwanderung war bei den Patienten signifikant erniedrigt, während die Kasein-stimulierte Leukozytenwanderungsfähigkeit nicht wesentlich vom Normalbereich abwich (Abb. 48). Mögliche Erklärungen für diese Beobachtung könnten in defekten, zahlenmäßig verminderten oder z. B. durch Paraproteine blockierten Granulozytenrezeptoren für chemotaktische Komplementkomponenten liegen. In diesem Zusammenhang sind die Ergebnisse von van Epps und Williams [837] interessant, die eine deutliche Hemmung der Leukozytenchemotaxis durch IgA-Polymere aufgezeigt haben. In unseren Untersuchungen führten jedoch die meisten Paraproteinämie-Seren unabhängig von deren Immunglobulinklasse zu einer signifikanten Hemmung der Leukozytenchemotaxis (Abb. 49). Indiveri und Ma. [357] haben ebenfalls bei einem Teil der Patienten mit multiplem Myelom Faktoren indifizieren können, die zu einer deutlichen Inhibition

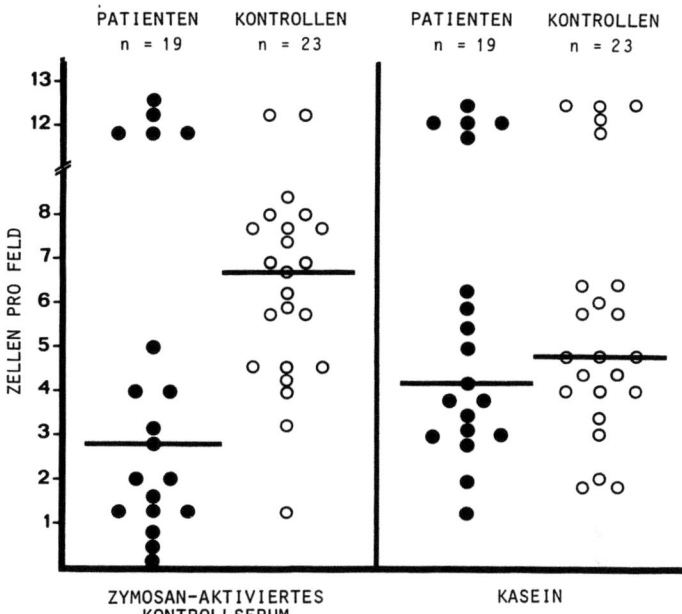

**Abb. 48.** Leukozytenlokomotion. Die Leukozytenchemotaxis gegenüber Zymosan-aktiviertem Kontrollserum als chemoattraktiver Substanz war bei Patienten signifikant im Vergleich zu Kontrollpersonen ($p < 0,05$) vermindert, während die Kasein-induzierte chemotaktische Aktivität bei beiden Probandengruppen vergleichbar war. (Aus Zielinski, Ch., Lanzer, G. und Ludwig, H., J. Clin. Lab. Immunol., 1982)

der Migration normaler Leukozyten geführt haben. Neben dem negativen Einfluß von Patientenseren auf die Leukozytenwanderungsfähigkeit dürften die Patientenseren auch die Phagozytoseaktivität deutlich beeinträchtigen. So hat Ingram [358] bei allen 6 Myelompatienten mit hohen Serum-Paraproteinkonzentrationen, nicht aber bei den 3 Patienten ohne Hyperproteinämie, eine deutliche Reduktion der Phagozytoseaktivität beobachtet.

Beim multiplen Myelom dürfte aber auch noch die dritte wichtige Partialfunktion des Granulozyten-Monozytensytems, nämlich die intrazelluläre Abtötungsfähigkeit reduziert sein. Karle und Ma. [398] fanden in den Granulozyten von Myelompatienten signifikant verminderte intrazelluläre Lysozymkonzentrationen, die sich nach erzielter Remission allerdings wieder normalisierten. Außerdem wurde eine negative Korrelation zwischen Lysozymkonzentration einerseits und Krankheitsdauer bzw. Prozentsatz Plasmazellen im Knochenmark oder Krankheitsaktivität andererseits gefunden.

### Niere

Nierenfunktionsstörungen stellen beim multiplen Myelom eine häufige und nicht selten bedrohliche Organkomplikation dar. Sie entwickeln sich meist schleichend über mehrere Monate bis wenige Jahre und sind nach Infektionen als zweithäu-

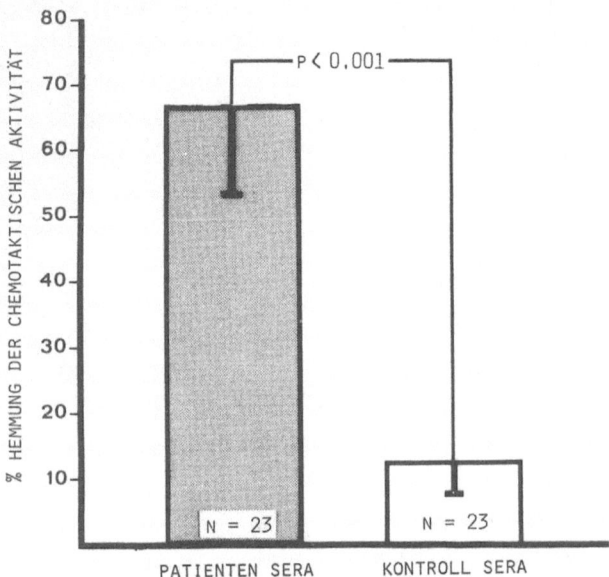

**Abb. 49.** Hemmung der chemotaktischen Aktivität durch Seren von Patienten mit multiplem Myelom. Die Kasein-induzierte Lokomotion von Kontrolleukozyten wurde durch Vorinkubation der Leukozyten mit Patientenseren um 66,6 ± 5,1% gehemmt, während nach Vorinkubation mit Kontrollseren nur eine Inhibition von 12,4 ± 3,7% (p < 0,001) zu beobachten war. (Aus Zielinski, Ch., Lanzer, G. und Ludwig, H., J. Clin. Lab. Immunol., 1982)

figste Todesursache anzusehen [200]. Die Häufigkeit von Nierenfunktionseinschränkungen wird von verschiedenen Arbeitsgruppen mit 19%–86% angegeben [200], wobei rund 30% der Patienten der Mayo Clinic [447] Serum-Kreatininwerte über 2 mg/100 ml und 20% der Fälle von Osserman [615] BUN-Konzentrationen über 50 mg/100 ml aufwiesen. Wir fanden zum Diagnosezeitpunkt bei 19% der Patienten erhöhte Serum-Kreatininwerte und bei 33% stark eingeschränkte Kreatinin-Clearenceraten. Für die divergierenden Ergebnisse dürften unterschiedliche Patientenkollektive, Diagnosekriterien und Therapiemaßnahmen und insbesondere unterschiedliche Untersuchungszeitpunkte im Krankheitsverlauf verantwortlich sein. Im Endstadium der Erkrankung wiesen 74% unserer Patienten stark reduzierte Kreatinin-Clearenceraten auf.

Die Klinik der Nierenfunktionseinschränkung beim multiplen Myelom zeigt ein buntes Bild. Im Vordergrund steht die Proteinurie mit mehr oder weniger ausgeprägter Retention harnpflichtiger Substanzen. Als weitere Komplikationen werden öfters Ödeme und gelegentlich auch hypertone Regulationsstörungen beobachtet. Akut auftretende Nierenversagen sind relativ selten, stellen aber gelegentlich das initiale Symptom eines multiplen Myeloms dar.

Die Ursachen für die myelombedingten Nierenfunktionsstörungen sind komplex und teilweise noch nicht restlos geklärt. In erster Linie dürften freie Leichtketten, gefolgt von Dehydratation und Hyperkalzämie für die Funktionseinschränkung verantwortlich sein. Weniger häufige und weniger schwerwiegende pathogene Faktoren stellen plasmazelluläre Infiltrationen, Pyelonephritis, Amyloidose und Hyperurikämie dar.

Normalerweise werden selbst bei gesunden Individuen leichte Ketten in geringem Überschuß von Plasmazellen produziert und sezerniert. Aus dem Serum werden sie rasch durch glomeruläre Filtration eliminiert und danach aus dem Primärharn von den Epithelzellen der proximalen Tubuli resorbiert und degradiert. Nach Schätzungen von Waldmann und Ma. [858] werden 5 mg Leichtketten pro kg Körpergewicht und Tag bei Normalpersonen filtriert und größtenteils degradiert. Nur ein kleiner Teil, nämlich etwa 0,04 mg/kg Körpergewicht wird täglich im Urin ausgeschieden. Im Gegensatz zu Leichtketten können komplette Immunglobulinmoleküle oder $F_{ab}$- bzw. $F_c$-Fragmente – auch wenn sie die glomeruläre Barriere überwunden haben – nicht oder fast nicht von den Tubulusepithelzellen resorbiert werden. Daher dürfte es bei derartigen Proteinurien nicht zu tubulären Schädigungen kommen. Diese Überlegungen wurden von Wochner und Ma. [882] in tierexperimentellen Studien bestätigt. Nach intravenöser Injektion verschiedener isolierter Leichtketten nahm die Leichtketten-Serumkonzentration innerhalb von 0,8–1,6 Stunden auf 50% des Ausgangswertes ab. Bei langdauernder Leichtkettenproteinurie kommt es jedoch zur zunehmenden Atrophie der Tubulusepithelzellen, sodaß letztlich der Anteil der rückresorbierten und in den Epithelzellen katabolisierten Leichtketten abnimmt, während jener der im Urin ausgeschiedenen Leichtketten ansteigt.

Bei Patienten mit Leichtkettenmyelom oder bei einem größeren Anteil freier Leichtketten werden täglich große Mengen von Leichtketten glomerulär filtriert und bis zu einem gewissen Grad tubulär rückresorbiert. Die tubuläre Rückresorptions- und Abbaurate dürfte nach Ansicht mehrerer Autoren [163, 250] stark von der Nephrotoxizität individueller Leichtkettenproteine abhängen, wobei kappa-Ketten mit einem Molekulargewicht von 22000 seltener nephrotoxische und lambda-Ketten, die oft in Form von Polymeren mit einem Molekulargewicht von 44000–92000 Dalton vorliegen, häufiger nephrotoxische Eigenschaften aufweisen [163]. Neben der unterschiedlichen Aggregationstendenz der Leichtketten [250] wurde deren verschiedene elektrische Ladung für die unterschiedlichen nephrotoxischen Eigenschaften verantwortlich gemacht. Hill und Ma. [328] fanden bei 18 Patienten enge Korrelationen zwischen elektrophoretischer Wanderungsgeschwindigkeit und Nierenfunktionseinschränkung und Clyne und Ma. [163] wiesen auf den Zusammenhang zwischen hohem isoelektrischem Punkt individueller Leichtketten-Paraproteine und Nierenfunktionseinschränkungen hin.

Wahrscheinlich werden Leichtketten durch Pinozytose von den Tubulusepithelzellen aufgenommen. Unklar ist aber weiterhin, welcher Mechanismus auf zellulärer Ebene für die Nephrotoxizität verantwortlich ist. Einige Autoren machen eine erhöhte Freisetzung lysosomaler Enzyme für die Zellschädigung verantwortlich [200], wobei dieses Postulat einer direkt nephrotoxischen Eigenschaft bestimmter Leichtketten durch neue Untersuchungsergebnisse unterstützt wird. In diesen Studien konnte durch in vitro-Inkubation von Nierengewebe mit Bence-Jones-Proteinen eine deutliche Inhibition einer Reihe wichtiger tubulärer Funktionen, wie z.B. Paraamino-Hippursäure (PAH)-Transport, Glukoneogenese, Ammoniumproduktion und Transport organischer Substanzen beobachtet werden [676]. Patienten mit lambda-Bence-Jones-Proteinurie dürften, wie aus Beobachtungen an verschiedenen Patientenkollektiven [21, 163, 174, 692] hervorgeht, wahrscheinlich etwas häufiger als Patienten mit kappa-Leichtkettenproteinurie an Nierenfunktionsstörungen leiden. Diese Ansicht wird jedoch nicht von allen Autoren geteilt [447].

Ein weiterer Hinweis für die unterschiedliche Nephrotoxizität verschiedener Bence-Jones-Proteine läßt sich aus mehreren Untersuchungen [222, 361, 889] sowie aus langjährigen Verlaufsbeobachtungen von Kyle ableiten [451], der fünf Patienten mit einer Bence-Jones-Proteinurie zwischen 5 und 15 g/24 Stunden durch mehr als 10 Jahre beobachtete ohne direkte Hinweise auf eine Nierenfunktionsstörung zu finden. Andererseits wurden von Ladefoged 7 Patienten mit Leichtkettenmyelom, die mit einem akuten Nierenversagen als Initialsymptom aufgenommen worden waren, beschrieben [465]. Die stärkste Leichtkettenproteinurie wurde bisher von Hayes und Ma. [319] beschrieben. Diese Autoren haben einen 33-jährigen Patienten mit 33–70 g Bence-Jones-Proteinurie pro 24 Stunden betreut.

Bence-Jones-Proteine, insbesondere lambda-Leichtketten, können gelegentlich zu einem Fanconi-Syndrom führen [552], wobei die charakteristischen Symptome wie Aminoacidurie, Glukosurie, renale Azidose, Hypokaliämie, Hypophosphatämie, Hyperurikämie und Osteomalazie auf eine Schädigung der proximalen Tubuli hinweisen.

Patienten ohne freie Leichtketten oder mit nur geringen freien Leichtketten-Serumkonzentrationen leiden seltener unter Nierenfunktionseinschränkungen. Das gilt vor allem für IgG-Paraproteinämien, während bei IgA M-Komponenten Azotämien häufiger beobachtet werden. Der letztgenannte Befund wird zum Teil auf die gesteigerte Polymerisationstendenz von IgA, das häufig in Form von IgA-Dimeren und IgA-Polymeren vorliegt sowie auf das bei IgA-Paraproteinämien etwas häufigere Hyperviskositätssyndrom zurückgeführt. Die auffallend große Häufigkeit von Niereninsuffizienzen bei IgD-Myelomen dürfte durch die ungewöhnliche Verschiebung des kappa:lambda Leichtkettenverhältnisses zugunsten einer stark erhöhten IgD-lambda Inzidenz (9:1) sowie durch das regelmäßige Auftreten von freien Leichtketten zu erklären sein [373].

Die chronische Schädigung der Nieren beim multiplen Myelom führt zu morphologischen Veränderungen, die unter dem Begriff „Myelomniere" zusammengefaßt werden, und bei etwa 30% der Patienten nachweisbar sind [64, 280, 692]. Darunter versteht man in erster Linie charakteristische Veränderungen an den Tubuli, die häufig dilatiert und atrophiert sind und deren Lumen leuchtende, azidophile Proteinausfällungen enthält. Diese sind manchmal als konzentrisch angeordnete dichte Ringe strukturiert und finden sich vorwiegend in den Tubuli contorti, gelegentlich aber auch in den Henle'schen Schleifen [745].

Die Epithelzellen der Tubuli erscheinen zum Teil atrophisch, zum Teil hypertrophisch verändert und sind vereinzelt intraluminal abgeschilfert. Bei mikroskopischer Betrachtung stechen neben den dilatierten Tubuli vielkernige Riesenzellen hervor (Abb. 50), die nach neueren Untersuchungen von Papadimitriou und Matz [632] von mononukleären Phagozyten abstammen sollen, von anderen Autoren aber der histiozytären Reihe zugeordnet werden [236]. Ihre Aufgabe dürfte im Abbau der Eiweißzylinder liegen, die neben Paraproteinen auch aus zahlreichen anderen Proteinen wie Albumin, Fibrinogen und Immunglobulinen

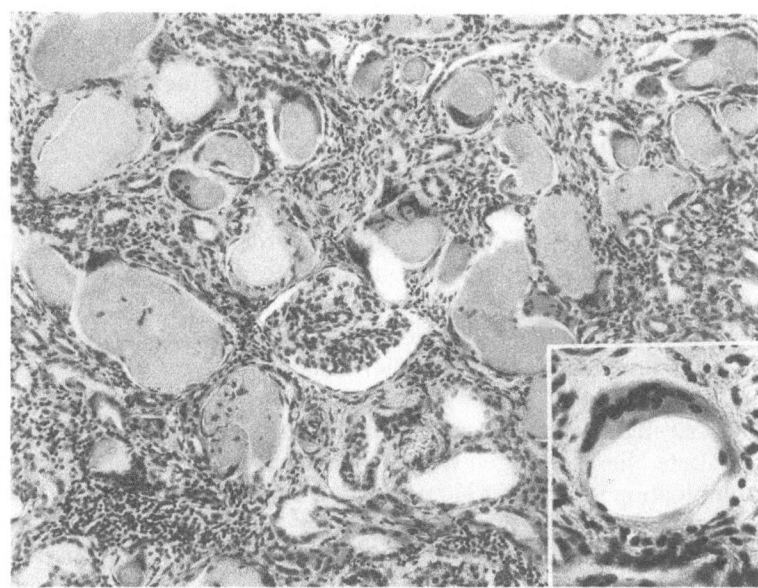

**Abb. 50.** Myelomniere. Starke Dilatation der Tubuli, die hyaline Zylinder enthalten und atrophierte Tubulusepithelzellen, z.T. aber auch mehrkernige Fremdkörperriesenzellen, aufweisen. Das Interstitium zeigt dichte mononukleäre Infiltration, während die Glomerula nur geringgradige Mesangiumproliferation aufweisen, sonst aber im Vergleich zu den übrigen Strukturen nur wenig verändert sind

der Nicht-Paraproteinklassen bestehen [482]. In Einzelfällen wurden auch polymorphe Kristalle in Tubulus-Epithelzellen sowie gelegentlich sogar im Interstitium gefunden; sie dürften aus kristallinem Paraprotein bestehen.

Neben den charakteristischen Veränderungen der Tubuli, die treffenderweise „als intrarenale Hydronephrose" bezeichnet wurden [244], können auch zahlreiche Veränderungen im Interstitium gefunden werden. Häufig können Fibrosierungen, die gelegentlich hyalin degenerieren, beobachtet werden. Gelegentlich lassen sich auch lympho- und plasmazytäre Infiltrate von Seiten der Grundkrankheit [635] und bei etwa 8% der Patienten entzündliche Infiltrate im Rahmen von Pyelonephritiden nachweisen. Amyloidablagerungen gehören zum typischen Bild einer „Myelomniere", sind aber nur bei einem Teil der Patienten zu finden [745]. Vereinzelt kommt es zum Auftreten interstitieller Ödeme. Die Glomerula sind lichtmikroskopisch meist nicht oder nur geringgradig verändert; in Einzelfällen wurden aber durch abgelagerte eosinophile Massen leicht verdickte Basalmembranen gefunden [64, 423]. In einer elektronenmikroskopischen Studie konnten bei 6 von 7 Patienten Endothelzell- und Mesangiumzellhyperplasien sowie Basalmembranverdickung festgestellt werden, die allerdings zu keiner Beeinträchtigung der Nierenfunktion geführt haben [253].

Klinische Untersuchungen von DeFronzo [200] haben eine Korrelation zwischen dem Vorliegen von Bence-Jones-Proteinurien und eingeschränkter Kreatinin- bzw. Paraamino-Hippursäure-Clearance aufgezeigt. Diese Autoren fanden auch in Übereinstimmung mit füheren Berichten [482, 615] eine eindeutige Korrelation zwischen Nierenfunktionseinschränkung einerseits und Bence-Jones-Proteinurie sowie tubulärer Atrophie andererseits [447, 482]. Darüber hinaus wurden von denselben Autoren bei etwa ⅓ der untersuchten Patienten renale tubuläre Azidosen gefunden. Interessanterweise hatten alle diese Patienten, außer einem Fall mit Hyperkalzämie, eine ausgeprägte Bence-Jones-Proteinurie, sodaß die abnorme Tubulusfunktion am ehesten als Folge der Leichtketteninterferenz aufzufassen ist. Von anderen Autoren wurden tubuläre Azidosen ebenfalls beschrieben, wenn auch zum Teil geringere Häufigkeiten für ihr Auftreten angegeben wurden [588, 731].

Das Harnsediment ist bei den meisten Patienten, also auch bei jenen mit Bence-Jones-Proteinurie oft erstaunlich unauffällig. Nur gelegentlich werden granulierte und hyaline Zylinder gefunden, darüber hinaus lassen sich nur selten starke Vermehrungen von Leukozyten und Erythrozyten nachweisen.

Akute Nierenversagen werden beim multiplen Myelom fast immer durch die Kombination jodhaltiger Kontrastmittel mit Dehydratation provoziert. Schon der erste 1939 beschriebene Fall von akutem Nierenversagen nach intravenöser Pyelographie war bei einem durch vorheriges massives Erbrechen dehydrierten Patienten aufgetreten [338]. In den anschließenden Jahrzehnten wurden zahlreiche weitere Fälle beschrieben [119, 205] und als Erklärung für das rapide auftretende Ereignis eine akute Obstruktion der Tubuli mit Protein-Kontrastmittelaggregaten angeführt. Solche Aggregate sollen bevorzugt bei sauren pH-Werten um 4,5–6 auftreten und eine vollkommene Verstopfung der Tubuli bewirken, was in der Folge zu interstitiellem Ödem und deutlicher Größenzunahme der Niere führen kann [44]. Heute werden solche Zwischenfälle kaum mehr beobachtet, da die Indikation zur Pyelographie bei Patienten mit multiplem Myelom im allgemeinen viel enger gestellt wird. Darüber hinaus werden die wenigen Patienten, bei denen intravenöse Pyelographien erforderlich sind, vor der Untersuchung ausreichend hydriert. Das wird durch die Ergebnisse dreier Studien, in denen insgesamt 216 intravenöse Pyelographien analysiert wurden, bestätigt [50, 587, 845]. Bei keinem der 124 zum Teil wiederholt untersuchten Patienten war es zu einem mit der intravenösen Pyelographie zusammenhängenden Anstieg harnpflichtiger Substanzen gekommen.

In Einzelfällen dürften allergische Reaktionen auf die Kontrastmittelinjektion zu akuten anaphylaktischen Schockzuständen mit Nierenversagen führen [60, 119]. Bei einem dieser Patienten konnte in der Paraproteinfraktion Antikörperaktivität gegen das injizierte Röntgenkontrastmittel nachgewiesen werden, sodaß eine intravasale Bildung von Paraprotein-Kontrastmittelaggregaten wahrscheinlich für den letalen Ausgang des akuten Schockgeschehens verantwortlich war [312]. Schwere, verspätet oder erfolglos behandelte Hyperkalzämien können ebenfalls, wenn auch selten, akute Nierenversagen verursachen [201].

**Nervensystem**

Neurologische Komplikationen sind beim multiplen Myelom relativ häufig zu beobachten [768, 779]. Größtenteils sind sie auf direkte Tumoreinwirkung im Sinne einer Kompression oder Infiltration [71, 773], seltener auf die Paraproteinämie, wie z. B. bei der Amyloidose [196] und dem Hyperviskositätssyndrom [785] oder auf andere noch wenig abgeklärte Mechanismen zurückzuführen. Radikuläre Symptome mit schweren, bevorzugt im Lumbosakralbereich lokalisierten Schmerzen treten bei zahlreichen Patienten im Laufe des Krankheitsgeschehens auf [277]. Pathogenetisch sind dafür extramedulläre sowie zum Teil in die Foramina intervertebralia hineinwachsende Plasmozytome [611], Wirbelsäulenveränderungen infolge von Wirbeleinbrüchen bzw. osteolytischen Destruktionen und extrem selten auch intradurale Plasmozytome [782] verantwortlich. Die genannten Veränderungen können aber auch zur Kompression des Rückenmarks und damit zur Ausbildung von sensorischen und motorischen Paraparesen führen. In diesen Fällen müssen rechtzeitig strahlen- und chemotherapeutische Maßnahmen ergriffen werden. Bei Verzögerung der Therapie oder bei unwirksamer Behandlung muß mit der Ausbildung kompletter Querschnittslaesionen gerechnet werden. Selbst in diesen Fällen kann dem Patienten noch geholfen werden, wenn unverzüglich, d. h. innerhalb der ersten 24 Stunden laminektomiert wird, da Querschnittslaesionen bei nur kurzfristigem Bestehen weitgehend rückbildungsfähig sind. Nach längerem Persistieren kann zwar keine oder nur eine partielle Rückbildung erwartet werden, trotzdem sollte bei Patienten mit nicht allzu lange verschleppter Querschnittssymptomatik die Entlastungslaminektomie versucht werden, da in Einzelfällen damit noch beachtliche Erfolge möglich sind [187]. Die häufigste Lokalisation von Myelomherden, die zu Paraplegien führen, liegt im Bereich der Brustwirbelsäule. Benson und Ma. [71] konnten bei 36 (78%) von 46 Patienten Rückenmarkskompressionen im Bereich der Brustwirbelsäule und nur bei 3 (7%) im Bereich der Halswirbelsäule lokalisieren. Symptome, die durch Kompression der Cauda equina bedingt waren, wurden bei 7 (15%) Patienten gefunden.

Klinische Manifestationen peripherer Polyneuropathien sind beim multiplen Myelom mit einer Häufigkeit von 3–5% relativ selten [779, 853]. Dennoch lassen sich subklinische Neuropathien häufiger finden [405]. Walsh [860] konnte bei 39% der von ihm untersuchten Patienten eine deutliche Reduktion der Leitungsgeschwindigkeit sensorischer und motorischer Nervenfasern feststellen. Subjektive Symptome ließen sich jedoch nur selten beobachten.

Eine Besonderheit stellt das multiple Myelom mit osteosklerotischen Skelettveränderungen dar, da bei dieser Verlaufsform besonders häufig Polyneuropathien gefunden werden. Dieses Krankheitsbild betrifft im Vergleich zum üblichen Manifestationsalter relativ junge Patienten, die oft nur niedrige Serumparaproteinkonzentrationen aufweisen [853] und deren führende Symptome auf die Polyneuropathie und kaum auf das multiple Myelom zurückzuführen sind. Bei diesen Patienten ist ein direkter Zusammenhang zwischen Polyneuropathie und Plasmazelldyskrasie anzunehmen, da die Polyneuropathie durch eine erfolgreiche Chemotherapie wesentlich gebessert wird [202]. 1970 wurde in Japan ein noch komplexeres Krankheitsbild beschrieben und später von Takazuki auch bei einem größeren Patientenkollektiv beobachtet [810]. Dieses heute als Takazuki-Syndrom bezeichnete Krankheitsbild weist neben der Plasmazelldyskrasie und der chronisch-progressiven Polyneuropathie auch Veränderungen an Haut- und Hautanhangsgebilden sowie an endokrinen Organen auf. Bei mehreren Patienten wurde zusätzlich eine diabetische Stoffwechsellage, eine Gynäkomastie, Pigmentierung der Haut sowie Hirsutismus und Hautverdickung beobachtet [569, 900]. Interessanterweise werden als Paraproteine vorwiegend lambda-Leichtketten gefunden.

Die Pathogenese der Polyneuropathie maligner Plasmazelldyskrasien ist weitgehend unklar. Einige Autoren vermuten die Beteiligung immunologischer Mechanismen, insbesondere, da bei einzelnen Patienten mit Makroglobulinämien Immunglobulinablagerungen in peripheren Nerven gefunden wurden [390]. Im Einklang mit dieser Überlegung fanden Latov und Ma. [470] bei einem Patienten mit IgM-Paraproteinämie monoklonale Antikörper gegen Myelin peripherer Nerven. Dellagi und Ma. [203] konnten bei 5 von 16 Patienten mit Makroglobulinämien und Polyneuropathie gemeinsame Idiotypendeterminanten feststellen, was dahingehend interpretiert wurde, daß bestimmte Nervenantigene bevorzugt im Rahmen einer Autoimmunerkrankung involviert sein könnten. Besinger und Ma. [86] haben in tierexperimentellen Untersuchungen mit isolierten IgG-Paraproteinen Myelomneuropathien von Patienten auf Mäuse übertragen, während Paraproteine von neurologisch unauffälligen Patienten in Empfängertieren wirkungslos blieben. Da die Übertragung auch mit $F_{ab}$-Fragmenten gelang, haben die Autoren eine direkte, gegen unbekannte Nervenantigene gerichtete Antikörperwirkung der Paraproteine angenommen. Im Gegensatz zu diesen Vorstellungen betrachten andere Autoren [807] die Immunglobulinablagerung an Nervenfasern als sekundäres Geschehen, das durch passive Anlagerung an vorgeschädigte Nerven zu erklären ist. Daher wurden auch andere mögliche Pathomechanismen wie eine Amyloidablagerung im Interstitium der Nerven und der Vasa vasorum [196], eine axonale Degeneration [272], eine toxisch-metabolische Genese [860] sowie eine direkte Infiltration durch Tumorzellen [366], die letztlich zur histologisch nachweisbaren axonalen Degeneration und Demyelinisierung führen soll [223], diskutiert. Allerdings wäre auch aufgrund des variablen klinischen Erscheinungsbildes durchaus die Beteiligung verschiedener pathogenetischer Mechanismen vorstellbar.

In Einzelfällen können sich, entgegen dem sonst üblichen sekundären Übergreifen von Myelommanifestationen auf das Zentralnervensystem, isolierte Plasmozytome primär im Bereich der Dura, der Leptomeningen sowie im Gehirn manifestieren [773, 795] und so zu verschiedenen neurologischen Symptomen, wie Kopfschmerzen, Schwindel, Gesichtsfeldausfällen, synkopalen und/oder epileptischen Anfällen führen. Störungen der Bewußtseinslage, die bis zum Koma fortschreiten können und häufig mit Schwindel, Übelkeit und Sehstörungen gepaart sind, treten vorwiegend im Rahmen von Hyperviskositätssyndromen (paraproteinämisches Koma) oder bei extremen Hyperkalzämien (Elektrolytkoma) auf [671]. Diese beiden Komaformen werden aber heute aufgrund verbesserter chemotherapeutischer und symptomatischer Therapiemaßnahmen weit seltener als früher beobachtet.

Im Liquor cerebrospinalis wurde auch bei cerebral asymptomatischen Patienten gelegentlich eine leichte Pleozytose mit überwiegend lymphozytären Elementen gefunden [157]. Außerdem können Paraproteine, deren Sedimentationskonstante unter 9 S liegt, die Blut-Hirnschranke passieren und eine Erhöhung der Eiweißkonzentration im Liquor verursachen [866]. Vereinzelt wurden progressive multifokale Leukenzephalopathien, die nach inapparentem Beginn rasch zum

Exitus führten, beobachtet [296, 597]. Außerdem wurden beim multiplen Myelom vereinzelt Karpaltunnelsyndrome gefunden, die auf Amyloidablagerungen im Bereich des Nervus medianus zurückgeführt wurden [518].

## Haut

Hautmanifestationen maligner Plasmazelldyskrasien können auf Myelominfiltrate, paraproteinbedingte Veränderungen oder unspezifische Laesionen zurückgeführt werden [770]. Zu den direkt durch Tumormanifestationen bedingten Laesionen gehören sowohl die seltenen extramedullären Plasmozytome der Haut und Schleimhäute, als auch Metastasen primär medullärer Myelomformen (Abb. 51). Das erste primär kutane Plasmozytom wurde bereits 1911 von Hedinger beschrieben [320]. Seither sind aber nur wenige Fälle mit primär kutanem Plasmozytom bekannt geworden [132], während subkutan gelegene Metastasen bei Patienten mit fortgeschrittenem multiplem Myelom häufiger gefunden werden. Wir konnten in dem von uns untersuchten Patientenkollektiv bei 2 von 130 Patienten rasch wachsende Hautmetastasen (Abb. 52) beobachten, die nach chirurgischer Abtragung und lokaler Strahlentherapie bei einem Patienten wieder rasch rezidivierten. Histologisch lassen sich die primär isolierten kutanen Plasmozytome durch ihre reifzellige Morphologie von Metastasen multipler Myelome, die meist stark dedifferenzierte Tumorzellen mit einem großen Anteil unreifer Plasmazellen und Plasmoblasten aufweisen, abgrenzen.

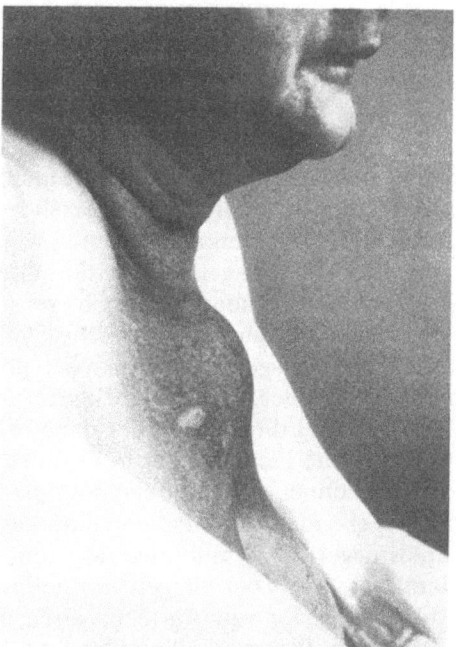

**Abb. 51.** Extraossäre Dissemination mit prästernal lokalisiertem subkutanen Myelomherd

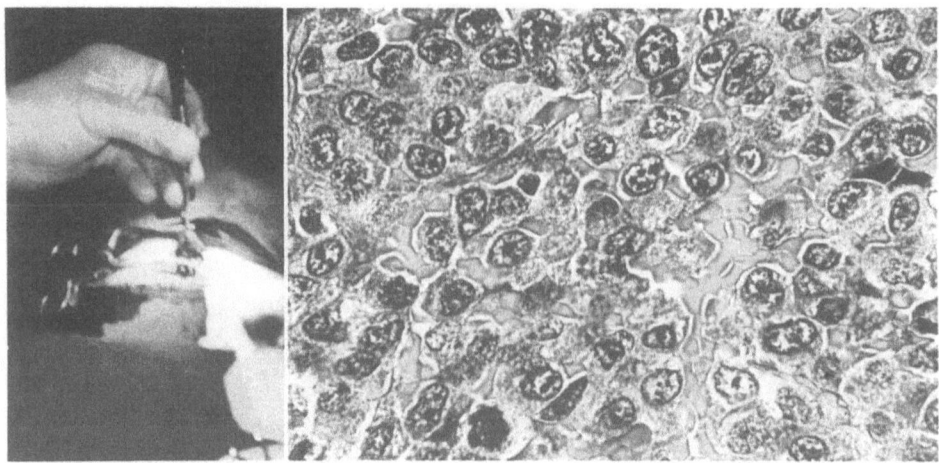

**Abb. 52.** Subkutan gelegener etwa 1,5 cm messender, gut von der Umgebung abgegrenzter Plasmazelltumor, der chirurgisch entfernt wurde. Die histologische Untersuchung zeigt unreife und plasmoblastische Myelomzellen mit großen lockeren Kernen, ein bis mehreren Nukleolen und relativ schmalem Zytoplasmasaum

Zu den auf Paraproteine zurückzuführenden Hautmanifestationen zählen die relativ seltene paraproteinämische Purpura, die Amyloidose und die kryoglobulinämischen Vaskulitiden sowie möglicherweise auch Xanthome. Manifestationen der paraproteinämischen Purpura sind selten und nicht ausschließlich an das Vorliegen maligner Plasmazelldyskrasien gebunden, sondern auch bei benignen monoklonalen Gammopathien zu beobachten und fast immer auf die Unterschenkel und Füße der Patienten beschränkt [759]. Hautveränderungen im Rahmen einer Amyloidose gehen mit einer dünnen, oft brüchigen Haut, die durch kleinste physikalische Traumen mazeriert werden kann, einher; außerdem finden sich nicht selten purpuraähnliche Hautblutungen. Kryoglobulinämien sind nicht an das Vorliegen maligner Plasmazelldyskrasien gebunden, sondern auch bei verschiedenen Systemerkrankungen sowie als idiopathische Form zu beobachten. Unterschiedlich ausgeprägte Vaskulitiden, die sich bevorzugt in kälteexponierten Regionen, wie Händen, Füßen, Nasenspitze, Ohrläppchen und Kinn manifestieren, stellen das führende klinische Symptom dar (Abb. 53). In schweren Fällen kommt es zu ausgeprägten Nekrosen und Ulcerationen, die gelegentlich die Amputation peripherer Gliedmaßen erforderlich machen.

Xanthome, die aus lipidbeladenen Histiozyten bestehen und als gelb bis gelbbraune flache Flecken oder in Form tuberöser Xanthome über den Körper verteilt sein können, werden beim multiplen Myelom relativ selten gefunden [372]. In der Regel leiden diese Patienten an ausgeprägten Hyperlipidämien, obwohl die Lipidspiegel beim multiplen Myelom gewöhnlich vermindert sind [487] und Xanthome auch bei einigen normolipämischen Patienten beschrieben wurden [514, 703]. Taylor und Ma. [816] haben einen Patienten mit Xanthomen, die auf $\beta$-Lipoprotein-Paraproteinkomplexe zurückgeführt wurden, beschrieben und die Daten 21 weiterer in der Literatur beschriebener Patienten mit Lipoprotein-

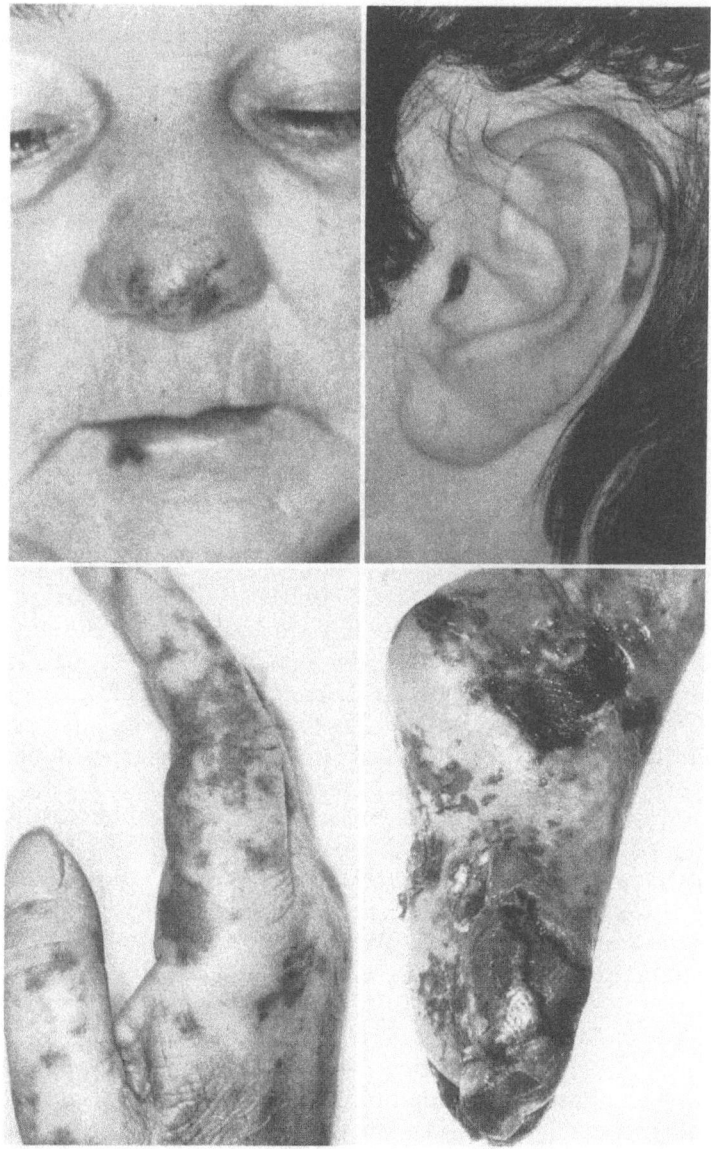

**Abb. 53.** Kryoglobulinämische Vaskulitis mit typischen Manifestationen an Nasenspitze, Ohrmuschel, Finger und Füßen. Im Bereich der peripheren Gliedmaßen ist es bereits zu schweren Nekrosen und Ulcerationen gekommen

Paraproteinkomplexen in einer Übersicht zusammengestellt. Diese Autoren haben die Bindung von $\beta$-Lipoprotein an die Paraproteine für die Hyperlipidämie verantwortlich gemacht und die Komplexbildung als Autoimmunreaktion aufgefaßt. Die eingeleitete Chemotherapie hat bei ihrem Patienten neben einer Tumorreduktion auch gleichzeitig eine Verminderung der Paraprotein- und Lipoproteinspiegel bewirkt, die Xanthome zeigten aber im Gegensatz zu Beobachtungen bei einigen anderen Patienten [514] keine Rückbildungstendenz. Neben diesen mit der Paraproteinämie zusammenhängenden Hautveränderungen wurden verschiedene andere offensichtlich nicht in direktem oder in unklarem Zusammenhang mit dem multiplen Myelom stehende Dermatosen, wie Ekzeme [432], Pyoderma gangraenosum [581] und Erythema annulare [438] beobachtet. Darüber hinaus sind auch 2 Fälle mit systemisiertem Lupus erythematosus und multiplem Myelom bekannt geworden [387, 641].

## Gastrointestinaltrakt

Beschwerden von Seiten des Gastrointestinaltraktes, wie Anorexie, Übelkeit und Erbrechen sind bei Patienten mit fortgeschrittenem multiplem Myelom nicht selten zu beobachten, während die erwähnten Komplikationen bei Patienten mit Amyloidose, die auch häufiger niereninsuffizient sind, sogar öfters gesehen werden [326]. Neben diesen relativ unspezifischen Beschwerden können im Gastrointestinaltrakt verschiedene Manifestationen von Plasmazellneoplasien auftreten. So findet man einerseits isolierte Plasmozytome, die sich primär im Gastrointestinaltrakt ansiedeln und andererseits Tumorzellinfiltrate, die entweder im Rahmen einer diffusen Metastasierung oder durch Übergreifen der Tumormassen von Lymphknoten auf benachbarte Organe des Gastrointestinaltraktes entstehen [289, 646, 877]. In der Regel sind Plasmazellinfiltrate bei Schwerkettenerkrankungen primär im Gastrointestinaltrakt lokalisiert. Allerdings ist der symptomatische Befall des Gastrointestinaltraktes nicht allzu häufig. Wiltshaw [877] hat weniger als 10% der isolierten Plasmozytome im Gastrointestinaltrakt, und zwar vorwiegend im Magen und seltener in Duodenum gefunden, während Kindler in einer Analyse von 207 Patienten mit extramedullärem Plasmozytom insgesamt 12,1% im Gastrointestinaltrakt angesiedelte Plasmozytome gefunden hat [414].

Schwere gastrointestinale Symptome werden vor allem bei ausgeprägter Tumorausbreitung gefunden. Diese Patienten leiden unter abdominellen Schmerzen, Blutungen, Gewichtsverlust, Malabsorption, Protein-Loosing-Enteropathie und gelegentlich auch unter Stenosierungen. Bei einem von Goeggel-Lamping und Kahn [287] beschriebenen Patienten wurde eine gastrointestinale Polypose als Erstmanifestation des multiplen Myeloms festgestellt. In der anschließenden histologischen Untersuchung konnte die Polypose eindeutig auf Myelomzellformationen zurückgeführt werden. Bei einem von Haeney und Ma. [307] beschriebenen Patienten wurde eine Colitis ulcerosa als führendes klinisches Symptom, das letztlich auch zur Aufdeckung des multiplen Myeloms geführt hat, beobachtet.

Thomas und Ma. [818] fanden in einer Autopsiestudie bei 26 (40%) von 64 untersuchten Patienten mit multiplem Myelom in der Leber Plasmazellinfiltrate, die teils als diffuse Infiltrate im Bereich der Periportalfelder, teils auch als Tumorknötchen imponierten (Abb. 54). Die Leber war bei 58% der Patienten vergrößert, bei 14% bestanden zusätzlich Aszites und Gelbsucht. Die relativ große Häufigkeit dieser Veränderungen dürfte zum Teil auf die mit der Länge der Krankheitsdauer zunehmende Dissemination sowie auf die durch die häufig notwendigen Blut-

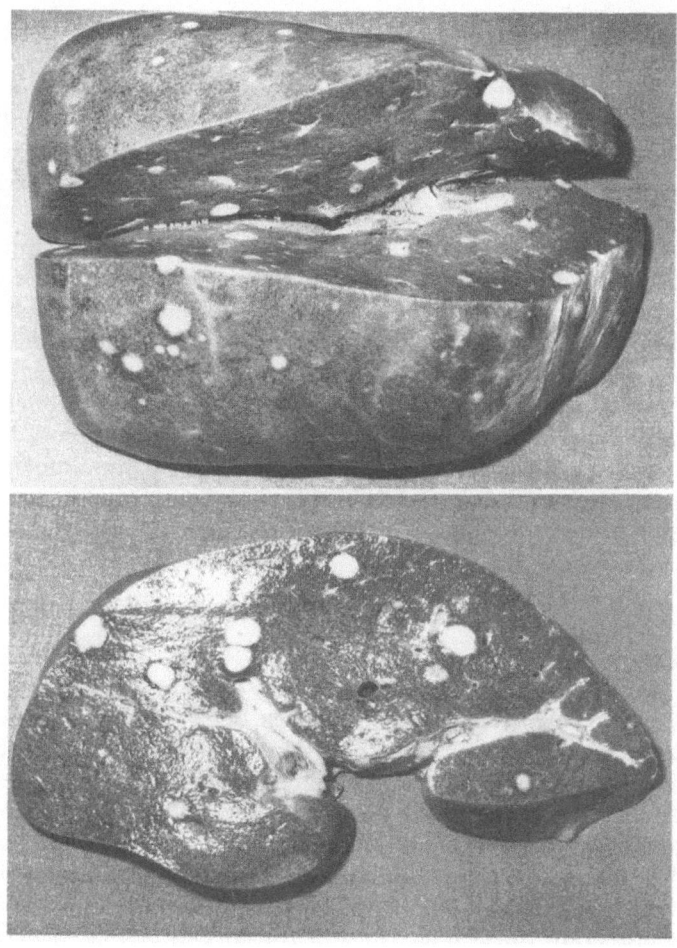

**Abb. 54.** Extraossäre Dissemination in der Leber in Form kleiner bis 1,5 cm messender, rundlicher, weißgelblicher Myelommetastasen

transfusionen hohe Durchseuchung mit Hepatitisviren zurückzuführen sein. In einer Studie von Kapadia [394] wurden Hepatomegalien bei 13 (22%) von 62 autopsierten Patienten gefunden, wobei Tumorinfiltrate bei 46% der Patienten mit vergrößerter und bei 22% der Patienten mit normal großer Leber gefunden wurden. Derselbe Autor fand bei 33 (55%) der Patienten Splenomegalien und bei 27 von diesen Tumorinfiltrate. In zwei Fällen wurden massive gastrointestinale Blutungen als Todesursache festgestellt. Darüber hinaus wurde in anderen Fallberichten über eine Spontanruptur der Milz [4, 394, 708], Tumorinfiltration der Gallenblase und der Gallenwege [4], der Papilla vateri und des Pankreas [204, 697] berichtet. Außerdem wurden Tumorzellen in der Aszitesflüssigkeit [666] gefunden sowie das gemeinsame Auftreten eines multiplen Myeloms und einer primären biliären Zirrhose beobachtet [96].

## Lymphknoten

Klinisch faßbare Lymphknotenschwellungen sind beim multiplen Myelom relativ selten. Nur 4 unserer 112 Patienten wiesen zum Zeitpunkt der Diagnosestellung eine deutliche Lymphadenopathie auf. Bei zweien wurde das Paraprotein als IgD-lambda identifiziert. Jancelewicz und Ma. [373] wiesen in einer Zusammenstellung von 133 Patienten mit IgD-Myelom auf die auffallende Häufigkeit von Lymphadenopathien bei Patienten mit diesem Paraproteintyp hin. Mehr als 50% der IgD-Myelompatienten präsentierten Lymphknotenvergrößerungen und/oder Hepato-Splenomegalie, was auf die starke extramedulläre Disseminationstendenz dieses Tumortyps hinweist. Vereinzelt wurden auch maligne Plasmazelldyskrasien mit primärem Lymphknotenbefall beschrieben [374, 441], wobei nach einer Zusammenstellung von Lennert vor allem die zervikalen, gefolgt von den axillären Lymphknoten, betroffen sind [479]. Während, wie bereits ausgeführt, makroskopische Plasmazellinfiltrationen der Lymphknoten beim multiplen Myelom selten sind, lassen sich histologisch bei etwa 50% der Patienten Mikrometastasen, die bevorzugt die retroperitonealen Lymphknoten befallen, nachweisen [318].

## Lunge

Pulmonale Manifestationen werden bei Patienten mit multiplem Myelom und anderen malignen Plasmazelldyskrasien relativ häufig beobachtet. Diese Veränderungen sind zum Großteil auf Infektionen und nur vereinzelt auf Tumorinfiltrate zurückzuführen. Kintzer und Ma. [415] fanden im Rahmen einer retrospektiven Auswertung der Krankengeschichten von 958 Patienten mit multiplem Myelom bei 58 (6%) Patienten Pleuraergüsse. Außerdem wurden bei 10% dieses Patientenkollektivs lokalisierte oder diffuse pulmonale Infiltrate, von denen die meisten auf Infektionen mit Pneumococcen, Staphylococcen und E. coli zurückgeführt werden konnten, festgestellt. Andere Autoren haben eine noch höhere Pneumoniefrequenz beobachtet [778], wobei Glenchur und Ma. [280] in ihrem Patientengut im Mittel 2,7 pneumonische Episoden pro Patient festgestellt haben. Die letztgenannte Studie wurde aber bereits 1959, also zu einer Zeit, in der weder die symptomatischen noch die zytostatischen Therapieformen weit entwickelt waren, veröffentlicht. Zum gegenwärtigen Zeitpunkt dürfte die Häufigkeit pneumonischer Infiltrate niedriger liegen.

Tumorbedingte pulmonale Manifestationen können durch die Invasion intra- oder extramedullärer Plasmozytome herdförmig oder seltener als diffuse pulmonale Tumorergüsse auftreten. Die extramedullären Plasmozytome können sich direkt im Lungenparenchym [753] oder in den mediastinalen bzw. hilären Lymphknoten entwickeln [47, 410], während die medullären Tumore von Myelomherden in Rippen oder Wirbelkörpern in die Lunge einwachsen. Diffuse Lungeninfiltrate durch maligne Plasmazellen finden sich nur ganz vereinzelt und wurden im größten diesbezüglichen analysierten Patientenkollektiv [415] nur bei 0,4% der Patienten diagnostiziert. Diese Myelominfiltrate konnten bei 3 von 4 Patienten mit chemotherapeutischen Maßnahmen weitgehend zur Rückbildung gebracht werden. Extrem selten kann beim multiplen Myelom ein maligner Pleuraerguß auftreten [47, 351, 415]. In der Regel sind aber die bei etwa 6% der Patienten zu beobachtenden Pleuraergüsse auf kardiale Dekompensation, die durch das hohe durchschnittliche Alter der Patienten und zum Teil auch durch die Herzamyloidose bedingt sein dürfte, zurückzuführen. Von zwei Arbeitsgruppen [246, 610] wurden Patienten mit schweren Hyperkalzämien und alveolären Verkalkungen, die bei einem dieser Fälle autoptisch in den intraalveolären Septen lokalisiert werden konnten [610], beschrieben. Fleegler und Ma. [257] haben bei zwei ebenfalls hyperkalzämischen Patienten einen „instabilen Thorax" gefunden, der durch zahlreiche pathologische Rippenfrakturen hervorgerufen worden war.

## Andere Organe

Retrobulbäre Tumorabsiedlungen können zu ein- oder beidseitigem Exophthalmus führen [324, 678, 828] und ebenso wie Plasmozytome der Conjunktiven, der Orbitae und der Augenlider Sehstörungen hervorrufen [67, 105, 193]. Wir haben einen Patienten, der nach langer Krankheitsdauer mediastinale Lymphome entwickelte, die zu einem Horner'schen Symptomkomplex geführt haben, beobachtet. Durch entsprechende Chemotherapie konnte die Horner'sche Trias zweimal zur kompletten Rückbildung gebracht werden. Ein anderer Patient wies einen beidseitigen Exophthalmus als Erstmanifestation eines später generalisierenden Plasmozytoms auf (Abb. 55). Die retrobulbäre Tumorinfiltration stellte nach initialer Bestrahlung kein weiteres therapeutisches Problem dar, sodaß das Sehvermögen während der 32-monatigen Überlebenszeit erhalten blieb.

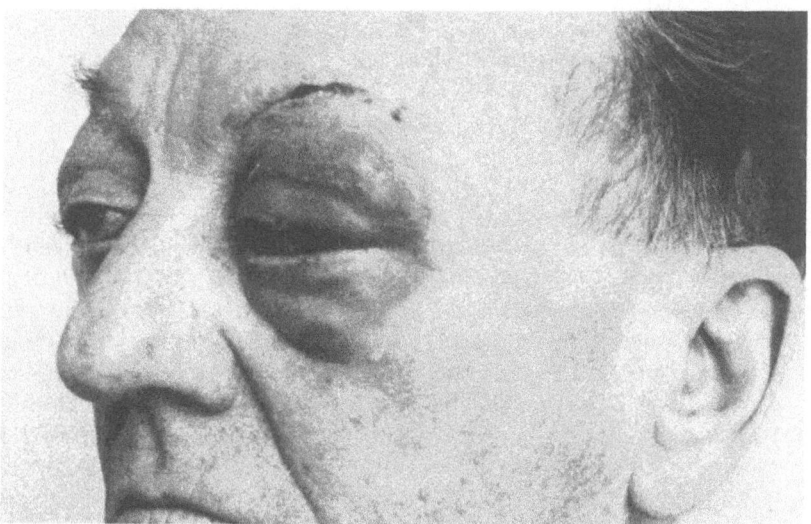

**Abb. 55.** Beidseitige retroorbitale Infiltrationen als Erstmanifestation eines multiplen Myeloms

Beim Hyperviskositätssyndrom kommt es häufig zu einem Fundus paraproteinämicus mit beträchtlicher Beeinträchtigung des Sehvermögens [99, 684]. Am Augenhintergrund findet man Blutungen, plasmazelluläre Infiltrate, Papillenödeme und unregelmäßige Wandveränderungen der Gefäße, insbesondere der venösen, die durch zahlreiche Einschnürungen und Erweiterungen perlschnurartiges Aussehen annehmen [84, 718]. In Einzelfällen wurden durch Einlagerung von Paraproteinkristallen in die Hornhaut beträchtliche Visusverschlechterungen beobachtet [252, 417]. Durch Reduktion der Serum-Paraproteinkonzentration mittels Plasmapherese bzw. durch entsprechende Chemotherapie konnte bei einzelnen Patienten eine Reduktion der Paraproteineinlagerungen und somit eine wesentliche Verbesserung des Sehvermögens erzielt werden.

Gelegentlich werden beim multiplen Myelom Veränderungen am Herz- und Kreislaufsystem beobachtet, wobei die Gefäße am häufigsten betroffen sein dürften. Vor allem bei Patienten mit Amyloidose finden sich neben Amyloidablagerungen in den Gefäßwänden [112] auch Veränderungen im Sinne einer Gefäßsklerose. Darüber hinaus sind plasmazelluläre Infiltrate in Herzmuskel und Herzbeutel beobachtet worden [318]. In Einzelfällen ist sogar durch Tumorinfiltration des Herzbeutels eine Herztamponade entstanden [204, 267], während bei anderen Patienten bis zu 5 cm große Plasmozytome im Vorhof gefunden wurden [274]. Selten werden, wie von Rosenberg und Ma. [712] und von Maeda und Ma. [515] berichtet, Myelominfiltrationen in den Mammae gefunden. Die letztgenannten Autoren haben ein 13jähriges Mädchen mit multiplem Myelom und bilateralen Brusttumoren, deren plasmazelluläre Natur bioptisch gesichert werden konnte, beschrieben. Dieses Mädchen verstarb trotz lokaler Strahlentherapie und entsprechender Chemotherapie binnen 3 Monaten. In 2 Fällen wurde auch bei männlichen Patienten eine bilaterale Myelominfiltration in den Mammae beobachtet [591]. Beide Patienten wurden vor dieser Tumormanifestation mit Oestrogenen behandelt. Auch im Bereich der Hypophyse wurden Myelommanifestationen festgestellt, die in der Regel zu endokrinologischen Ausfällen, aber nur selten zu Kopfschmerzen geführt haben [579, 884].

## Gerinnung

Störungen der Hämostase werden beim multiplen Myelom relativ häufig beobachtet, wobei Blutungskomplikationen öfter als thrombembolische Komplikationen gesehen werden. Perkins und Ma. [648] haben 1970 bei 15% der Patienten mit IgG-Paraproteinämie und bei 38% der Patienten mit IgA-Myelom oder Makroglobulinämie Blutungskomplikationen beschrieben, die sich vorwiegend in Form von Epistaxis und Hämatomneigung, sowie seltener als Purpura manifestierten. In der multifaktoriellen Genese sind Störungen der plasmatischen Gerinnung, Erhöhung der Blutviskosität, vaskuläre Veränderungen mit intra- und paravaskulären Paraproteinablagerungen und vor allem Veränderungen der Plättchenproduktion und Plättchenfunktion von Bedeutung.

Bei unseren Patienten lag die Thrombopenieinzidenz in Abhängigkeit vom Untersuchungszeitpunkt zwischen 13% und 40%. Diese Beobachtungen stehen im Einklang mit Ergebnissen anderer Autoren, die Thrombopenien bei 25–60% ihrer

Patienten gesehen haben [604, 648]. Allerdings war die Reduktion der Plättchen nur selten so ausgeprägt, daß daraus Blutungskomplikationen zu erwarten gewesen wären. Diese dürften vielmehr auf die Beeinträchtigung verschiedener Thrombozytenfunktionen zurückzuführen sein. So wurde von Pachter und Ma. [628] bei Patienten mit Makroglobulinämie eine verminderte Freisetzung von Plättchenfaktor 3 beschrieben, die die Autoren auf eine Beladung der Thrombozyten mit Paraprotein zurückgeführt haben. Penny und Ma. [643] haben eine verminderte Thrombozytenadhäsivität bei Patienten mit multiplem Myelom beobachtet und Silberbauer und Ma. [767] konnten im Born-Test eine reduzierte ADP- und Kollagen-induzierte Thrombozytenaggregation nachweisen. Ähnliche Veränderungen wurden bereits früher von Penny und Ma. [643] beschrieben, die außerdem die ADP-induzierte Plättchenaggregation im plättchenreichen Plasma von Normalpersonen durch Zugabe von gereinigten Paraproteinen vermindern konnten, weshalb sie die erhöhte Blutungsbereitschaft bei Patienten mit multiplem Myelom auf die Adsorption von Paraproteinen an die Plättchenoberfläche zurückgeführt haben. Außerdem haben Perkins und Ma. [648] und Kasturi und Ma. [401] eine Korrelation zwischen Paraproteinkonzentration und Thrombozytenfunktionsstörung festgestellt. Diese Beobachtung war letztlich der Anstoß für den erfolgreichen Einsatz der Plasmapherese bei paraproteinämischen Patienten mit hämorrhagischen Komplikationen [286].

Wir haben gemeinsam mit Doz. G. Schernthaner und Dr. K. Silberbauer β-Thromboglobulin-Serumkonzentrationen bei 22 Patienten mit multiplem Myelom bestimmt [741] und bei 11 Patienten erhöhte Werte gefunden (Abb. 56). Gegenwärtig kann allerdings nicht definitiv beurteilt werden, ob dies als Zeichen einer erhöhten Plättchenaktivität, einer vermehrten Freisetzung aus besonders fra-

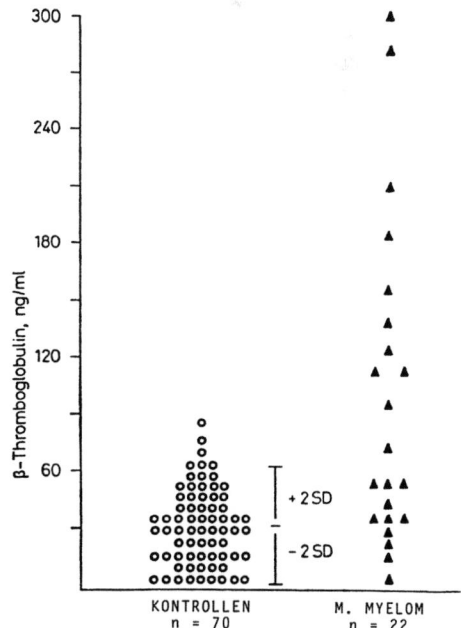

**Abb. 56.** β-Thromboglobulin. Die mittlere β-Thromboglobulinplasmakonzentration lag bei Patienten mit multiplem Myelom signifikant über dem Normalbereich (p < 0,001). (Aus Schernthaner, G., Ludwig, H. und Silberbauer, K., Acta Haematol., 1979)

gilen Thrombozyten oder als Aktivierung der Plättchen durch Paraprotein-„Coating" aufzufassen ist.

Störungen der plasmatischen Gerinnung beruhen einerseits auf Inhibitoren der Gerinnungsfaktoren und andererseits auf unspezifischer Verminderung von Gerinnungsfaktoren. Nach Ansicht von Lachner [464] ist bei bestimmten Patienten mit einer Interferenz der Fibrinpolymerisation durch Paraproteine zu rechnen. Im Einzelfall kann die Beeinträchtigung der Fibrinpolymerisation auch die Retraktion der Gerinnsel verhindern, sodaß nur transparente gelatinöse Gerinnsel entstehen. Bei diesen Patienten kann durch Zugabe von Kalzium die Retraktion verbessert und damit doch noch etwas Serum gewonnen werden. Außerdem wird durch Kalzium die verlängerte Thrombinzeit zum Teil verbessert, jedoch nicht vollständig normalisiert [242]. Das Phänomen der Gelbildung wurde bereits 1928 von Perlzweig, der in derselben Publikation als erster auf die Assoziation zwischen multiplem Myelom und Hyperproteinämie hingewiesen hat, beobachtet [649]. Coleman und Ma. [170] fanden bei 7 Patienten mit Retraktionsdefekten Paraproteine, deren Leichtketten ausschließlich lambda-Phänotyp aufwiesen. Diese Autoren haben eine direkte Interaktion zwischen dem $F_{ab}$-Anteil der Paraproteine und den Fibrinmonomeren im Sinne einer Antigen-Antikörper-Reaktion angenommen.

Die Fibrinogenkonzentrationen lagen bei 34% unserer Patienten über dem Normbereich und dürften zum Teil für die beim multiplen Myelom erhöhte Serumviskosität mitverantwortlich sein (Tabelle 19). Die Thrombinzeit war bei 14% zum Diagnosezeitpunkt und bei 16% zum Todeszeitpunkt verlängert, während die Verlängerung der Prothrombinzeit im Terminalstadium stärker zugenommen hatte. Prothrombinzeitverlängerungen wurden initial bei 19% und terminal bei 29% der Patienten gefunden; die Beeinträchtigung der Thromboplastinzeit war aber nur in Einzelfällen so ausgeprägt, daß die Blutungstendenz klinisch apparent wurde (Tabelle 19).

Sovia beschrieb einen Patienten, dessen IgG-Paraproteine mit allen 3 Stufen der Gerinnung interferierten [790]. Das Paraprotein blockierte die proteolytische

**Tabelle 19.** Verhalten von Prothrombinzeit, Thrombinzeit und Fibrinogen zum Diagnose- und Todeszeitpunkt

| Parameter | Diagnosezeitpunkt | | Todeszeitpunkt | |
|---|---|---|---|---|
| | Anzahl | % | Anzahl | % |
| Prothrombinzeit (%) | (n = 68) | | (n = 38) | |
| 70–100 | 55 | 81 | 27 | 71 |
| < 70 | 13 | 19 | 11 | 29 |
| Thrombinzeit (Sekunden) | (n = 35) | | (n = 25) | |
| 15–22 | 30 | 86 | 21 | 84 |
| > 22 | 5 | 14 | 4 | 16 |
| Fibrinogen (mg/100ml) | (n = 35) | | (n = 25) | |
| 200–400 | 23 | 66 | 15 | 60 |
| > 400 | 12 | 34 | 10 | 40 |

Aktivität von Thrombin, hemmte die Polymerisation der Fibrinmonomere und interferierte mit der Quervernetzung der Gamma- und Lambdaketten des Fibrins. Darüber hinaus wurden Patienten mit Faktor VIII-Inhibitor beobachtet, bei denen die Inhibitoraktivität dem Paraprotein zugeschrieben wurde [140, 284]. Bei diesen Patienten fand sich eine verlängerte Thromboplastinbildungszeit, die aufgrund der normalen partiellen Thromboplastinzeit auf die schon erwähnte verminderte Verfügbarkeit von Plättchenfaktor 3 zurückgeführt wurde [648]. Ein Faktor X-Mangel wurde bisher vorwiegend bei Patienten mit Amyloidose gefunden [347, 624]. Pathogenetisch wird eine rasche Adsorption von Faktor X an Amyloid angenommen [265] oder – eher weniger wahrscheinlich – eine beschleunigte Abbaurate von Faktor X vermutet [265], während ein Inhibitor von Faktor X bisher nicht festgestellt werden konnte.

Neben hämorrhagischen Komplikationen findet sich beim multiplen Myelom auch eine geringe Tendenz zu thrombembolischen Komplikationen. Ob verkürzte Blutungszeiten, erhöhte Fibrinogenkonzentrationen, die wir selbst feststellen konnten, und verminderte Antiplasminspiegel [732] bei diesen Patienten einen prothrombotischen Zustand signalisieren, muß offen bleiben. Hohe Faktor VIII-Konzentrationen wurden hingegen seltener beobachtet [867]. Catovsky und Ma. [142] beobachteten unter 376 Myelomfällen 14 Patienten mit schweren thrombembolischen Komplikationen, von denen 6 an einer Pulmonalembolie verstarben. Da es sich aber durchwegs um ältere, oft bettlägerige Patienten gehandelt haben dürfte, erscheint die Häufigkeit thrombembolischer Komplikationen nicht auffallend stark erhöht [812]. Diese Feststellung trifft auch auf die von anderen Autoren betreuten Patienten zu, bei denen Blutungskomplikationen weit häufiger als thrombembolische Komplikationen zu beobachten waren [732].

# X. Klinik: Formvarianten maligner Plasmazelldyskrasien

## Solitäres Plasmozytom

Solitäre Plasmozytome werden relativ selten, nämlich bei weniger als 5% aller malignen Plasmazelldyskrasien gefunden [14]. Ihre Diagnose basiert meist auf dem radiologischen Nachweis einer solitären Knochenläsion, die in anschließenden histobioptischen Untersuchungen auf einen Plasmazelltumor zurückgeführt wird. Die röntgenologische Untersuchung des übrigen Skelettsystems darf keine weiteren myelombedingten Skelettdestruktionen aufzeigen und die Knochenmarkspunktion darf keine Hinweise auf eine Plasmazellinfiltration ergeben. Das letztgenannte Kriterium ist allerdings oft schwierig zu beurteilen, da die morphologische Differenzierung zwischen normaler Knochenmarksplasmozytose und einer geringgradigen Myelomzellinfiltration nicht mit Sicherheit möglich ist. Eine Anämie, Hyperkalzämie oder Niereninsuffizienz schließen die Diagnose aus, während der Nachweis einer Serum- oder Harn-M-Komponente keinen Ausschlußgrund für die Diagnose „solitäres Plasmozytom" darstellt, obwohl Paraproteine initial nur bei etwa 17% der Patienten gefunden werden [59].

Solitäre Plasmozytome manifestieren sich bevorzugt im Bereich der Wirbelsäule [841], werden aber auch im Becken, den Femura und in anderen Skelettregionen gefunden [878]. 1940 wurde von Paul und Pohle [637] auf die Ähnlichkeit zwischen den bei Patienten mit solitärem Plasmozytom beobachteten röntgenologischen Skelettläsionen und den von Riesenzelltumoren bekannten Veränderungen hingewiesen. Diese Destruktionen werden als multizystische, seifenblasenähnliche Läsionen beschrieben, die allerdings keineswegs für solitäre Plasmozytome pathognomonisch sind, sondern auch nicht selten bei Patienten mit multiplem Myelom und natürlich auch bei Patienten mit Riesenzelltumoren gefunden werden.

Häufig sind Skelettveränderungen, wie sie auch für das multiple Myelom charakteristisch sind, mit scharf begrenzten Destruktionsherden, die keinerlei Anzeichen einer reaktiven Knochenneubildung erkennen lassen. Bemerkenswert ist das niedrige Manifestationsalter, das bei Patienten mit solitärem Plasmozytom etwa ein Jahrzehnt niedriger als beim multiplen Myelom liegt. Darauf wurde bereits 1950 von Christopherson [153] im Rahmen einer Übersicht über 94 zwischen 1897 und 1949 berichtete Fälle mit solitärem Plasmozytom hingewiesen. Diese Beobachtung konnte später von anderen Autoren bestätigt werden, die außerdem die schon beim multiplen Myelom beobachtete ungleiche Geschlechtsverteilung mit bevorzugter Manifestation bei männlichen Patienten auch für solitäre Plasmozytome gefunden haben [888].

Läßt sich bei Patienten mit solitärem Plasmozytom bereits bei Diagnosestellung ein Paraprotein nachweisen, so kann dieser Befund für die weitere Verlaufsbeobachtung herangezogen werden [580]. Nach erfolgreicher Therapie ist nämlich eine komplette Rückbildung der Paraproteinämie oder Paraproteinurie zu erwarten. Ist dies nicht der Fall, und lassen sich auch nach einer Latenzzeit für den notwendigen Katabolismus der präexistenten Paraproteine diese noch immer nachweisen, so spricht das für eine okkulte Dissemination oder eine nur unvollständige Tumorreduktion. Außerdem muß eine eventuell nachgewiesene Hypogammaglobulinämie der Nichtparaproteinimmunglobulinklassen nach erfolgreicher Therapie weitgehende Normalisierungstendenz zeigen [59, 172]. Diese Beobachtung weist auf eine direkte immunsuppressive Aktivität des Tumors hin und steht mit den gegenwärtigen pathogenetischen Vorstellungen des sekundären Antikörpermangelsyndroms bei malignen Plasmazelldyskrasien in Übereinstimmung. Kann nach längerer Latenzphase neuerlich Paraprotein nachgewiesen werden, so ist dieser Befund als Indiz für ein lokales Tumorrezidiv oder häufiger für eine Dissemination der Erkrankung und damit für einen Übergang in ein multiples Myelom zu werten [570].

Die bevorzugte Lokalisation solitärer Plasmozytome im Bereich der Wirbelsäule führt häufig zu Rückenmarkskompressionen [172, 548, 841], die mit starken, oft intraktablen Schmerzen, Parästhesien und im weiteren Verlauf mit motorischen und sensorischen Ausfallserscheinungen bis zum Bild kompletter Querschnittslähmung einhergehen. Oft wird die Diagnose erst im Rahmen der notwendigen Entlastungslaminektomie gestellt. Diese Patienten mit Rückenmarksbeteiligung haben im Vergleich zu solitären Plasmozytomen, die sich im Bereich des peripheren Skelettsystems manifestieren, eine deutlich schlechtere Prognose, da solche Tumore häufiger in disseminierte Plasmazellneoplasien übergehen, was von einzelnen Autoren auf die in diesem Bereich weniger radikale Therapie zurückgeführt wird [59]. Neben den Symptomen von Seiten der Rückenmarkskompression können isolierte Plasmozytome gelegentlich auch mit peripheren Neuropathien assoziiert sein. Davidson [194] hat einen Patienten beschrieben, dessen Neuropathie bereits in der ersten postoperativen Woche deutliche Besserungstendenzen zeigte und wenige Wochen später vollkommen rückgebildet war. Eine ähnliche Beobachtung wurde auch von Philips und Ma. [654] berichtet.

Da solitäre Plasmozytome laut Definition solitäre Tumore ohne nachweisbare Tumordissemination darstellen, kann und muß die Therapie mit kurativer Intention erfolgen. In erster Linie wird die lokale Strahlentherapie zur Tumorbehandlung herangezogen. Die Dosis muß entsprechend hoch gewählt werden, da in Therapiestudien eine trendweise geringere Disseminationstendenz bei mit hohen Dosen (über 5000 rad) bestrahlten Patienten gezeigt wurde. Nur 23% dieser Patientengruppe, jedoch 43% der mit weniger als 5000 rad bestrahlten Fälle wiesen nach längerer Beobachtungszeit Übergänge in disseminierte maligne Plasmazelldyskrasien auf [575].

Bei primär chirurgischer Vorgangsweise, die z.B. zur schnellen Druckentlastung bei Rückenmarkskompressionssymptomen erforderlich ist, wird eine möglichst komplette Tumorexzision angestrebt. Anschließend wird allgemein eine lokale Strahlentherapie empfohlen. Bisher liegen jedoch keine Vergleichsstudien vor, die Vorteile für die eine oder andere Therapieform aufzeigen. Die entscheidende Frage beim solitären Plasmozytom betrifft die Häufigkeit von Übergängen in disseminierte Formen, also in ein multiples Myelom, da damit die Prognose unweigerlich infaust wird. Die diesbezüglichen Literaturangaben schwanken zwischen 33% und 75% [295, 404, 570] und zeigen außerdem stark unterschiedliche Latenzzeiten zwischen dem Auftreten der solitären Plasmozytome und der Ausbildung multipler Myelome. Solche Übergänge können bereits nach wenigen Monaten, aber auch erst nach mehreren Jahren bis zu Jahrzehnten auftreten. Bei 9 der 12 von Meyer und Schulz [570] beschriebenen Patienten disseminierten die Tumore 2 bis 10 Jahre nach Diagnose des solitären Plasmozytoms. In vereinzelten Fällen wurden nach 16, 21, 22, 24 und sogar nach 35 Jahren Übergänge in multiple Myleome beobachtet [153, 165, 549, 893]. Bei diesen Fällen mit extrem langer Latenzzeit ist aber der direkte Übergang eines solitären Tumors in eine disseminierte Form keineswegs gesichert, denn dazu wäre der Nachweis identischer Idiotypdeterminanten am Ersttumor und an Tumorzellen des multiplen Myeloms erforderlich, was bis vor wenigen Jahren technisch nicht realisierbar war. Somit ist gegenwärtig bei diesen Patienten die Entstehung mehrerer auf die maligne Transformation verschiedener Zellklone zurückzuführender Plasmazellneoplasien nicht gänzlich auszuschließen. Dies wäre bei genetisch besonders prädisponierten und/oder durch Umweltfaktoren entsprechend konditionierten Patienten vorstellbar.

## Extramedulläres Plasmozytom

Extramedulläre Plasmozytome entstehen primär in extraossären Geweben und Organen und nicht, wie beim multiplen Myleom üblich, im Skelettsystem. Sie sind daher grundsätzlich von sekundären Disseminationen einer primär ossären Plasmazellneoplasie abzugrenzen. Extramedulläre Plasmozytome bleiben lange lokalisiert und zeigen erst spät Disseminationstendenz. Sie sind daher durch frühzeitige chirurgische Intervention oder durch lokale Bestrahlung, die wegen der Strahlenempfindlichkeit der extramedullären Plasmozytome häufig vorgezogen wird, heilbar. Der Anteil extramedullärer Plasmozytome an malignen Plasmazelldyskrasien ist relativ gering und dürfte bei etwa 4% liegen [878, 891]. Das mittlere Manifestationsalter liegt höher als beim solitären Plasmozytom, obwohl in Einzelfällen extramedulläre Plasmozytome auch bei Jugendlichen [53, 515] und selbst bei Kindern [515] gefunden wurden. Die Geschlechtsverteilung zeigte bei 257 analysierten Fällen ein deutliches Überwiegen (3:1) männlicher Patienten [878].

Extramedulläre Plasmozytome manifestieren sich bevorzugt im subepithelialen Gewebe der Schleimhäute des oberen Respirationstraktes, das reich an lymphatischem Gewebe ist. Von Dolin und Dewar [212] wurden 78% und von Kindler [414] 66% der extramedullären Plasmozytome im Respirationstrakt gefunden. Die weitere Häufigkeitsverteilung wurde von Kindler [414] folgendermaßen angegeben: Magen-Darmtrakt (12%), Harnwege (2%), endokrine Organe (1,4%), Haut und Hypothalamus (je 1%) und Tränen- und Brustdrüsen (je 0,3%). Extramedulläre Plasmozytome wurden aber bisher in fast allen Organen gefunden. So konnten sie in Mittelohr [70], Pleura [352], Lunge [661], Zunge [699], Leber [52], Gehirn [611], Hoden [484], Haut [436] sowie in mehreren anderen Geweben (Abb. 57) und Organen beobachtet werden [38, 216, 750].

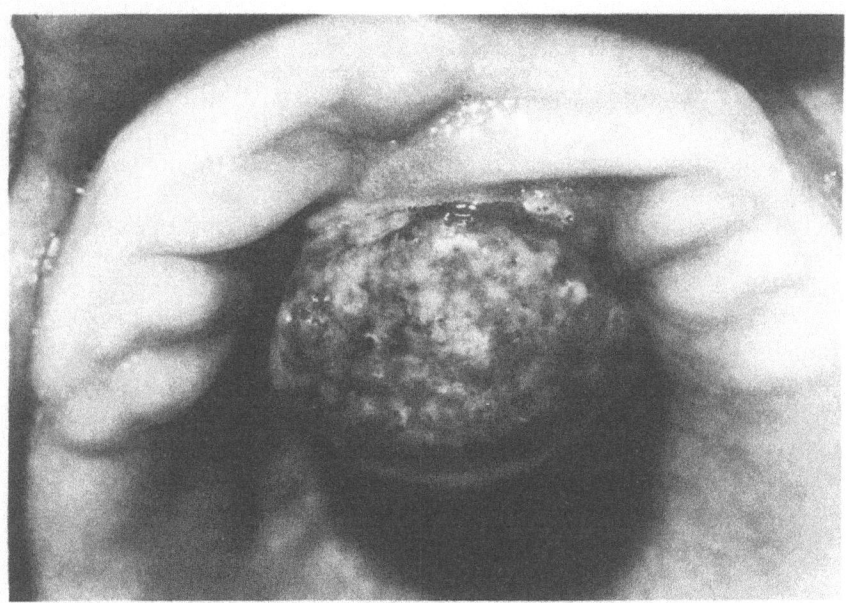

**Abb. 57.** Extramedulläres Plasmozytom am Gaumendach

Die Diagnose wird im Bereich des oberen Respirationstraktes oft früher als bei anderen Lokalisationen gestellt, da Blutungen und/oder neurologische Symptome auf die Neoplasie hinweisen. Die Tumore sind daher bei Diagnosestellung oft noch klein und auf das submucöse Gewebe begrenzt. Haben sie bereits Knochenerosionen herbeigeführt, so bedeutet dies eine wesentliche Verschlechterung der Prognose [864], während Metastasierungen in regionale Lymphknoten überraschenderweise keine negativen prognostischen Auswirkungen nach sich ziehen [234, 864]. Die extramedullären Plasmozytome anderer Lokalisationen sind im Gegensatz zu denen des oberen Respirationstraktes bei Diagnosestellung häufig schon disseminiert [199] und damit prognostisch ungünstiger gelagert. Bei Dissemination werden entweder Veränderungen im Sinne eines typischen multiplen Myeloms gefunden oder häufiger werden – ähnlich wie bei Karzinomen – Metastasierungen in extraossäre Organe und Gewebe sowie in Skelettabschnitte, die normalerweise nicht von Myelomherden befallen werden, beobachtet [878, 891]. Die Knochenläsionen manifestieren sich also bevorzugt in Skelettregionen, die kein blutbildendes Mark aufweisen und führen nur extrem selten zu diffusem Knochenmarksbefall [879]. Dieser charakteristische Metastasierungstyp hat Wiltshaw [878] zum Vergleich von extramedullären Plasmozytomen mit tierexperimentell induzierten Plasmozytomen bei Mäusen, die einen ähnlichen Metastasierungstyp aufweisen, veranlaßt. Außerdem spricht das gute Ansprechen extramedullärer Plasmozytome auf chemotherapeutische Maßnahmen ebenfalls für eine Ähnlichkeit zwischen Mäuseplasmozytom und extramedullärem Plasmozytom. Bei beiden Tumormanifestationen konnten allein mit zytostatischen Therapiemaßnahmen Heilungen erzielt werden [879]. Das extramedulläre Plasmozytom ist somit nach Wiltshaw's Ansicht als eine vom solitären Plasmozytom und multiplem Myelom verschiedene Entität anzusehen.

Die lokale Bestrahlung stellt die Therapie der Wahl beim extramedullären Plasmozytom dar. Wird diese rechtzeitig und entsprechend hochdosiert durchgeführt, so kann in einem hohen Prozentsatz der Fälle mit Heilungen gerechnet werden. Woodruff und Ma. [891] haben mit Herddosen von 4000 bis 5000 rad bei 15 von 16 und Corwin und Lindberg [177] bei 10 von 12 Patienten mit vorwiegend im oberen Respirationstrakt lokalisierten extramedullären Plasmozytomen Heilungen erzielt. Ähnlich gute Erfolge wurden auch von anderen Autoren berichtet [558, 825], die z.T. Herddosen von 5500 bis 6000 rad appliziert [558] und in Einzelfällen regionale Lymphknoten mitbestrahlt haben. Die Therapieerfolge bei nicht im oberen Respirationstrakt gelegenen extramedullären Plasmozytomen sind wesentlich schlechter, da die Tumore oft erst spät und nach Einwachsen in umliegende Organe oder Gewebe diagnostiziert werden [891]. Bei Dissemination der Erkrankung können jedoch in Einzelfällen chemotherapeutische Maßnahmen noch zu erstaunlichen Erfolgen, ja gelegentlich sogar zu Heilungen führen [803, 879].

## Nicht sezernierendes multiples Myelom

Patienten mit „nicht sezernierendem Myelom" (NSM) werden relativ selten beobachtet [331, 498, 620]. Wir konnten nur bei 3 von 114 Patienten ein NSM feststellen. Osserman und Takazuki [620] haben ebenso wie Hobbs [331] die Inzidenz von NSM in ihrem Patientengut mit 1% angegeben. Die Diagnose NSM kann nur bei jenen Patienten mit multiplem Myelom gestellt werden, bei denen trotz sorgfältiger Untersuchung von Serum und Harn kein Paraprotein nachweisbar ist. Bei negativem Serumbefund reicht weder ein negativer Harnteststreifenbefund noch ein negatives Ergebnis des Bence-Jones-Hitzetests zur Sicherung der Diagnose aus. Vielmehr muß die Suche nach Paraprotein, insbesondere Leichtketten, selbst in 50- bis 300fach konzentriertem Urin negativ bleiben, um bei entsprechender Klinik die Diagnose NSM stellen zu können.

Da beim NSM die wichtigste pathogenetische Noxe, nämlich die Bence-Jones-Proteinurie, wegfällt, sind renale Komplikationen bei diesem Krankheitsbild seltener. Dennoch werden vereinzelt Nierenfunktionseinschränkungen gefunden, die in den meisten Fällen auf die begleitende Hyperkalzämie zurückgeführt wurden [389, 679]. Bei diesen Patienten kann nach Korrektur der Hyperkalzämie eine entscheidende Verbesserung der Nierenfunktion erzielt werden. Die ausgeprägte Hypogammaglobulinämie, die bei ⅘ der Patienten zu finden ist [674], ist für die hohe Rate septischer Komplikationen verantwortlich [46]. Preud'homme und Ma. [674] haben in einer Übersicht über 25 Fälle neben der hohen Inzidenz von Hypogammaglobulinämien unerwarteterweise bei 5 Patienten polyklonale Hypergammaglobulinämien gefunden. Kim und Ma. [412] haben bei 5 Patienten mit NSM einen relativ gutartigen Verlauf beobachtet. Diese Patienten litten weder unter schweren Anämien noch unter progredienten Azotämien und zeigten ein gutes Ansprechen auf die Chemotherapie, so daß diese Autoren insgesamt eine bessere Prognose bei Patienten mit NSM als bei Fällen mit sezernierendem multiplem Myelom vermutet haben. Demgegenüber stehen Beobachtungen von Hobbs [331], Azar und Ma. [46] sowie Arend [36], die alle über rasch progrediente Krankheitsverläufe bei Patienten mit NSM berichtet haben. Hobbs hat den rasch progredienten Verlauf und den Verlust der Immunglobulinsekretionsfähigkeit auf die weitgehende Dedifferenzierung der Myelomzellen zurückgeführt [331]. Ultrastrukturelle Studien haben aber bei den meisten Patienten gut differenzierte Tumorzellen mit normal ausgebildetem endoplasmatischem Retikulum und unauffälligen Ribosomen ergeben [800].

Durch immunelektrophoretische Analysen von Zellhomogenaten konnte bereits 1967 gezeigt werden, daß die Myelomzellen der meisten Patienten mit NSM Immunglobuline synthetisieren, diese aber nicht effizient sezernieren [330, 498]. Spätere Untersuchungen mit immunhistologischen Techniken konnten diese Befunde bestätigen. Bei fast allen Patienten mit nicht sezernierendem Myelom konnten zytoplasmatisch eingelagerte monoklonale Immunglobuline, die allerdings in den meisten Fällen nur mehr den Phänotyp von Leichtketten aufwiesen, gefunden werden [674]. Die Verteilung der beiden Leichtkettentypen zueinander ergab ein überraschendes Ergebnis. Patienten mit kappa-Leichtketten-produzierendem NSM wurden zehnmal häufiger als jene mit lambda-Leichtketten-produzierendem NSM gefunden [829]. Dieses Ergebnis weicht stark von dem kappa:lambda-Verhältnis bei Patienten mit sezernierendem Leichtkettenmyelom, das nach Angaben von Shustik und Ma. [765] bei 1,2:1 liegt, ab.

Bei einigen Patienten mit NSM konnten aber Immunglobuline nicht einmal intrazytoplasmatisch, und zwar weder in Form von Leichtketten, noch in Form von kompletten Molekülen nachgewiesen werden [356, 523, 704, 800]. Bei diesen Patienten dürften die Myelomzellen ihre Befähigung zur Immunglobulinsynthese komplett verloren haben oder nur solche Polypeptidketten produzieren, die mit konventionellen Antiseren gegen Immunglobulinmoleküle oder Immunglobulinketten nicht nachgewiesen werden können. Als Hinweis für die letztgenannte Überlegung könnte das gleichzeitige Auftreten einer Amyloidose bei 2 Patienten [46, 674] mit NSM und nicht produzierenden Myelomzellen gewertet werden. Bei diesen Patienten könnten immunologisch nicht erkennbare Polypeptidketten für die Amyloidose verantwortlich gewesen sein. Als Ursache für den Sekretionsdefekt bei Patienten mit erhaltener Produktions-, jedoch fehlender Sekretionsfähigkeit werden mehrere Mechanismen diskutiert. Die Beobachtung von Preud'homme und Ma. [674], daß Myelomzellen von 2 Patienten initial Paraproteine produziert und sezerniert haben, die Sekretionsfähigkeit aber im weiteren Krankheitsverlauf nach Melphalantherapie verloren haben, spricht für eine Selektion weniger differenzierter Tumorzellmutanten, eine Überlegung, die bereits früher diskutiert wurde [331]. Damit stimmen auch in vitro Beobachtungen an Zellinien überein, die eine stufenweise Reduktion der Syntheseleistung von der Produktion kompletter Immunglobulinmoleküle über die Synthese von Leichtketten bis zum völligen Verlust der Produktionskapazität für Immunglobulinpolypeptidketten aufzeigen [61, 164]. Weitere Erklärungsmöglichkeiten für die diskrepanten Serum- und immunhistologischen Befunde könnten in extrem niedrigen Immunglobulinsyntheseraten [389] oder in einer extrem beschleunigten intra- oder extrazellulären Degradation von Immunglobulinen liegen [674]. Ein intrazellulärer Abbau müßte aber besonders rasch erfolgen, da die ultrastrukturellen Untersuchungen keinerlei Hinweise für intrazelluläre Anhäufung bzw. Ablagerung von Proteinen in Myelomzellen von NSM-Patienten ergeben haben [46]. Preud'homme und Ma. [674] postulieren eine extrem beschleunigte extrazellulär ablaufende Degradation von sezernierten Polypeptidketten. Ihrer Ansicht nach werden von den Myelomzellen abnorme Schwer- oder Leichtketten sezerniert, die wegen ihres strukturellen Defektes rascher abgebaut werden. Als Argumente für diese Hypothese führten sie den Nachweis von Immunglobulinen an der Membran von Plasmazellen solcher Patienten, sowie die Beschreibung einzelner Patienten mit NSM und intermittierender Bence-Jones-Proteinurie ins Treffen. Bei den letztgenannten Patienten könnten Variationen der Abbaurate defekter Polypeptidketten zum passageren Auftreten von Bence-Jones-Proteinurien führen. Letztlich werden defekte Glykosylierungsmechanismen vereinzelt als Ursache für den Sekretionsdefekt bei Patienten mit NSM verantwortlich gemacht. Nach Befunden von Melchers [559] und anderen Autoren soll der Kohlehydratanteil der Immunglobulinpolypeptidketten wesentliche Voraussetzung für die nachfolgende Sekretion sein. Nach dieser Ansicht würde daher ein Defekt der Glykosylierung, die vorwiegend im Golgi-Apparat erfolgt, die normale Sekretion unmöglich machen.

## IgD-Myelom

Der klinische Verlauf von IgD-Myelomen unterscheidet sich in mehrfacher Hinsicht von Myelomen anderer Paraproteinklassen. IgD-Paraproteine werden bei etwa 2% der Patienten mit multiplem Myelom gefunden [373], eine Inzidenzrate, die auch unserer Beobachtung von 2 IgD-Fällen unter 114 Patienten entspricht. Der Median des Manifestationsalters liegt mit 56 Jahren deutlich unter dem Erwartungswert für ein unausgewähltes Patientenkollektiv; ebenso ist die Geschlechtsverteilung stärker als bei einem unausgewählten Kollektiv zugunsten männlicher Patienten (3:1) verschoben. Aufgrund der häufig nur geringgradig pathologischen oder sogar unauffälligen Befunde von Blutsenkung, Gesamt-Eiweiß und elektrophoretisch bestimmter Gammaglobulinfraktion wird die Erkrankung vielfach erst verspätet oder überhaupt nicht erkannt [541]. Zu diesen diagnostischen Schwierigkeiten trägt der gelegentlich serumelektrophoretisch nicht erkennbare oder häufig nur kleine [149] und wenig eindrucksvolle, im alpha2- oder $\beta$- und nur selten im gamma-Bereich liegende M-Gradient bei. Die geringen IgD-Serumkonzentrationen dürften auf die im Vergleich zu anderen Immunglobulinklassen kurze Halbwertszeit von etwa 3 Tagen [707] und möglicherweise zum Teil auch auf eine rasche „spontane Proteolyse" zurückzuführen sein [378]. Manchmal läßt sich bei IgD-Paraproteinen vom lambda-Leichtkettentyp die Leichtkettendeterminante mit konventionellen immunologischen Methoden nicht oder nur erschwert erfassen [145]. Auffallend ist die besondere Prävalenz leichter Ketten vom Typ lambda, die, entgegen der üblichen kappa:lambda Verteilung von 2,43:1 (s. Kapitel VI), bei 90% der Patienten gefunden werden [145]. Dies dürfte ebenso wie der hohe Anteil freier Leichtketten und die damit verbundene hohe Inzidenz von Bence-Jones-Proteinurie für den klinischen Verlauf mit von Bedeutung sein. Knoll und Meyer zum Büschenfelde haben in einer Übersicht über 102 Fälle [421], Ito und Ma. [364] in einer Analyse von 85 Patienten und

Jancelewicz und Ma. [373] in einer Zusammenfassung von 133 Patienten auf die klinischen Charakteristika des IgD-Myeloms hingewiesen. Letztgenannte Autoren fanden bei 67% der Patienten Azotämien, bei 71% freie Leichtketten im Serum und bei 92% eine Bence-Jones-Proteinurie. Ein weiterer pathogenetischer Faktor für die bei IgD-Myelomen auffallend häufige Myelomnephropathie dürfte in der hohen Hyperkalzämierate liegen, denn bei mehr als ⅔ der Patienten werden im Krankheitsverlauf Hyperkalzämien gefunden. Hämatologische Komplikationen wie Anämien, Leukopenien und Thrombopenien lassen sich ebenfalls häufiger nachweisen, obwohl auch ein Patient mit einer Thrombozytose beschrieben wurde [598]. Relativ frühzeitig können bei zahlreichen Patienten Plasmazellen im peripheren Blutbild gefunden werden und bei jedem 10. Patienten ist mit dem Übergang in eine Plasmazelleukämie zu rechnen. Durch die bei 73% der Patienten autoptisch nachgewiesene Infiltration zahlreicher extraossärer Organe und Gewebe wie Leber, Milz, Lymphknoten, Haut und Retroorbitalraum kommt eine im Vergleich zu multiplen Myelomen anderer Immunglobulinklassen hohe Disseminationstendenz zum Ausdruck, die erheblich zur Multimorbidität der Patienten beiträgt. Kompliziert wird dies noch durch die hohe Amyloidosefrequenz, die mit der Prävalenz von lambda-Leichtketten in Zusammenhang gebracht wurde [656]. Nach Azar und Potter läßt sich bei 44% der Patienten mit IgD-Paraprotein, dagegen nur bei 15% der Fälle mit anderen Paraproteinen autoptisch eine signifikante Amyloidose nachweisen [45].

Der klinische Verlauf des IgD-Myeloms ist im allgemeinen rasch progredient. Nach Angaben von Jancelewicz und Ma. [373] liegt die mediane Überlebenszeit bei nur 13,7 Monaten, wobei ein Teil der Patienten bereits in den ersten Wochen und Monaten nach Diagnosestellung ad exitum kommt. Nachdem wahrscheinlich IgD relativ spät in der antigenunabhängigen B-Zelldifferenzierung vermutlich als Antigenrezeptor in Erscheinung tritt und somit andere Funktionen als die übrigen Immunglobulinklassen erfüllt [844], könnte es sich bei IgD-positiven Zellpopulationen um Zellklone mit differenten zellkinetischen Eigenschaften handeln, die für das aggressive Proliferationsverhalten verantwortlich sein könnten. Diesbezügliche zellkinetische Studien sind allerdings beim IgD-Myelom noch ausständig.

## IgE-Myelom

Die Häufigkeit bestimmter Immunglobulinklassen und Subklassen monoklonaler Gammopathien korreliert annähernd mit den relativen Anteilen der einzelnen Immunglobuline beim Gesunden [680]. Da die Serum-IgE-Spiegel normalerweise nur im Nanogrammbereich liegen [279], sind demnach IgE-Myelome nur extrem selten zu erwarten. Tatsächlich sind seit dem ersten von Johansson und Bennich 1967 [383] beschriebenen Patienten mit IgE-Myelom nur 14 weitere Fälle mit IgE-Myelom [192, 231, 902], 2 Patienten mit malignen lymphoproliferativen Systemerkrankungen [48, 763] und 1 Patient mit aplastischer Anämie, Bronchuskarzinom und monoklonaler IgE-Gammopathie [175] sowie eine Patientin mit „benigner" monoklonaler IgE-Gammopathie [512] bekannt geworden. In Zukunft ist aber durch den vermehrten Einsatz verbesserter immunologischer Techniken, wie

z. B. der Immunfixation, mit der baldigen Beschreibung weiterer Patienten zu rechnen, nicht zuletzt deshalb, weil die mit Anti-IgA-, Anti-IgG- und Anti-IgM-Antiseren negativen Paraproteine früher ohne weitere Austestung mit Anti-IgD- und Anti-IgE-Antiseren einfach als Leichtkettenparaproteine bezeichnet wurden. Solche Paraproteine werden heute allgemein detaillierter untersucht und besser charakterisiert und, falls erforderlich, auch mit Anti-IgD- und Anti-IgE-Seren ausgetestet. Dies trifft auch für die von uns beschriebene Patientin mit „benigner" monoklonaler IgE-Gammopathie zu [512]. Diese heute 76jährige Patientin wurde 1965, also zu einer Zeit, zu der IgE noch nicht bekannt war, als Paraproteinämie vom Typ lambda klassifiziert und erst 12 Jahre später als IgE-lambda-Paraproteinämie erkannt. 17 Jahre nach Diagnose der Paraproteinämie sind noch immer keine Anzeichen für einen Übergang in ein IgE-Myelom zu vermerken.

Definitive Aussagen über eventuell für das IgE-Myelom charakteristische klinische Symptome sind gegenwärtig aufgrund der kleinen Fallzahl und des relativ heterogenen klinischen Verlaufes der bisher bekannt gewordenen Patienten nicht möglich. Auffallend ist aber die hohe Prävalenz von IgE-kappa-Paraproteinen, die bei 12 der 15 Patienten gefunden wurden [192, 231, 902]. Außerdem wurde bei 8 der 15 Patienten eine deutliche Proteinurie festgestellt, die bei 7 Patienten nur auf Bence-Jones-Proteine zurückzuführen war, bei einem Patienten aber auf der Ausscheidung von kompletten IgE-Molekülen, $F_c$- und $F_{ab}$-Fragmenten beruhte. 3 Patienten zeigten osteosklerotische Veränderungen und bei 2 Fällen wurde ein Übergang in eine Plasmazelleukämie beobachtet, so daß nach den ersten Kasuistiken eine besondere Assoziation zwischen IgE-Myelomen und diesen klinischen Erscheinungsformen angenommen wurde [608, 709]. Diese Vermutung konnte aber in den nachfolgenden Fallberichten nicht bestätigt werden [108, 839].

Dammaco und Ma. [192] wiesen in einer Übersicht über 13 Patienten mit IgE-Myelom auf die hohe Inzidenz von „ungünstige Prognose" Faktoren hin. Bei einem Großteil der Patienten wurden bereits zum Zeitpunkt der Diagnosestellung Anämie, Niereninsuffizienz, Bence-Jones-Proteinurie und massive Skelettbeteiligung beobachtet. Außerdem ließen die relativ hohen Paraproteinserumkonzentrationen, die bei 9 Patienten über 3 g/100 ml lagen, insbesondere unter dem Aspekt der mit 2,7 Tagen besonders kurzen Halbwertszeit von IgE, eine hohe Tumorbelastung vermuten. Eine große Tumormasse wäre auch dann noch zu erwarten, wenn die Halbwertszeit von IgE-Paraproteinen, wie von der Arbeitsgruppe um Waldmann angegeben, im Vergleich zu normalen IgE-Molekülen auf 5 Tage verlängert wäre [856]. Die hohe initiale Tumormasse und die zahlreichen ungünstigen Prognosefaktoren sind wohl als Hauptursache für die relativ kurze Überlebenszeit der Patienten mit IgE-Myelom, die Dammaco und Ma. [192] mit 11,8 Monaten angegeben haben, anzusehen. Auch hier wird in zukünftigen Studien zu klären sein, ob ein unterschiedliches Proliferationsverhalten der Tumorzellen, wie z. B. eine erhöhte Wachstumsfraktion, für die extrem verkürzte Überlebenszeit verantwortlich ist.

## Biklonale Gammopathien

Gelegentlich können im Serum einzelner Patienten zwei oder mehrere Paraproteine beobachtet werden. Solche bi-, tri- oder multiklonale Gammopathien werden bei 0,5 bis 1% aller monoklonalen Gammopathien gefunden [93, 107] und bestehen zumeist aus der Kombination von IgG- und IgA-Paraproteinen. Diese Kombination war bei 46 (33%) der 141 von Bouvet und Ma. [107] analysierten Fälle zu finden. Weitere biklonale Gammopathien bestanden in der Assoziation von: IgM + IgG (34 = 24%), IgG + IgG (20 = 14%), IgM + IgA (12 = 9%), IgM + IgM (11 = 8%), BJ + BJ (4 = 3%). Je zwei Patienten hatten IgA + IgA, IgG + BJ, IgG + IgD und je ein Patient IgA + BJ, IgM + gamma-Kette, IgA + gamma-Kette, IgG + gamma-Kette. In einer weiteren Studie wurden unter 659 IgG-Paraproteinämien 12 Doppelparaproteinämien gefunden [772]. Alle bestanden aus Kombinationen von $IgG_1$ in 6 Fällen mit $IgG_4$, in 4 Fällen mit $IgG_2$ und in 2 Fällen mit $IgG_1$. Einer der beiden Patienten mit $IgG_1$-$IgG_1$-Doppelparaproteinämie hatte Paraproteine mit verschiedenem Leichtkettentyp, während der andere $IgG_1$-Paraproteine mit unterschiedlicher elektrophoretischer Wanderungsgeschwindigkeit aufwies. In dieser Analyse fiel auch die hohe Inzidenz von $IgG_4$-Paraproteinämien auf, da der Anteil von $IgG_4$ am Gesamt-IgG-Gehalt bekanntlich nur 4–5% beträgt. Von einigen Autoren [439, 623] wurden triklonale Gammopathien berichtet und Sanders und Ma. [733] haben einen Patienten, in dessen Serum 4 verschiedene Paraproteine identifiziert werden konnten (IgG, IgA, IgM und BJ), beschrieben.

Mit der Anwendung von Immunfluoreszenzmethoden konnte die Paraproteinproduktion auf zellulärer Ebene studiert werden. Bei einem Teil der Patienten wurden differente Plasmazellklone, die jeweils nur ein Paraprotein synthetisierten [93, 757], gefunden, während bei anderen Patienten Plasmazellen, die zwei verschiedene Paraproteine produzierten, nachweisbar waren [106, 180, 483]. Bei den meisten Patienten mit Doppelparaproteinämie konnte aber die Produktion verschiedener Paraproteine – wie eine Studie an 16 Patienten zeigte – auf verschiedene Plasmazellpopulationen zurückgeführt werden [835]. Ähnliche Ergebnisse wurden von Krueger und Ma. [440] berichtet, die im größten Teil der Knochenmarksplasmazellen jeweils nur Paraprotein eines Schwerketten- und Leichtkettentyps nachweisen konnten. Bei 12 der 19 untersuchten Patienten wurde aber ein wechselnd großer Anteil von Plasmazellen (7–22%) gefunden, die 2 verschiedene Paraproteintypen synthetisierten. Zusätzlich zu diesen interessanten Ergebnissen konnten in mehreren immunologischen und immunchemischen Untersuchungen identische Idiotypdeterminanten auf den verschiedenen Paraproteinen individueller Patienten gefunden werden [342, 757]. Daher kann mit großer Wahrscheinlichkeit bei einzelnen Patienten eine gemeinsame Vorläuferzelle für die paraproteinproduzierenden Plasmazellklone angenommen werden. Diese Vorläuferzellen könnten sich nach den Vorstellungen von van Camp und Ma. [835] aus unreifen lymphoiden Elementen in reife Lymphozyten und danach in Plasmazellen, die üblicherweise nur Immunglobuline einer Klasse produzieren, ausdifferenzieren. Selten auftretende Reifungsstörungen könnten dabei bewirken, daß die ausgereiften Plasmazellen Immunglobuline mit identischen Idiotypen aber verschiedenen Isotypen, die normalerweise in immunkompetenten Zellen einander ausschließen, gleichzeitig synthetisieren. Diese Vorstellungen lassen die Überlegungen, daß die neoplastische Transformation zweier voneinander unabhängiger Zellklone für die biklonale Gammopathie verantwortlich sein soll, in den Hintergrund treten. Dies wäre allein schon durch die mit 1% ungewöhnlich hohe Häufigkeit eines zufälligen Zusammentreffens voneinander unabhängiger neoplastischer Transformationen unwahrscheinlich, obwohl diese Möglichkeit nicht gänzlich ausgeschlossen ist. Ockhuizin und Ma. [607] haben einen Patienten mit $IgG_3$-kappa und $IgA_1$-lambda-Gammopathie beschrieben, bei dem nicht nur unterschiedliche Plasmazellpopulationen für die Produktion der beiden Paraproteine verantwortlich gemacht, sondern auch unterschiedliche Idiotypendeterminanten in den M-Komponenten festgestellt wurden.

In diesem Zusammenhang sind auch die Beobachtungen von wechselnder Paraproteinämie von Interesse. Heilmann und Ma. [322] haben einen Patienten mit IgA Myelom beobachtet, bei dem nach dreijähriger Krankheitsdauer anstelle des IgA Paraproteins ein IgM Paraprotein aufgetreten war. Der morphologische Zelltyp blieb trotz des Wechsels der Paraproteinklasse unverändert plasmozytisch. Ähnlich haben Scolari und Ma. [751] ein spätes Auftreten einer IgA-M-Komponente bei einem Patienten mit initialem IgG Myelom festgestellt. Im weiteren Krankheitsverlauf stieg die Konzentration des IgA Paraproteins kontinuierlich an, während die der IgG-M-Komponente laufend abnahm. Die Analyse mit idiotypenspezifischem Antiserum zeigte auf beiden Paraproteinen idente Idiotypendeterminanten.

Der klinische Verlauf bei Patienten mit biklonaler Gammopathie unterscheidet sich nicht wesentlich vom Krankheitsverlauf bei Patienten mit unausgewähltem multiplem Myelom [462]. Bei Patienten mit IgM M-Komponenten wurden jedoch heterogene Verlaufsformen beobachtet. Neben dem typischen Bild eines Morbus Waldenström wurden Fälle mit multiplem Myelom, solitärem Plasmozytom und Plasmazelleukämie beschrieben [683].

**Plasmazelleukämie**

Die Plasmazelleukämie ist eine seltene Formvariante maligner Plasmazelldyskrasien und bei etwa 1 bis 2% der Patienten mit multiplem Myelom zu finden [460, 682]. Nach der Definition von Kyle und Ma. [460] sind bei Vorliegen von mehr als 20% plasmazellulärer Elemente im peripheren Blut bei einer Gesamtzahl von mindestens 2000 Plasmazellen/µl die Kriterien der Plasmazelleukämie erfüllt. Dieses Krankheitsbild wurde bereits 1904 beschrieben [258]. Schon zwei Jahre später haben Gluzinski und Reichenstein auf die gelegentlichen differentialdiagnostischen Probleme, im besonderen bei der Abgrenzung von lymphatischen Systemerkrankungen, aufmerksam gemacht [285]. In Fällen mit großer zytomorphologischer Ähnlichkeit zwischen atypischen Plasmazellen und mittelgroßen bis großen Lymphozyten empfiehlt sich die Beurteilung des Knochenmarksausstriches, da dort die Plasmazellcharakteristika oft deutlicher zum Ausdruck kommen. Snapper und Kahn haben in differentialdiagnostisch schwierigen Fällen die Durchführung der Methylgrün-Pyronin Färbung zur sicheren Identifizierung von Plasmazellen empfohlen [779].

Prinzipiell können Plasmazelleukämien als Spätmanifestation eines typischen multiplen Myeloms auftreten oder als Erstmanifestation einer akuten rasch progredienten Plasmazelldyskrasie in Erscheinung treten. Bei 13 der 33 von Kyle und Ma. [460], Pruzanzki und Ma. [682] und Zawadzki und Ma. [905] publizierten Patienten wurden Plasmazelleukämien bereits als Erstmanifestation festgestellt. Zu dieser wichtigen differentialdiagnostischen Frage wurde allerdings in anderen Übersichten nicht immer Stellung genommen [823, 887], der beschriebene klinische Verlauf spricht aber bei der Mehrzahl der Patienten nicht unbedingt für ein „de novo" Auftreten der Plasmazelleukämie. Patienten mit primärer Plasmazelleukämie unterscheiden sich in mehrfacher Hinsicht von jenen mit multiplem Myelom. Sie haben ein auffallend niedriges Manifestationsalter und leiden nur relativ selten an Knochenschmerzen; dementsprechend lassen sich röntgenologisch nur vereinzelt Skelettdestruktionen nachweisen. Ein Charakteristikum aller Plasmazelleukämien ist die starke Disseminationstendenz in extraossäre Organe und Gewebe. Hepatomegalien werden bei fast allen und Lymphadenopathien bei einem Teil der Patienten gefunden. Darüber hinaus wurden Infiltrate in Lunge und Pleura [376], Hoden [31], Skelettmuskulatur [211] und ZNS [887] beschrieben. Ausgeprägte M-Komponenten werden nur bei etwa 50% der Patienten gefunden, während eine Knochenmarksinsuffizienz fast regelmäßig nachweisbar ist. Ausgeprägte Anämien und Thrombopenien sind daher häufig und werden zum Teil auf die diffuse Durchsetzung des Knochenmarks mit Plasmazellen zurückgeführt. Schwere Organkomplikationen, wie Niereninsuffizienz, werden oft gefunden, außerdem läßt sich eine vermehrte Inzidenz von Hyperkalzämien nachweisen. Entsprechend den Angaben von Jancelewicz und Ma. [373] zeigen Patienten mit IgD-Myelom eine besondere Tendenz zur Ausbildung von leukämischen Verlaufsformen: in dem von ihnen analysierten Patientengut wurden unter 82 Fällen mit IgD-Myelom 10 Patienten mit Plasmazelleukämie beobachtet.

Die Plasmazellen sind meist erheblich dedifferenziert und zeigen oft nur unreife Kerne und ausgeprägte Kern-Zytoplasma-Reifungsdissoziationen; manchmal ist das endoplasmatische Retikulum nur rudimentär angelegt. Nach Ansicht von Isobe und Ma. [362] sind die Tumorzellen bei der Plasmazelleukämie meist kleiner als beim multiplen Myelom.

Die Prognose der Plasmazelleukämie ist schlecht. Das gilt sowohl für Patienten, die erst im Verlauf eines multiplen Myeloms eine Plasmazelleukämie entwikkeln, als auch für jene, die primär mit den Symptomen einer Plasmazelleukämie diagnostiziert werden. In einer Studie [905] wurde zwar die mittlere Überlebenszeit bei erstgenannter Patientengruppe mit 33 Monaten angegeben, die Überlebenszeit nach Auftreten der Plasmazelleukämie war aber extrem kurz und auf wenige Monate beschränkt. Bei Patienten mit „de novo" aufgetretener Plasmazelleukämie wurde die Überlebenszeit überhaupt nur mit 2 bis 3 Monaten angegeben [887, 905], obwohl über mehrere Fälle mit gutem Ansprechen auf chemotherapeutische Maßnahmen berichtet wurde [33, 485]. Zur Therapie werden vorwiegend die beim multiplen Myelom wirksamen Alkylantien Melphalan und Cyclophosphamid, kombiniert mit Prednison, eingesetzt. Shaw und Ma. [760] haben mit einer aus Cyclophosphamid, Vincristin, Cytosin-Arabinosid und Prednison bestehenden Induktionstherapie und anschließender Melphalan-Prednison-Erhaltungstherapie vereinzelt gute Erfolge erzielt.

**Amyloidose**

Magnus-Levy hat bereits 1931 auf die häufige Assoziation zwischen Bence-Jones-Proteinurie und „primärer" Amyloidose hingewiesen [516]. Wenig später hat Apitz auf die Knochenmarksplasmozytose bei Patienten mit dieser Amyloidoseform aufmerksam gemacht [35]. In nachfolgenden Studien wurden unterschiedliche Angaben über die Häufigkeit der Amyloidose bei Plasmazelldyskrasien publiziert und Inzidenzraten von 3,25% bis 25% angeführt [244, 450, 655]. Heute kann Amyloid aufgrund zahlreicher Untersuchungsergebnisse verschiedenen Typen zugeordnet werden [263]. Eine dieser Amyloidarten, das sogenannte „sekundäre" Amyloid, wird vorwiegend bei chronischen Entzündungszuständen gefunden und besteht aus Fibrillen, die von niedermolekularen Proteinen (Molekulargewicht 8500 Dalton) geformt werden. Diese Polypeptide sind mit dem als „SAA" bezeichneten Serum-Akutphase-Protein immunologisch und chemisch ident [713]. Im Gegensatz dazu setzt sich das „AL" Amyloid aus polymerisierten Immunglobulinleichtketten und Leichtkettenfragmenten zusammen [283]. Dieses ist für die Amyloidablagerung bei Plasmazelldyskrasien und für die „primäre" Amyloidose verantwortlich. Aus bisher unbekannten Gründen sind bei der Entstehung dieser Amyloidform lambda-Ketten häufiger als kappa-Ketten beteiligt, obwohl kappa-Ketten ungefähr 2,4mal häufiger in Immunglobulinmolekülen vorliegen. Eine spekulative Erklärung läge in einer größeren Polymerisationstendenz von lambda-Ketten, wobei diese bei reduzierter renaler Elimination zur Amyloidbildung führen könnte [282]. Nicht geklärt ist auch, ob die im Amyloid inkorporierten Leichtkettenfragmente „de novo" als inkomplette Polypeptidketten gebildet oder ob sie erst in situ durch proteolytische Spaltung geformt werden [281].

Häufig fällt bereits bei der Inspektion die stellenweise dünne, fragile Haut auf. Gelegentlich lassen sich Hautblutungen erkennen, häufiger bestehen massive Ödeme, bei etwa jedem 4. Patienten findet sich eine unterschiedlich ausgeprägte Makroglossie, die – ebenso wie die seltener zu beobachtende Heiserkeit – auf eine Amyloidose hinweist. An subjektiven Beschwerden werden häufig Gewichtsverlust, Müdigkeit, Schwäche und Parästhesien eruiert und gelegentlich ist auch eine hypotone Kreislaufdysregulation zu beobachten. Differentialdiagnostisch lassen sich aber die genannten Symptome nicht verwerten, da sie in der Regel allgemein beim multiplen Myelom gefunden werden. Liegt eine Nierenbeteiligung vor, so kommt es häufig zu einem rasch progredienten nephrotischen Syndrom mit erheblicher Proteinurie, Ödemneigung und Urämie, die auch die häufigste Todesursache darstellt. Nicht selten ist eine schon durch die periphere Niedervoltage im EKG erkennbare Herzamyloidose oder eine erhöhte Infektionsanfälligkeit für einen letalen Ausgang verantwortlich.

Pathologisch-anatomisch lassen sich Amyloidablagerungen in zahlreichen Organen, insbesondere in solchen, die reich an retikulären und/oder kollagenen Fasern sind, nachweisen. Daher sind Leber, Milz, Lymphknoten, Nieren, Kapillaren, Arteriolen und kleine Arterien, Herzmuskulatur, Muskulatur des Magen- und Darmtraktes, Haut sowie Nervenfasern bevorzugte Lokalisationen für Amyloidablagerung (Abb. 58). Die Diagnose wird gewöhnlich aufgrund der klinischen Symptomatik vermutet und durch die Rektumbiopsie gesichert. Diese Methode

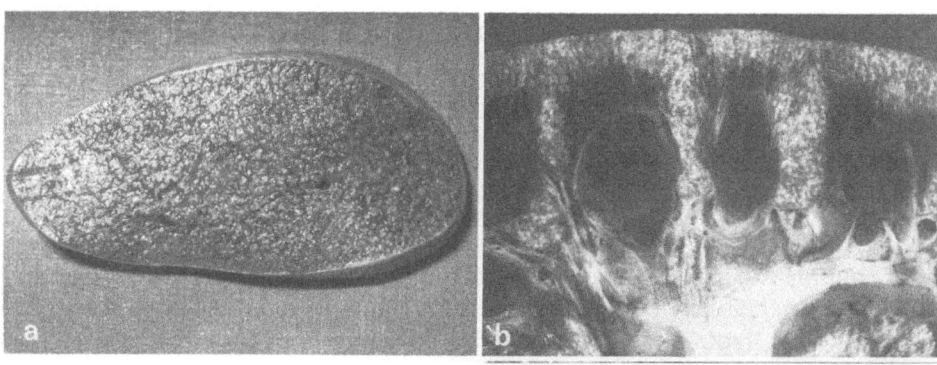
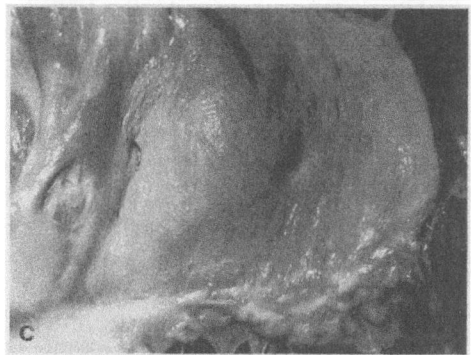

**Abb. 58.** Amyloidose. **a** Milzbefall mit gelbrosa speckigglänzender Schnittfläche. Die vergrößerten Follikel treten als graue, glasig durchscheinende Knötchen hervor. **b** Amyloidablagerung in der Niere. **c** Herzmuskelamyloidose mit glasig durchscheinenden subendokardialen Ablagerungen

ergab in einer großen Serie bei 84% der Patienten mit primärer Amyloidose positive Befunde [463]. Die Rektumbiopsie muß aber, um lege artis ausgeführt zu sein, auch submucöses Gewebe enthalten, da dieses häufiger als die Mucosa von der Amyloidose betroffen ist [463]. Eine höhere Treffsicherheit ist mit der Nieren- oder Leberbiopsie zu erwarten, die Komplikationsrate beider Methoden ist aber gerade bei der Amyloidose nicht zu vernachlässigen. Schließlich wird nicht selten die Diagnose aus der Knochenmarksbiopsie gestellt.

Die Kongorotfärbung ist die allgemein akzeptierte zytochemische Technik zum Nachweis von Gewebsamyloid. Dieser Farbstoff wird spezifisch an Amyloid angelagert und führt dort im polarisierten Licht zu einer charakteristischen grünen Anfärbung. Elektronenmikroskopisch werden rigide, nicht verzweigte Fibrillen mit 5–15 nm Durchmesser und ungefähr 800 nm Länge gefunden. Die ultrastrukturelle Untersuchung ist naturgemäß wesentlich genauer als die übliche Kongorotfärbung und ergibt selbst in einzelnen Kongorot-negativen Geweben noch positive Resultate [294].

Die therapeutischen Bestrebungen zielen, nachdem die AL-Form des Amyloids im wesentlichen als Plasmazellprodukt aufzufassen ist, auf eine Reduktion der Plasmazellvermehrung, was beim multiplen Myelom natürlich schon allein wegen der Grundkrankheit angestrebt wird. Läßt sich durch die beim multiplen Myelom übliche zytostatische Therapie eine wesentliche Tumorreduktion erzielen, so ist in Einzelfällen eine Besserung der Amyloidose zu erwarten, da abgelagertes Amyloid zum Teil mobilisiert und resorbiert werden kann [698].

# XI. Stadieneinteilung, Verlauf und Prognose

Das multiple Myelom zeigt in der Regel einen rasch progredienten Verlauf und führt bei unbehandelten Patienten innerhalb von 3,5 bis 11 Monaten zum Tode [247, 614, 706]. Trotz dieser infausten Prognose unbehandelter Patienten variiert die Überlebenszeit individueller Fälle beträchtlich, wobei selbst in der Prächemotherapieära Patienten mit ungewöhnlich langem Krankheitsverlauf beobachtet wurden. Der erste von Dr. McIntyre zwischen 1844 und 1846 behandelte Patient mit multiplem Myelom überlebte immerhin noch 16 Monate nach Auftreten der ersten klinischen Symptome [156], obwohl keine andere Therapie zur Verfügung stand als die damals usuellen mehrfachen Aderlässe. Der von Otto Kahler 1889 beschriebene Patient [392] kam sogar – ähnlich wie einige andere ebenfalls in der Prächemotherapieära beobachtete Patienten – auf eine über achtjährige Überlebenszeit [408]. Gegenwärtig werden in den meisten klinischen Zentren mediane Überlebenszeiten zwischen 18 und 30 Monaten erreicht [78, 168]. Diese insgesamt unbefriedigenden Ergebnisse konnten von einigen Arbeitsgruppen mit aggressiven Therapieprotokollen auf mediane Überlebenszeiten von mehr als vier Jahren verbessert werden [24, 137].

## Stadieneinteilung

Zahlreiche Arbeitsgruppen [168, 226, 375, 538, 556, 788] haben ihre Patientenkollektive nach erfaßbaren Risiko- und Prognosefaktoren ausgewertet. Damit sollten für den individuellen Patienten bessere Entscheidungskriterien, sowohl in Bezug auf die Wahl der optimalen Chemotherapie, als auch in Bezug auf die individuelle Prognose, geschaffen werden. Salmon und Smith [729] ist aber bereits vor Auswertung dieser Studien mit der Erstellung eines Modells zur Berechnung der Tumorzellzahl ein entscheidender Fortschritt gelungen. Für die Berechnung der Tumormasse ist allerdings die Bestimmung von 1. in vitro-Paraproteinsyntheserate pro Plasmazelle, 2. Plasmavolumen, 3. Paraprotein-Serumkonzentration sowie 4. die Kenntnis der in vivo Abbaurate der Paraproteine erforderlich. Setzt man die für die genannten Parameter ermittelten Werte in die unten angegebene Formel, so läßt sich die individuelle Tumorzellzahl berechnen.

$$\text{Gesamttumorzellzahl} = \frac{\text{Gesamtparaproteinproduktion (g/die)}}{\text{Paraproteinsyntheserate/Zelle } (10^{-12}\text{g/Zelle/die})}$$

Allerdings ist die in vitro Bestimmung der Paraproteinproduktionsrate pro Tumorzelle eine technisch aufwendige Methode, was Durie und Salmon [226] veranlaßte, ein einfacheres Modell zur relativ genauen Bestimmung der Tumormasse zu entwickeln. Im Zuge dieser Arbeiten wurde bei 71 Patienten mit multiplem Myelom die Tumormasse auf oben genannte Weise berechnet und dann in Bivarianz- und Multivarianz-Regressionsanalysen jene klinischen und laborchemischen Parameter, die in besonders engem Zusammenhang mit der Tumormasse stehen, ermittelt. Diese in Tabelle 20 angegebenen Parameter werden nach entsprechender Gewichtung zur exakten Bestimmung der Tumorzellzahl nach der ebenfalls in Tabelle 20 angegebenen Formel herangezogen. Myelombedingte Knochenlaesionen werden semiquantitativ (0 = unauffällig, 1 = Osteoporose, 2 = osteolytische Knochendestruktion, 3 = ausgedehnte Skelettdestruktionen und Frakturen) bewertet. Ihnen kommt in der angegebenen Formel das meiste, und der 24-Stunden-Harn-Paraproteinausscheidung das geringste Gewicht zu, während die Bedeutung von Hämoglobin, Kalzium und Paraproteinkonzentration für die Tumorgrößenbestimmung zwischen diesen beiden Extremen liegt. Bei der Bewertung der Tumorgröße muß aber berücksichtigt werden, daß die genannten Parameter bei Patienten mit verschiedenen Paraproteintypen in unterschiedlichem Zusammenhang mit der Tumorgröße stehen. Daher werden die klinischen und laborchemischen Parameter für Patienten mit IgG-Myelom anders als für jene Patienten mit IgA- oder Leichtkettenmyelom gewichtet. Trotz dieser Differenzierung ist die Quantifizierung der Tumorzellzahl bei Patienten mit Leichtkettenmyelom relativ ungeau, sodaß Durie und Ma. [224] ein verbessertes Modell zur Berechnung der Tumorzellzahl bei diesem Myelomtyp entwickelt haben. Leider ist dazu neben der Bestimmung von Kreatinin-Clearance, 24-Stunden-Bence-Jones-Proteinurie und von Plasmavolumen auch die Quantifizierung der Leichtkettensyntheserate pro Zelle und Tag erforderlich, weshalb diese Methode gegenwärtig nicht routinemäßig angewandt werden kann (Tabelle 20).

Durie und Salmon [226] haben die klinischen Befunde zum Zeitpunkt der Diagnosestellung ebenso wie die Tumorzellzahl bei 71 Patienten als Grundlage für die Etablierung einer klinischen Stadieneinteilung herangezogen. Damit konnten sie das in Tabelle 21 angeführte „Staging"-System entwickeln. Patienten mit normaler oder weitgehend normaler Hämoglobin- und Serumkalziumkonzentration, normalem Skelettröntgen oder höchstens einer solitären Skelettlaesion, niedriger Paraproteinserumkonzentration oder, bei Leichtkettenparaproteinen, geringer 24-Stunden-Harn-Proteinausscheidung werden dem Stadium I zugeordnet. Als Stadium III werden jene Patienten klassifiziert, die eines oder mehrere der folgenden Kriterien erfüllen: Hämoglobin < 8,5 g/100 ml, fortgeschrittene osteolytische Skelettdestruktionen, hohe Paraproteinkonzentration (IgG > 7 g/100 ml bzw. IgA > 5 g/100 ml) oder bei Leichtkettenparaproteinen hohe 24-Stunden-Harnproteinausscheidung (> 4 g/24 Stunden). Patienten, die weder die Kriterien des Stadiums I noch jene des Stadiums III erfüllen, werden dem Stadium II zugeordnet. Außerdem geht die Nierenfunktion als weiterer wesentlicher Faktor in die Klassifizierung ein: Patienten mit Serum-Kreatinin < 2 mg/100 ml werden dem Subtyp A und jene mit einem Serum-Kreatinin $\geqslant$ 2 mg/100 ml dem Subtyp B zugeordnet. Im Stadium I liegt die Tumorzellzahl unter $0,6 \times 10^{12}/m^2$ und im Stadium III über $1,2 \times 10^{12}/m^2$ Körperoberfläche. Die prognostische Aussagekraft dieses „Staging"-Systems wurde in anschließenden Untersuchungen von mehreren Arbeitsgruppen bestätigt. So konnten Alexanian und Ma. [18], Woodruff und Ma. [890], Shustik und Ma. [765] und andere [58] die klinische Re-

**Tabelle 20.** Berechnung der Tumorzellzahl beim multiplen Myelom nach den Protokollen von Durie und Salmon (Cancer, 1975) und Durie, Cole, Chen und Ma. (Brit. J. Haematol., 1981)

| IgG-, IgA und Leichtkettenparaproteine | IgG-Paraproteine |
|---|---|
| 0,601 | 0,413 |
| + 0,283 × Index der Knochenläsionen | + 0,256 × Index der Knochenläsionen |
| + 0,031 × 24 h Urin-Paraproteinausscheidung (g/24 h) | − 0,059 × Hämoglobin (g/100 ml) |
| − 0,058 × Hämoglobin (g/100 ml) | + 0,050 × Serum-Paraproteinkonz. (g/100 ml) |
| + 0,051 × Serum-Kalzium (mg/100 ml) | + 0,065 × Serum-Kalzium (mg/100 ml) |
| + 0,028 × Serum-Paraproteinkonz. (g/100 ml) | + 0,019 × 24 h-Urin-Paraproteinausscheidung (g/24 h) |
| Tumorzellen × $10^{12}/m^2$ | Tumorzellen × $10^{12}/m^2$ |

Leichtkettenparaproteine

$$\text{Tumorzellzahl} \times 10^{12} = \frac{24\text{h-Urin-Leichtkettenausscheidung} \times \dfrac{1{,}355 + 1{,}330 \times \dfrac{\text{Kreatinin-Clearance (ml/min.)} \times 60}{\text{Plasmavolumen (l)} \times 1000}}{0{,}096 + 0{,}186 \times \dfrac{\text{Kreatinin-Clearence (ml/min.)} \times 60}{\text{Plasmavolumen (l)} \times 1000}}}{\text{Leichtkettensyntheserate/Plasmazelle/Tag (pg/Zelle/Tag)}}$$

Tabelle 21. Klinische Stadiumeinteilung beim multiplen Myelom nach Durie und Salmon (Cancer, 1975)

| Stadium I | Stadium II | Stadium III |
|---|---|---|
| Alle Parameter | | Ein oder mehrere Parameter |
| 1. Hämoglobin > 10 g% | Parameter weder | 1. Hämoglobin < 8,5 g% |
| 2. Kalzium ≤ 12 mg% | für Stadium I noch III | 2. Kalzium > 12 g% |
| 3. Keine multiplen Knochendestruktionsherde | zutreffend | 3. Fortgeschrittene Knochendestruktion |
| 4. Geringe Paraproteinkonz. | | 4. Hohe Paraproteinkonz. |
| A) IgG < 5000 mg% | | A) IgG > 7000 mg% |
| B) IgA < 3000 mg% | | B) IgA > 5000 mg% |
| C) $24^h$ Harn-Leichtketten-Ausscheidung < 4 g | | C) $24^h$ Harn-Leichtketten-Ausscheidung > 12 g |
| $< 0,6 \times 10^{12}$ Tu-Zellmasse/m² | $0,6 - 1,20 \times 10^{12}$ Tu-Zellmasse/m² | $> 1,20 \times 10^{12}$ Tu-Zellmasse/m² |
| | Subklassifizierung | |
| A: Serum-Kreatinin < 2,0 mg%; B: Serum-Kreatinin ≥ 2,0 mg% | | |

levanz dieser Stadieneinteilung bestätigen. In anderen Studien zeigte sich aber kein signifikanter Unterschied in der Überlebenszeit zwischen Patientengruppen mit verschiedenen Krankheitsstadien [18, 168, 765], so daß einzelne Arbeitsgruppen ihre eigenen Patientenkollektive in retrospektiven Analysen nach einfachen und aussagekräftigen Prognosefaktoren untersucht haben.

Im Rahmen solcher Bemühungen hat die Arbeitsgruppe um Jan Waldenström [567] ein neues auf der Auswertung von 123 Patienten basierendes „Staging"-System entwickelt. Dieses Modell beruht auf Bivarianz-, Korrelations-, Multivarianz- und Regressionsanalysen der bei dem Patientenkollektiv erhobenen Daten und erfordert je nach Paraproteinklasse die Kenntnis von jeweils nur drei klinischen Routineparametern für die Zuordnung zum Krankheitsstadium. Für die Klassifizierung von IgG- und Leichtkettenmyelomen sind die Werte von Serum-Kreatinin, Serum-Kalzium sowie das Ausmaß der Plasmazellinfiltration erforderlich und für die Stadiumzuordnung von IgA-Myelomen sind die Werte von Hämoglobin, Serum-Kalzium und IgA-Paraprotein notwendig. Als Vorteil dieser Methode sind die von den Autoren aufgrund ihrer Ergebnisse entwickelten standardisierten Diagramme zu nennen, mit denen die Stadienzuordnung ohne mathematische Berechnung durchgeführt wird (Abb. 59). Dazu werden die in Abhängigkeit vom Paraproteintyp zu wählenden Prognosefaktoren herangezogen. Durch die beim Patienten beobachteten Werte dieser Parameter wird ein Punkt determiniert, aus dessen Position in einem der drei definierten Areale das Krankheitsstadium abgeleitet werden kann. Die Stadieneinteilung kann aber auch mathematisch erfolgen. In diesem Fall wird die wahrscheinliche Überlebenszeit an Hand einer einfachen Formel durch Gewichtung der zu wählenden Prognosefaktoren ermittelt. Aus der prognostizierten Überlebenszeit erfolgt dann die Zuordnung zu einem der drei Krankheitsstadien (Tabelle 22). Dieses Autorenteam fand besonders günstige Voraussetzungen für die Etablierung ihres „Stadium-Einteilungssystems" vor, da alle klinischen Daten von Jan Waldenström direkt zur Ver-

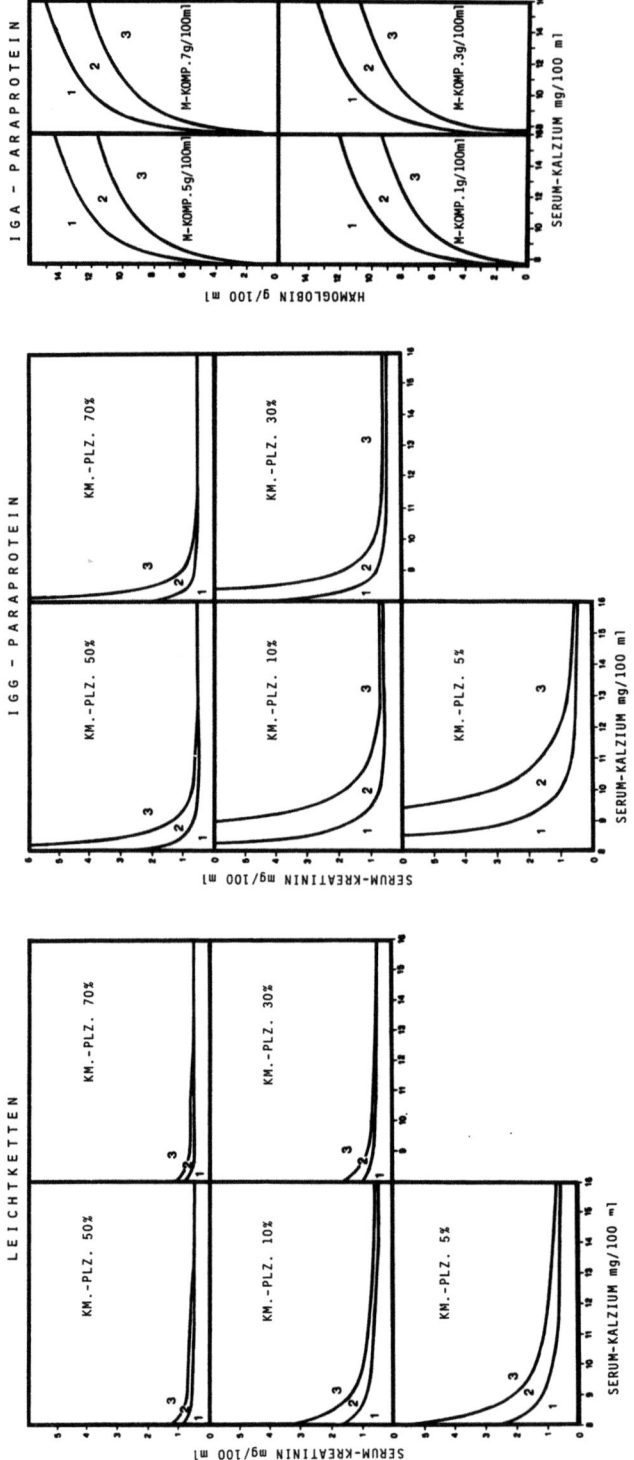

**Abb. 59.** Standardisierte Normogramme zur Stadieneinteilung nach Merlini, Waldenström und Jayakar (Blood, 1980). Bestimmte, in Abhängigkeit vom Paraproteintyp zu wählende Prognosefaktoren werden entsprechenden Arealen der Normogramme zugeordnet und daraus das Tumorstadium ermittelt

**Tabelle 22.** Stadiumeinteilung beim multiplen Myelom nach Merlini, Waldenström und Jayakar (Blood, 1980)

| Para-protein-typ | | |
|---|---|---|
| IgG | $2{,}2768 - 0{,}6554 \times$ Kalzium $- 0{,}3407 \times$ KM-Plz.%[a] $- 0{,}2935 \times$ Kreatinin | = Überlebenszeit[b] |
| IgA | $1{,}2924 + 0{,}0727 \times$ Hämoglobin $- 0{,}4066 \times$ Kalzium $- 0{,}3455 \times$ M-Komponente | = Überlebenszeit |
| L-Ketten | $1{,}9408 - 0{,}5586 \times$ Kreatinin $- 0{,}5045 \times$ KM-Plz.% $- 0{,}6223 \times$ Kalzium | = Überlebenszeit |
| Zuordnung zum Stadium erfolgt nach Überlebenszeit: Überlebenszeit > 50,1 Monate = Stadium I  Überlebenszeit 50,1 – 31,6 Monate = Stadium II  Überlebenszeit < 31,6 Monate = Stadium III | | |

[a] Prozentsatz der Knochenmarksplasmazellen
[b] In Monaten. Folgende Transformationen sind notwendig:
Überlebenszeit = log x
Kreatinin = log ( x − 0,5)
Kalzium = log ( x − 7,5)
KM-Plz.% = log ( x + 1)

fügung gestellt wurden. Er hatte alle Patienten selbst betreut und deren Krankheitsverlauf persönlich verfolgt und dokumentiert. Darüber hinaus konnten bei 93% der mittlerweile 122 verstorbenen Patienten die genaue Tumorausbreitung sowie die Todesursache autoptisch ermittelt werden. Für die Erfassung von Risikofaktoren standen somit alle relevanten klinischen Daten einschließlich der exakten Überlebenszeiten zur Verfügung.

Vercelli und Ma. [842] haben die prognostische Relevanz beider „Staging"-Systeme bei 43 Patienten mit multiplem Myelom verglichen. Diese Autoren konnten mit der von Durie und Salmon beschriebenen Methode die Überlebenszeit etwas genauer als mit dem von Waldenströms Arbeitsgruppe entwickelten System vorhersagen. Außerdem unterschieden sich die Überlebenskurven der Patientengruppen mit den 3 unterschiedlichen Krankheitsstadien nach erstgenannter Klassifikation deutlicher als nach der Merlini-Waldenström-Jayakar-Methode. Die Zahl der bisher mit beiden Methoden klassifizierten Patienten ist aber noch viel zu klein, um eine endgültige vergleichende Bewertung beider Modelle abzugeben.

## Prognosefaktoren

Als wichtigster prognostischer Einzelfaktor wird von allen Arbeitsgruppen die Nierenfunktion angesehen (Tabelle 23). Patienten mit initialer Azotämie haben signifikant kürzere Überlebenszeiten als nierengesunde Patienten und zeigen darüber hinaus häufig zusätzliche Komplikationen [168, 375, 538, 556, 788]. Außer-

**Tabelle 23.** Risikofaktoren beim multiplen Myelom. Die Nierenfunktion wird übereinstimmend als wesentlichster Prognosefaktor betrachtet

| | Dawson & Ogston 1971 | MRC 1973 | Hansen 1973 | Alexanian 1975 | Durie & Salmon 1975 | Kyle & Elveback 1976 | Matzner 1978 | Belpomme 1978 | Jansen 1980 | MRC 1980 |
|---|---|---|---|---|---|---|---|---|---|---|
| Patienten | 166 | 258 | 71 | 482 | 71 | 869 | 69 | 98 | 98 | 485 |
| Nierenfunktion | + | + | (+) | + | + | + | + | + | + | + |
| Hämoglobin | – | + | | + | + | + | + | + | + | + |
| Kalzium | – | | | + | + | + | – | – | – | – |
| Paraproteintyp | | | + | + | | | (+) | + | | + nur IgA |
| Paraproteinkonz. | | | – | + | | – | (+) | | – | + |
| Bence-Jones Prot. | | | | + | nur bei IgA + L + | – | | | + | Gesamt-Harn-protein + |
| Albumin | | | | + | | | (+) | | – | + |
| Alter | | + | | + | | | + | | – | – |
| Geschlecht | | | | – Rasse | | | – | | | |
| Sonstiges | | | | – | Skelett-läsionen + Performance St. + (nur bei IgA + L) | | Hyper-urikämie (+) Skelett-läsionen | | Skelett-läsionen – | Performance St. + |
| Stat. Auswertung | 2 | 1 | 2 | 2 | 1 | | 1 | 2 | 1 | 1 |

Stat. Auswertung: 1) in Multivarianzanalyse signifikant; 2) Auswertung ohne Berücksichtigung ev. Zusammenhänge mit anderen Prognosefaktoren; ( ) = geringe Fallzahl; L = Leichtkettenmyelom dem haben die Korrelationsanalysen der meisten Arbeitsgruppen eindeutige Zusammenhänge zwischen Prognose und Hämoglobinkonzentration aufgezeigt, während die prognostische Aussagekraft von Serum-Kalzium und Bence-Jones-Proteinurie nicht in allen Studien bestätigt werden konnte [18, 226, 890]. In mehreren der genannten Untersuchungen wurden allerdings die statistischen Auswertungen ohne Berücksichtigung der Abhängigkeit der einzelnen Parameter voneinander vorgenommen, sodaß die Ergebnisse nur bedingt mit statistisch korrekt ausgewerteten Daten vergleichbar sind. Dafür müßte nämlich die prognostische Bedeutung der einzelnen Parameter unabhängig von deren Korrelation mit anderen Prognosefaktoren im Rahmen von Multivarianzanalysen unter Beweis gestellt werden [181]. Das trifft vor allem auf die weniger bedeutsamen Prognosekriterien wie Serumalbumin, Paraproteinklasse, Leichtkettentyp, Paraproteinkonzentration sowie Ausmaß der Skelettdestruktionen zu. In unserem Patientengut erwiesen sich bei Auswertung der Daten von 102 Patienten sowohl die Nierenfunktion als auch die Hämoglobinkonzentration als prognostisch eindeutig relevante Parameter (Abb. 60), während die Auswertung der Überlebenszeit in Abhängigkeit von Serum-Kalzium und verschiedenen Paraproteintypen zwar deutlich unterschiedliche Ergebnisse erbrachte, diese waren aber nach Korrektur für Korrelationen mit den wichtigsten prognostischen Faktoren, wie Nierenfunktion und Hämoglobinkonzentration nicht mehr signifikant unterschiedlich. In Übereinstimmung mit unseren Befunden wurde von mehreren Arbeitsgruppen [83, 311, 452] eine trendweise längere Überlebenszeit bei IgG-Myelomen beschrieben, obwohl diese Beobachtung nicht von allen Autoren bestätigt werden konnte [133, 331, 594]. Patienten mit Leichtkettenmyelom sind durchschnittlich jünger als Patienten mit IgA- oder IgM-Myelom, leiden häufiger unter Nierenfunktionseinschränkungen und weisen häufiger Übergänge in Plasmazelleukämien auf. Sie haben neben IgD-Myelomen [373] die kürzeste Überlebenszeit und zeigen bei lambda-Paraproteinämie eine schlechtere Prognose als bei kappa-Leichtkettenproduktion [21, 80], obwohl auch hierzu widersprüchliche Literaturangaben vorliegen [475, 616]. Shustik und Ma. [765] konnten aber in einer umfassenden Analyse an 97 Patienten mit Leichtkettenmyelom die deutlich kürzere Überlebenszeit von Patienten mit lambda-Paraproteinämie unter Beweis stellen. Diese Autoren fanden bei lambda-Paraproteinämie eine mediane Überlebenszeit von nur 10 Monaten. Eine plausible Erklärung für die extrem kurze Überlebenszeit der lambda-Leichtkettenmyelompatienten konnte allerdings in dem analysierten Patientenkollektiv nicht gefunden werden. Die Verteilung der Risikofaktoren, wie Azotämie, Hyperkalzämie, Albuminkonzentration, osteolytische Destruktionen und Proteinurie war in beiden Gruppen gleich. Eine spekulative Erklärung, die auch andere Autoren [38] vermuten, könnte vielleicht in einer unterschiedlichen Proliferationskinetik von lambda- und kappa-Myelomklonen mit einem aggressiveren Verhalten von lambda-Myelomen liegen. Ein ähnliches Argument könnte auch für Patienten mit IgD-Myelom zutreffen. Diese Patienten haben zwar besonders häufig Risikofaktoren, wie Nierenfunktionseinschränkung, Anämie und Hyperkalzämie [373], die Häufigkeit dieser Komplikationen und die dadurch extrem kurze Überlebenszeit könnte aber auch auf eine besonders maligne Tumorzellpopulation mit ausgeprägter Metastasierungstendenz zurückzuführen sein.

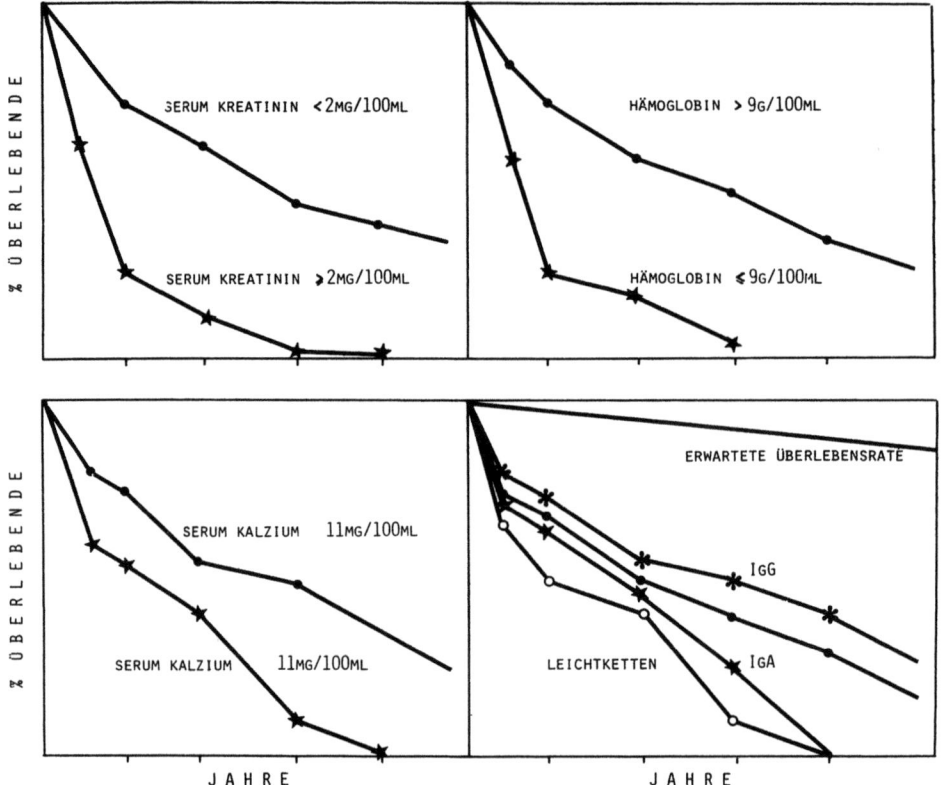

**Abb. 60.** Risikofaktoren und Überlebenszeit. Patienten mit erhöhtem Serum-Kreatinin oder stark vermindertem Serum-Hämoglobin weisen im Vergleich zu den übrigen Patienten eine signifikant kürzere mediane Überlebenszeit ($p < 0.05$) auf. Bei Patienten mit Hyperkalzämie oder Leichtketten-Paraproteinämie wurde eine trendweise kürzere Überlebenszeit beobachtet

Die Ausscheidung von Bence-Jones-Proteinen stellt einen weiteren Risikofaktor [18, 226, 375, 556], der sich nach Angaben der Acute Leukemia Group B bei Patienten mit lambda-Paraproteinämien stärker als bei jenen mit kappa-Bence-Jones-Proteinen auswirken dürfte [5], dar. So fanden Cornelius und Ma. [174] unter 68 Patienten mit IgG Myelom bei den Patienten mit kappa Bence-Jones-Proteinurie eine signifikant höhere Remissionsrate und signifikant längere Überlebenszeit als bei jenen mit lambda Bence-Jones-Proteinen. Die mediane Überlebenszeit lag in der erstgenannten Patientengruppe bei 31 Monaten, während die Patienten mit lambda Leichtkettenproteinen nur eine mediane Überlebenszeit von 12 Monaten aufwiesen. Von größerer prognostischer Bedeutung dürfte ebenfalls die bis vor kurzem nicht oder nur wenig beachtete Tumorzellkinetik sein. Eine rasche therapieinduzierte Tumorregression gilt schon seit längerer Zeit als prognostisch ungünstiges Zeichen, während Patienten mit langsamer Tumorregression eine weit bessere Überlebenserwartung aufweisen [18, 82, 311, 332]. Neuere Untersuchungen über die Proliferationskinetik haben nun gezeigt [228],

**Tabelle 24.** Klinisch relevante Klassifizierung der Patienten in gute und schlechte Prognosegruppen nach Cohen, Silbermann, Larsen und Ma. (Blood, 1979)

| Parameter | Gute Prognose | Schlechte Prognose |
|---|---|---|
| Hämoglobin | > 9 g/100 ml | Alle Patienten, die „gute Prognose" Kriterien nicht erfüllen |
| BUN | < 30 mg/100 ml | |
| Kalzium | < 12 mg/100 ml | |
| Performance Status | > 60% | |

daß gerade Patienten mit guter Prognose einen niedrigen Labeling-Index, also eine geringe DNA-Produktionsrate, aufweisen, während die höchsten Labeling-Indizes bei Patienten, die rasch in die Remission kamen, aber ebenso rasch wieder rezidivierten, beobachtet wurden. Die niedrigsten Labeling-Indizes wurden regelmäßig bei Personen mit „benigner" monoklonaler Gammopathie gefunden, sodaß die Bestimmung des Labeling-Index als ein zusätzliches differentialdiagnostisches Kriterium für die Abgrenzung von multiplem Myelom gegenüber benignen monoklonalen Gammopathien empfohlen wurde [228, 451].

Cohen und Ma. [168] haben im Rahmen der Studien der South-Eastern Cancer Study Group ein weiteres „Staging"-System, das die Patienten entweder einer „guten" oder einer „schlechten" Prognosegruppe zuordnet, entwickelt (Tabelle 24). Darüber hinaus haben sie unter Verwendung der Cox'schen Regressionsmethode ein nichtlineares Regressionsmodell für die Überlebenszeit erstellt, mit dem auf relativ einfache Weise das Sterberisiko zu einem beliebigen Zeitpunkt für jeden Patienten errechnet werden kann. Die Überprüfung dieses Regressionsmodells an einer anderen Patientengruppe ergab allerdings keine zufriedenstellende prognostische Aussagegenauigkeit [375], während die klinische Brauchbarkeit der Stadiumeinteilung weitgehend unter Beweis gestellt werden konnte.

## Krankheitsverlauf und Lebensalter

Bisher fehlen beim multiplen Myelom umfassende Untersuchungen über eine eventuelle Altersabhängigkeit des Krankheitsverlaufs. Alexanian und Ma. [18] fanden zwar bei über 65jährigen Patienten und Dawson und Ogston [125] bei über 70jährigen Patienten signifikant kürzere Überlebenszeiten als bei jüngeren Patienten; in dieser Analyse wurde aber die generell kürzere Lebenserwartung älterer Personen nicht berücksichtigt, so daß über die Altersabhängigkeit des Krankheitsverlaufs keine Aussage gemacht werden kann. Wegen der offenen Fragen haben wir die wesentlichsten Risikofaktoren bei 70 Patienten in Abhängigkeit vom Lebensalter analysiert und darüber hinaus das Therapieverhalten bei 34 ident behandelten Patienten unter Berücksichtigung des Lebensalters analysiert. Die tatsächliche Überlebenszeit der über 65jährigen Individuen war auch bei diesem Patientenkollektiv signifikant kürzer als bei den jüngeren Patienten (Abb. 61). Nach Korrektur der Ergebnisse für die in beiden Gruppen unterschiedliche Lebenserwartung ergab sich aber kein altersabhängiger Unterschied hin-

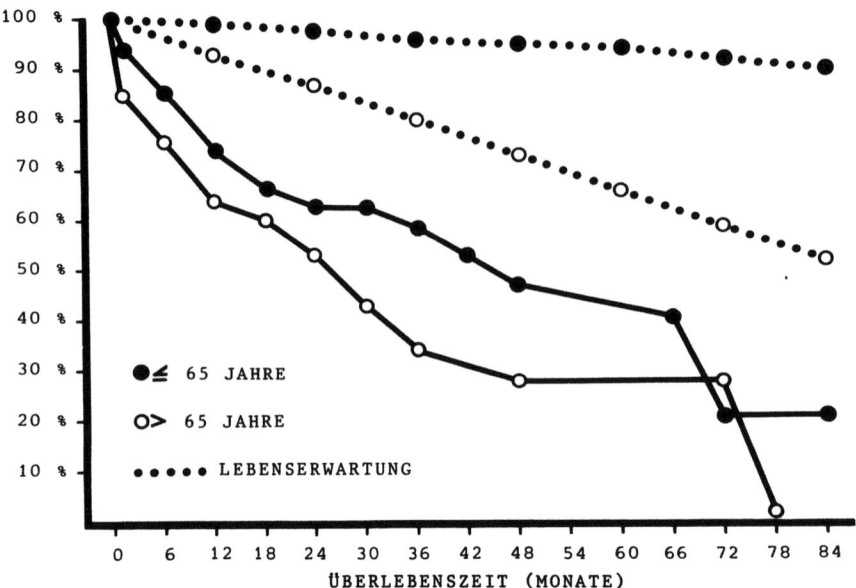

Abb. 61. Überlebenszeit in Abhängigkeit vom Lebensalter. Patienten ≤ 65 Jahre haben eine längere mediane Überlebenszeit als ältere Patienten; nach Korrektur für die in beiden Kollektiven unterschiedliche Lebenserwartung findet sich jedoch kein Unterschied der vom multiplen Myelom abhängigen Überlebenszeit

Tabelle 25. Die wichtigsten Parameter der Hämatopoese nach dem ersten Polychemotherapiezyklus bei Patienten ≤ 65 und > 65 Jahren. Die Zytostatika-Toleranz war bei der älteren Patientengruppe signifikant vermindert ($p < 0{,}05$ bzw. $p < 0{,}05$)

| Alter | Anzahl Patienten | Leukozyten µl | Trombozyten µl | Hämoglobin g/100 ml |
|---|---|---|---|---|
| < 65 Jahre | 18 | $5{,}2 \times 10^3$ } * | $2{,}97 \times 10^5$ } ** | 12,3 |
| > 65 Jahre | 16 | $1{,}7 \times 10^3$ | $1{,}45 \times 10^5$ | 10,1 |

Werte sind als Mediane angegeben. *: $p < 0{,}05$, **: $p < 0{,}05$

sichtlich der Überlebenszeit. Die bei älteren Patienten absolut kürzere Überlebenszeit ist somit nicht auf einen aggressiveren Krankheitsverlauf, sondern auf die generell höhere Morbidität älterer Individuen zurückzuführen.

Die im hohen Alter erhöhte Morbidität geht auch mit einer deutlich verstärkten Knochenmarksempfindlichkeit bei der älteren Patientengruppe einher. Diese Patienten wiesen nach zytostatischer Therapie einen signifikant tieferen Nadir der Leukozyten, Thrombozyten und Hämoglobinwerte (Tabelle 25) als die jüngeren Patienten auf. Diese verstärkte Zytostatikaempfindlichkeit dürfte wohl am ehesten auf ein defektes haematopoetisches Mikroenvironment zurückzuführen

Tabelle 26. Tumorstadium und Risikofaktoren zum Zeitpunkt der Diagnosestellung bei Patienten ≤ 65 und > 65 Jahren. Alle analysierten Parameter zeigten in beiden Altersgruppen gleichartiges Verhalten

| Alter | Anzahl Patienten | Stadium | | | Kreatinin mg/100ml | | | Calcium mg/100ml | | | Hämoglobin g/100ml | | |
|---|---|---|---|---|---|---|---|---|---|---|---|---|---|
| | | I | II | III | <1,4 | 1,4–2,0 | >2,0 | <10,5 | 10,5–12,5 | >12,5 | <8,5 | 8,5–12,0 | >12,0 |
| ≤ 65 Jahre[a] | 31 | 16% | 26% | 58% | 71% | 13% | 16% | 84% | 6% | 10% | 10% | 51% | 39% |
| > 65 Jahre[a] | 39 | 10% | 23% | 67% | 64% | 18% | 18% | 77% | 13% | 10% | 10% | 67% | 23% |
| Insgesamt | 70 | 13% | 24% | 63% | 67% | 16% | 17% | 79% | 10% | 10% | 10% | 60% | 30% |

[a] Unterschiede sind nicht statistisch signifikant

sein [883], da nach einzelnen Studien die Regenerationsfähigkeit pluripotenter Stammzellen auch im hohen Alter erhalten bleibt [466, 846]. Ein Unterschied hinsichtlich wesentlicher Risikofaktoren, wie Tumorstadium, Kreatinin, Kalzium und Hämoglobin, war allerdings bei den beiden Patientenkollektiven zum Zeitpunkt der Diagnosestellung nicht zu beobachten (Tabelle 26).

## Morphologischer Differenzierungsgrad und Prognose

Obwohl bei malignen Lymphomen die prognostische Relevanz morphologischer Klassifizierungen allgemein anerkannt ist [395, 479], konnten sich beim multiplen Myelom morphologische Differenzierungsversuche trotz der bekannten Vielfalt des Myelomzellbildes bisher nicht durchsetzen. Bereits 1948 stellte Bayrd [62] einen eindeutigen Zusammenhang zwischen Differenzierungsgrad der Myelomzellen und der Überlebenszeit fest. Dieser Autor hat ebenso wie Snapper [779] zwischen unreifen (Plasmoblasten), intermediären (Proplasmozyten) und reifen (Plasmozyten) Myelomzellen unterschieden, während Jaffe [371] und Wutke [897] vier morphologische Zellbilder differenziert haben. Die letztgenannten Autoren haben die Plasmazellen von 202 Patienten nach dem Differenzierungsgrad klassifiziert und danach die Überlebenszeit der einzelnen Patientengruppen ermittelt. Patienten mit einem plasmozytischen, also reifzelligen morphologischen Subtyp, wiesen eine mediane Überlebenszeit von 39,7 Monaten und Patienten mit fehlender Ausdifferenzierung und vorwiegend plasmoblastischen Tumorzellen eine mediane Überlebenserwartung von 9,8 Monaten auf, während diese bei der Gruppe mit plasmoblastischem-plasmozytischem Myelom bei 16,1 Monaten lag. Der vierte Differenzierungstyp, das Riesenzellmyelom, wurde nur bei 8 Patienten gefunden und daher nicht entsprechend ausgewertet. Unserer Erfahrung nach können Patienten mit Riesenzellmyelom aufgrund des Ausreifungsgrades, der sich ja in den mehrkernigen Tumorzellen ebenfalls feststellen läßt, einem der erstgenannten Differenzierungssubtypen zugeordnet werden.

In eigenen Untersuchungen haben wir gemeinsam mit Herrn Doz. Th. Radaszkiewicz das morphologische Zellbild bei 85 Patienten mit multiplem Myelom zum Diagnosezeitpunkt nach den Kriterien von Wutke und Ma. [897] klassifiziert und einerseits mit der Überlebenszeit und andererseits mit verschiedenen klini-

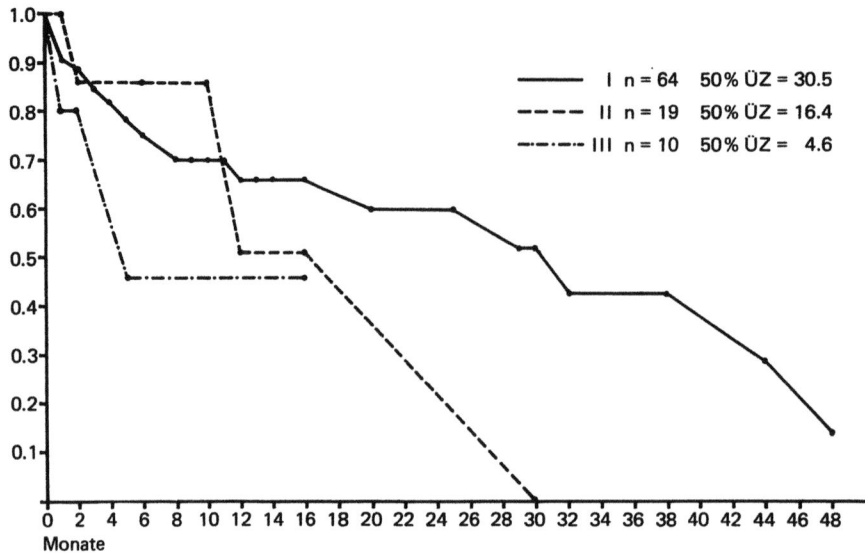

**Abb. 62.** Differenzierungsgrad der Myelomzellen und Überlebenszeit. Patienten mit reifzelligen (plasmozytischen) Myelomzellen haben eine signifikant längere mediane Überlebenszeit als Patienten mit unreifzelligen und plasmoblastischen Myelomzellen (p < 0,05 bzw. p < 0,01)

**Tabelle 27.** Tumormasse und morphologischer Differenzierungsgrad. Patienten mit hoher Tumormasse zeigten signifikant häufiger unreife bzw. plasmoblastische Myelomzellen

| Tumormasse und Differenzierungsgrad | | | | |
|---|---|---|---|---|
| Tumormasse | Differenzierungsgrad | | | n |
| | I | II | III | |
| *⎧ < $1,2 \times 10^{12}$ | 21 (28%) | 4 (17%) | 0 | 25 |
| ⎨ $1,2 - 2,0 \times 10^{12}$ | 15 (20%) | 8 (33%) | 5 (45%) | 28 |
| ⎩ > $2,0 \times 10^{12}$ | 38 (52%) | 12 (50%) | 6 (55%) | 56 |

\* Korrelation Tumormasse – Differenzierungsgrad r = 0,491, (p < 0,05)

schen Parametern korreliert. 64 [75%] der 93 Patienten hatten bei Diagnosestellung ein reifes plasmozytisches Zellbild. Diese Patienten wiesen mit einer medianen Überlebenszeit von 30,5 Monaten im Vergleich zu den 19 [22%] Patienten mit plasmozytisch-plasmoblastischem und den 10 [12%] Patienten mit vorwiegend plasmoblastischem Myelom (mediane Überlebenszeit 16,4 bzw. 4,6 Monate) eine signifikant längere Überlebenserwartung auf (Abb. 62). Außerdem zeigte sich mit zunehmender Dedifferenzierung der Tumorzellen ein zunehmender Anstieg der Tumorzellzahl (Tabelle 27). Dieser Zusammenhang erreichte aber nur bei gemeinsamer Analyse der Daten von Patienten mit niedriger und mittlerer Tumorzellzahl im Vergleich zu jenen mit hoher Tumorzellzahl die statistische Signifikanzgrenze. Zwischen Differenzierungsgrad und Hämoglobinkonzentration bzw. Kreatininspiegel fand sich nur ein trendweiser Zusammenhang, während zwischen morphologischem Zelltyp einerseits und Kalziumkonzentration sowie Paraproteintyp andererseits keine Korrelation festgestellt werden konnte. Unsere Untersuchungen bestätigten daher die von Wutke und Ma. [897] beschriebene Korrelation zwischen morphologischem Differenzierungsgrad und Überlebenszeit. Darüber hinaus weisen sie auf Zusammenhänge zwischen morphologischem Zellbild und verschiedenen klinischen Parametern hin. In anschließenden Verlaufsuntersuchungen konnten wir bei einem Teil der Patienten deutliche Veränderungen des Zellbildes von reifzelligen in Richtung unreifzellige Tumorzellen feststellen. Diese gelegentlich schon beobachtete [101, 394, 897] Dedifferenzierung der Myelomzellpopulation dürfte dem natürlichen Verlauf maligner Neoplasien entsprechen [567] und wahrscheinlich als Folge einer Selektion besonders maligner, schnell proliferierender und therapieresistenter Tumorzellmutanten aufzufassen sein. Unreife, dedifferenzierte Myelomzellpopulationen zeigen auch auffallend starke extraskelettale Metastasierungstendenz mit Infiltration von Lymphknoten, Milz, Leber und Nieren, die in einer Autopsiestudie bei 69% der Patienten mit diesem Tumortyp nachgewiesen werden konnte [897], während bei reifzelligen Myelomen Organinfiltrationen nur bei 20% der Patienten gefunden wurden. Somit nimmt mit zunehmender Dedifferenzierung der Tumorzellen die Tendenz zum Befall parenchymatöser Organe zu, was ebenfalls für die prognostische Relevanz morphologischer Klassifizierungen sprechen dürfte.

Auf die prognostische Bedeutung rein quantitativer Knochenmarksveränderungen wurde von einer italienischen Arbeitsgruppe [843] hingewiesen. Diese Autoren haben eine signifikante negative Korrelation zwischen Knochenmarksplasmazellinfiltration und Überlebenszeit festgestellt. Ähnliche Erfahrungen wurden von Merlini und Ma. [567] berichtet und von unserer Arbeitsgruppe im Rahmen einer Auswertung der Daten von 80 Patienten, die ebenfalls einen signifikanten negativen Zusammenhang zwischen Knochenmarksplasmazellinfiltration und Überlebenszeit ergab, bestätigt.

Von der Arbeitsgruppe um Burkhardt [54] wurde ein weiteres auf morphologischen Kriterien beruhendes „Staging"-System vorgeschlagen. Diese Autoren haben die Knochenmarksbeurteilung ausschließlich an Beckenkammbiopsiezylindern vorgenommen. Dabei konnte das Proliferationsverhalten der Myelomzellen in Abhängigkeit von ihrem Infiltrationstyp analysiert werden. Folgende drei Tumorproliferationstypen, die gleichzeitig den verschiedenen Stadien entsprachen, wurden unterschieden (Abb. 63):

Stadium I: Diffuse, vorwiegend endostale und perivaskuläre Infiltration,
Stadium II: Wie Stadium I, zusätzlich noduläre Proliferation,
Stadium III: Weit forgeschrittene Infiltration.

In Korrelationsanalysen wurde ein enger Zusammenhang zwischen morphologischem Stadium und klinischen Parametern gefunden. Patienten im Stadium I wiesen eine mediane Überlebenszeit von 4 Jahren und Patienten im Stadium III eine mediane Überlebenszeit von 6 Monaten auf. 55% der Patienten im Stadium I zeigten gut ausgereifte, vorwiegend plasmozytische Myelomzellen, während im Stadium II erwartungsgemäß plasmozytisch-plasmoblastische Tumorzellen (67%) überwogen. Im Stadium III zeigten 62% der Patienten plasmoblastische

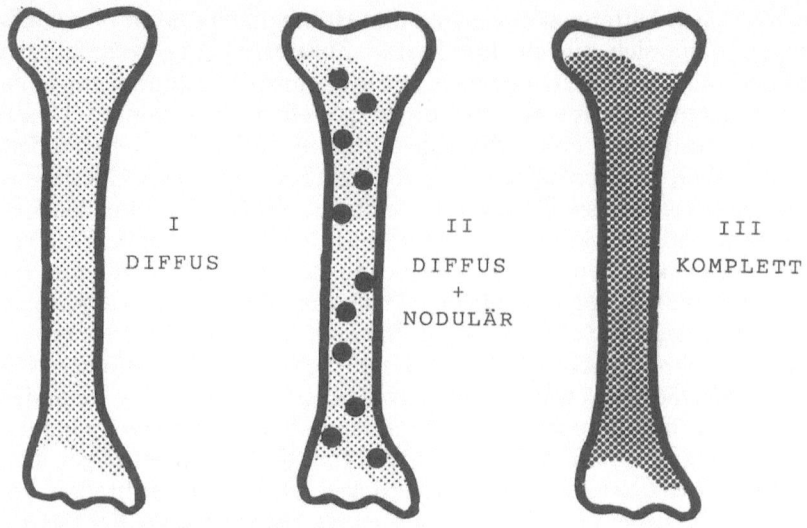

**Abb. 63.** Histobioptische Stadiumeinteilung.
Stadium I: Diffuse Infiltration
Stadium II: Diffuse und noduläre Infiltration
Stadium III: Komplette Infiltration.
(Nach Bartl, E., Burghardt, R., Fateh-Moghadam, A. und Ma., V. Kong. d. europ. u. afrik. Div. Int. Ges. Haematol., 1979)

Myelomzellen. Als wesentlichster Befund dieser Studie ist somit der Nachweis einer engen Korrelation zwischen dem Infiltrationstyp und der Infiltrationsdichte einerseits und dem Differenzierungsgrad der Myelomzellen andererseits anzusehen.

In elektronenmikroskopischen Untersuchungen konnten Graham und Bernier [299] eine Korrelation zwischen morphologischem Erscheinungsbild und Krankheitsausbreitung feststellen. In dieser Studie wurde der Grad der Kern-Zytoplasma-Asynchronie als wesentlichster ultrastruktureller Parameter herangezogen. Diese Zusammenhänge zwischen elektronenmikroskopisch nachgewiesenen Zelltypen und klinischen Befunden konnten allerdings nicht von allen Autoren bestätigt werden [525, 613].

## Todesursachen beim multiplen Myelom

Die häufigste Todesursache beim multiplen Myelom liegt nach Ansicht mehrerer Autoren in therapieresistenten bakteriellen Infektionen [394], deren Auftreten sowohl durch den krankheitsassoziierten, schweren humoralen Immunmangel als auch durch die immunsuppressive zytostatische Therapie sowie durch die nach langer Krankheitsdauer eingeschränkte Knochenmarksreserve begünstigt wird. Kapadia konnte bei 42% von 64 autopsierten Patienten die Todesursache auf Infektionen zurückführen [394], während in der Todesstatistik der Mayo-Clinic

[447] Infektionen erst hinter der Grundkrankheit rangieren. Allerdings wird vom Autor der letztgenannten Studie selbst ein höherer Anteil tödlicher Infektionen vermutet, der jedoch bei der brieflich erfolgten Befragung von Angehörigen und Ärzten und der Durchsicht der Todeskartei nicht vollständig zum Ausdruck gekommen sein dürfte. In einer weiteren Untersuchung wurde von Belpomme und Ma. [65] als häufigste Todesursache Niereninsuffizienz und/oder Hyperkalzämie genannt. Infektionen und Blutungen wurden erst in zweiter Linie für den letalen Ausgang verantwortlich gemacht.

# XII. Therapie des multiplen Myeloms

## Historisches

Mr. McBean, der erste in der Literatur beschriebene Patient mit multiplem Myelom wurde – wie zu seinen Lebzeiten bei verschiedensten Erkrankungen üblich – mit zahlreichen Aderlässen behandelt [546]. Für ihn, sowie für die in den nachfolgenden 100 Jahren bis 1946 diagnostizierten Patienten stand praktisch keine spezifische medikamentöse Therapie zur Verfügung. Dies, obwohl bereits um die Jahrhundertwende zwei wesentliche und heute noch bewährte Therapiemaßnahmen erstmals erprobt wurden. 1901 berichtete Thomas [819] über eine bei zwei Patienten mit medullärem Plasmozytom und Querschnittssymptomatik erfolgreich durchgeführte Laminektomie, während bereits 1 Jahr früher bei einem Patienten mit schweren Skelettdestruktionen erstmals eine Röntgentherapie zur Anwendung kam. Allerdings wurde noch 1951 das multiple Myelom als verhältnismäßig strahlenresistent betrachtet und der Nutzen strahlentherapeutischer Maßnahmen ziemlich gering eingeschätzt [323]. Erst 1946 konnten mit dem Einsatz von Thiamidinpräparaten, nämlich von Stilbamidin und Pentamidin erste vereinzelte Behandlungserfolge erzielt werden [781]. Diese Substanzen wurden während des 2. Weltkrieges bei Tropenkrankheiten, insbesondere beim Kala Azar, der häufig mit einer starken Gammaglobulinvermehrung einhergeht, verwendet. Diese Beziehung zur Hypergammaglobulinämie brachte Snapper [780] auf den Gedanken Stilbamidin beim multiplen Myelom zur Anwendung zu bringen. Nach anfänglich guten Einzelerfolgen stellte sich aber eine im Verhältnis zu der beträchtlichen Toxizität nur geringe Wirksamkeit heraus, so daß es bald von dem 1947 eingeführten Urethan (Äthylcarbamat) ersetzt wurde [28]. Tatsächlich konnte mit Urethan bei einigen Patienten eine subjektive und in Einzelfällen auch eine objektive Besserung mit vereinzelt weitgehender Normalisierung von Knochenmarks-, Blut- und Serumbefunden erreicht werden [29, 513]. Die 1958 veröffentlichte erste kontrollierte Urethanstudie brachte aber dann ernüchternde Resultate [335]. Die Urethantherapie, die von beträchtlichen gastrointestinalen Nebenwirkungen begleitet war, führte bei behandelten Patienten sogar zu einer kürzeren medianen Überlebenszeit als bei der Plazebo-behandelten Kontrollgruppe, wobei die schwersten Urethantherapienebenwirkungen bei Patienten mit Nierenfunktionseinschränkungen gefunden wurden [335].

Neben diesen nicht sehr erfolgreichen Therapiemaßnahmen wurden mehrere Behandlungsversuche mit radioaktiven Substanzen unternommen. Radioaktiver Phosphor, radioaktives Kalzium, Rodiojod und radiojodiertes Albumin brachten ebensowie Thorium X oder Radium keine entscheidenden Therapieerfolge [428]. Analog dazu blieben die Versuche mit Azaserin, Folsäure- und Purinantagonisten, Senfgasderivaten (einschließlich TEM = Triäthylenmelamin) und Äthyleniminobenzochinonen (z. B. Trenimon) ohne wesentlichen therapeutischen Nutzen [428]. Die ersten überzeugenden Therapieerfolge blieben somit dem Einsatz von Melphalan vorbehalten. Larionov und Ma. [468] berichteten 1955 über beachtliche mit der dL-Form von Melphalan bei verschiedenen tierexperimentellen Neoplasien erzielte Ergebnisse und drei Jahre später berichteten Blokhin und Ma. [100] aus der selben Arbeitsgruppe über eindeutige Remissionen bei 3 von 6 Melphalan-behandelten Patienten. Diese kasuistischen Beobachtungen wurden dann in den 60er Jahren durch mehrere repräsentative Studien bestätigt.

Die ersten Therapieversuche mit Cyclophosphamid erbrachten im Gegensatz zu Melphalan negative Ergebnisse. Gross und Lambers [303] konnten 1958 ebenso wie 1960 Foye und Ma. [261] keine nennenswerten Erfolge nach Behandlung mit Cyclophosphamid beim multiplen Myelom finden. Fast gleichzeitig berichteten aber Mathias und Ma. [537] über gute Ergebnisse mit Cyclophosphamid beim multiplen Myelom. 1963 stellten Rivers und Ma. [706] die Wirksamkeit von Cyclophosphamid beim multiplen Myelom in einer Plazebo-kontrollierten Studie unter Beweis. Ein Jahr später berichteten Korst und Ma. [428] über eine mit Cyclophosphamidtherapie erzielte deutliche Verlängerung der Überlebenszeit von plasmozytomtragenden Mäusen. Darüber hinaus konnten diese Autoren bei 78% von 19 ausgewerteten Patienten eine deutliche Besserung des subjektiven Befindens und bei 37% sogar eine Besserung objektiver Kriterien nach Cyclophosphamidtherapie feststellen. Diese Ergebnisse konnten dann in nachfolgenden Studien bestätigt werden. Weitere Fortschritte in der Therapie des multiplen Myeloms, auf die im folgenden noch detailliert eingegangen wird, wurden durch die Kombination von antiproliferativen Substanzen mit Prednison [20], durch die Entwicklung von Polychemotherapieprotokollen, insbesondere für „high risk" Patienten [314] und möglicherweise durch die Etablierung eines Systems zur Kultivierung und Zytostatikasensitivitätstestung von Myelomstammzellen [309] erzielt.

## Patienten

Bei Patienten mit fortgeschrittenem multiplem Myelom (Stadium II und III), Plasmazelleukämie oder isoliertem Plasmozytom besteht in der Regel eine eindeutige Indikation zur Chemotherapie, während zum gegenwärtigen Zeitpunkt die Frage, ob alle asymptomatischen Patienten im Stadium I zytostatisch behandelt werden sollen, nicht beantwortet werden kann. Es liegen weder Studien, die diese Frage überprüft haben, noch andere verläßliche Entscheidungsgrundlagen vor. Einige Autoren empfehlen daher bereits nach Absicherung der Diagnose mit der zytostatischen Therapie zu beginnen [161], während andere zurückhaltend agieren und individuelle Faktoren bei der Indikationsstellung zur Chemotherapie berücksichtigen [453, 886]. Wäre das multiple Myelom ein wenigstens in Einzelfällen heilbarer Tumor, so müßte man den Vorteil einer geringen Tumorbelastung im frühen Krankheitsstadium ausnützen, und unverzüglich mit der Therapie beginnen. Da aber bei dieser Plasmazellneoplasie gegenwärtig keine Aussicht auf Heilung besteht, und die Ansprechrate von der Tumorgröße unabhängig sein dürfte [226], kann unserer Ansicht nach bei einem Teil der Patienten im Stadium I durchaus zu ihrem Vorteil mit der zytostatischen Therapie zugewartet werden. Dies trifft vor allem auf Patienten mit langsam wachsenden Tumoren, die keine Aktivitätszeichen wie Knochenschmerzen, Gewichtsabnahme, Fieber oder Nachtschweiß aufweisen, zu. Ähnliches gilt natürlich für die gelegentlich zu beobachtenden Fälle von „smouldering myeloma" [455], deren Tumor oft über Jahre, ja sogar Jahrzehnte stationär bleibt, und deren Häufigkeit von Conklin und Alexanian [172] mit etwa 3% des Gesamtpatientengutes angegeben wurde. Leider liegen aber über die Verteilung der gutartig und der aggressiv verlaufenden Fälle keine näheren Angaben vor, und insbesondere fehlen Kriterien, die die frühzeitige Zuordnung von Patienten zu einer der beiden Gruppen erlauben. Untersuchungen über den Labeling-Index, dem Anteil der DNA-synthetisierenden Zellen an der gesamten Tumorzellpopulation, könnten hier in Zukunft weitere Aufklärung bringen, da einzelne Studien [228, 451] auf eine enge Korrelation zwischen Labeling-Index und Wachstumsgeschwindigkeit des Tumors hinweisen. So wurde bei Patienten mit benigner monoklonaler Gammopathie ein Labeling-Index von 0 oder knapp über 0 gefunden, während bei Patienten mit rasch progredientem Myelom Labeling-Indizes bis zu 60% festgestellt werden konnten [221, 225]. Daher ist es vorstellbar, daß durch die initiale Bestimmung des Labeling-Index jene Patienten identifiziert werden könnten, die eine rasch wachsende Tumorpopulation aufweisen und daher unverzüglich intensiv chemotherapeutisiert werden sollten. Patienten mit bereits zum Diagnosezeitpunkt vorliegender Nierenfunktionseinschränkung, Anämie oder Hyperkalzämie werden ebenso wie jene mit IgD oder lambda-Leichtkettenmyelom als „poor risk" Patienten eingestuft [18, 373, 554, 765]. Diese Fälle haben eine deutlich kürzere mediane Überlebenszeit als "good risk" Patienten und sollten möglicherweise aggressiver behandelt werden [313].

## Remissionskriterien

Die Beurteilung des Behandlungserfolges beim multiplen Myelom wird gegenwärtig noch immer zum Teil nach verschiedenen Kriterien vorgenommen (Tabelle 28). Daher sind die Therapieergebnisse verschiedener Arbeitsgruppen oft nicht unmittelbar vergleichbar, was bei der Beurteilung der einzelnen Studien berücksichtigt werden muß. Aus der Vielzahl der angelegten Kriterien haben sich in den letzten Jahren drei aus verschiedenen Zentren stammende unterschiedliche Protokolle weitgehend etablieren können. Die am weitesten verbreitete Methode wurde 1968 von der Myeloma Task Force des National Cancer Institutes erarbeitet [154]. Um das Behandlungsergebnis als Erfolg zu werten muß die Serumparaproteinkonzentration oder die Bence-Jones-Proteinurie auf weniger als 50% des vor der Therapie gemessenen Wertes abfallen. Liegt eine Proteinurie von weniger als 1 g/Tag vor, so müssen die Werte auf Null zurückgehen. Bei Vorliegen eines palpatorisch oder radiographisch quantifizierbaren Plasmozytoms muß sich dessen größter Durchmesser um mehr als 50% verkleinern.

Das zweite weitgehend akzeptierte Schema zur Beurteilung des Therapieerfolgs stammt von der South West Oncology Group (SWOG) und umfaßt die strengsten Kriterien [20]. Es ist prinzipiell mit dem erstgenannten Protokoll ver-

**Tabelle 28.** Remissionskriterien verschiedener Arbeitsgruppen

| | 1 | 2 | 3 | 4 | 5 | 6 | 7 | |
|---|---|---|---|---|---|---|---|---|
| | Serum M-Komponente | Harn M-Komponente | Palpable od. röntg. erfaßte Plasmozytome | Skelett-läsionen | Tumor-zellzahl | Hämoglobin | Albumin | Erforderlich für Remission |
| Chronic Leukemia Task Force 1968 u. 1973 [154] | ↓ ≥ 50% | ↓ ≥ 50% | ↓ ≥ 50% | Sichere Skelett-heilungsten-denz | | ↑ > 2g/100ml | | 1 od. 2 od. 3 od. 4 |
| South West Oncology Group. 1972 | ↓ > 75% | ↓ > 90%[a] | | | | | | 1 od. 2 od $\begin{cases} Hg > 9g/100ml \\ Alb > 3g/100ml \\ Ca < 12g/100ml \end{cases}$ |
| Alexanian et al. [20] Lee et al. 1974 [476] | ↓ > 50% | ↓ > 50% | ↓ > 50% | Sichere Skelett-heilungsten-denz | | ↑ > 2g/100ml | | 1 od. 2 od. 3 od. 4 |
| South Eastern Cancer Study Group 1975 [788] | > 25% | ↓ > 25% | | | | ↑ > 25% | | 1 + 2 + 3 + ↑ > 25% aller myelombedingten Veränderungen |
| Alberts et al. 1976 [11] | | | | | ↓ > 75% = CR ↓ 50–75% = PR | ↑ > 10g/100ml | ↑ > 3,5g/100ml | 5 + 6 + 7 + ↓ Knochen schmerzen CR = 1 + 4 + 6 + ↓ KM Plz ≥ 20% + Ca[d], BUN[d] + Performance Status[d] PR = 1 od. 4 od. 6 |
| Merlini et al. 1977 [566] | ↓ > 50% | | | Keine Progression | | ↑ ≥ 2g/100ml | | |
| Bennett et al. 1978 [68] | ↓ ≥ 50% | ↓ ≥ 50% | | Sichere Skelett-heilungsten-denz, keine neuen Osteoly-sen | | | | 1 od. 2 od. + ↓ KM Plz < 5% od.[b] od. ↑ Hb 2g/100ml od. Alb[d], Ca[d] od. BUN[d] + ↑ Performance Status |
| Kyle et al. 1979 [454] | ↓ ≥ 50% | ↓ ≥ 50%[c] | ↓ ≥ 50% | | | | | 1 + od.2 + od. 3 + |

[a] Verminderung auf ≤ 200 mg/d; [b] Anstieg von Hämoglobin, sowie Verbesserung bzw. Normalisierung von klin. Parameter, wenn diese initial pathologisch; [c] wenn initial ≥ 1g/24h, [d] Normalisierung

gleichbar, erfordert aber eine mehr als 75%ige Rückbildung der Serum-M-Komponente, da die Autoren in früheren Studien bei Patienten mit einer 75%igen Paraproteinreduktion eine um 12 Monate längere Überlebenszeit als bei jenen mit 50–75%iger Reduktion beobachtet haben. Die letztgenannte Patientengruppe wies immerhin noch eine um 6-Monate längere Überlebenszeit als Patienten mit noch geringerer Verminderung der Paraproteinkonzentration auf. Der M-Gradient muß auf mindestens 2,5 g/100 ml abfallen und diese Reduktion muß mindestens zweimal im Abstand von 4 Wochen nachweisbar sein. Die 24-Stunden Proteinurie muß sogar um 90% abnehmen und darf in keinem Fall mehr als 200 mg/Tag betragen. Skelettdestruktionen dürfen nicht zunehmen und die Serumkalziumwerte müssen im Normbereich liegen.

Die dritte Methode [11] beruht auf der Bestimmung der Tumorzellzahl und hat den Vorteil, daß sie zwischen Patienten mit kompletter und partieller Remission differenziert. Die Kriterien einer partiellen Remission sind bei 50–75% Reduktion der Tumorzellzahl und die einer kompletten Remission bei einer mehr als 75%igen Reduktion der Tumormasse erfüllt.

Schwierig gestaltet sich die Beurteilung des Krankheitsverlaufs bei Patienten mit nicht-sezernierendem Myelom, bei denen vorwiegend Skelettveränderungen als Beurteilungskriterium herangezogen werden müssen. Außerdem kann bei diesen Patienten das Verhalten der Plasmazellinfiltration des Knochenmarks sowie der „Performance-Status", die Hämoglobinkonzentration und das Serumkalzium zur weiteren Verlaufsbeurteilung herangezogen werden.

Zu den oben erwähnten relativ strikten Beurteilungskriterien sind in Tabelle 28 auch die Vorschläge der South Eastern Cancer Study Group [788], die schon bei einer 25%igen Reduktion der Serum- bzw. Harn-M-Komponente und bei einem 25%igem Anstieg der Hämoglobinkonzentration von einer Remission sprechen, sowie die Kriterien anderer Arbeitsgruppen angeführt [68, 454, 476, 566].

## Zellkinetische Überlegungen

Bei effizienter Therapie wird eine 1 bis 2 log umfassende Reduktion der Tumorzellzahl erzielt, so daß bei einer Tumormasse von etwa $10^{12}$ Zellen vor Therapie nach dieser in der Remissionsphase mit $10^{10}$ bis $10^{11}$ Myelomzellen zu rechnen ist [722]. Diese Periode wird als Plateauphase bezeichnet und ist durch eine unterschiedlich lang persistiernde konstante Tumorzellzahl gekennzeichnet, die durch eine ausgeglichene Proliferations- und Absterberate gewährleistet wird. In dieser Phase soll entsprechend früherer Untersuchungen von Salmon [723] und anderen Autoren [221, 399] der Anteil proliferierender Tumorzellen ansteigen. Folglich wurde versucht, in dieser Plateauphase mit zellzyklusspezifischen Substanzen, wie z.B. Azathioprin, Cytosin-Arabinosid, Thioguanin und Vincristin eine weitere Tumorreduktion zu erzielen [12]. Die bisherigen Ergebnisse sind allerdings wenig überzeugend; nur mit Vincristin konnte in der Plateauphase bei einzelnen Patienten eine geringgradige weitere Tumorverkleinerung erreicht werden. Spätere Studien haben nur bei einem Teil der Patienten erhöhte Labeling-Indizes in der Plateauphase aufgezeigt [219, 225], wodurch sich die unbefriedigenden Ergebnisse mit Zellzyklus-spezifischen Substanzen teilweise erklären lassen. Drewinko und Ma. [220] haben anhand 8 bis 10-tätiger kontinuierlicher $^3$H-Thymidin-Infusionen die jeweilige Tumor-Wachstumsfraktion bei 17 Patienten mit multiplem Myelom bestimmt. Die Wachstumsfraktion wurde als Anteil der $^3$H-Thymidinmarkierten Myelomzellen an der gesamten Plasmazellzahl nach entsprechender Äquilibrierung des Thymidin-Einbaues definiert. Bei Patienten in Remission sowie bei unbehandelten und resistenten Patienten wurden niedrige Wachstumsfraktionen ( < 4%) gefunden, während der Anteil der Wachstumsfraktion bei Patienten mit Tumorrezidiven zwischen 13% und 83% lag. Außerdem war eine kleine Wachstumsfraktion immer mit einem niedrigen Labeling-Index vergesellschaftet, während umgekehrt ein niedriger Labeling-Index nicht immer mit einer kleinen Wachstumsfraktion assoziiert war, sondern auch mit hoher Wachstumsfraktion gekoppelt gefunden wurde [220]. Trotz dieser Einschränkung ist bei der Mehrzahl der Patienten mit niedrigem Labeling-Index mit einer langen Überlebenszeit zu rechnen, obwohl allein aufgrund der Höhe des Labeling-Index ebenso wie aufgrund der Größe der Wachstumsfraktion noch keine Aussage über die Zytostatikaempfindlichkeit des individuellen Patienten möglich ist. Wird bei Patienten in Remission ein niedriger Labeling-Index gefunden, so kann mit einer stabilen Remissionsphase gerechnet werden, während bei ansteigendem Labeling-Index eine rasche Tumorprogression wahrscheinlich ist [334]. Sprechen Patienten mit hohem Labeling-Index auf die Therapie an, so kommt es zu einer raschen Tumorreduktion, aber auch wieder zu einem raschen Rezidivieren des Myeloms [228]. Aufgrund dieser Ausführungen müßte an der Empfehlung Patienten mit rasch progredienten Tumorrezidiven wegen der zunehmenden Wachstumsfraktion doch mit Zellzyklus-spezifischen Substanzen zu behandeln festgehalten werden. In den meisten Fällen dürfte auf die technisch viel zu aufwendige und für den Patienten unzumutbar belastende Bestimmung der Wachstumsfraktion zugunsten der Bestimmung des Labeling-Index verzichtet werden können. Da aber gegenwärtig außer den Vinkaalkaloiden derzeit keine beim multiplen Myelom wirksamen Zellzyklus-spezifischen Substanzen zur Verfügung stehen, wird es Aufgabe zukünftiger Untersuchungen sein, neben der weiteren Aufklärung theoretischer Grundlagen die praktischen Möglichkeiten der Therapie dieser kritischen Krankheitsphase zu verbessern.

## Sequentielle Therapie

Neben den Versuchen einiger Autoren [12, 723] nach Erzielung einer Remission in der Plateauphase durch den Einsatz zellzyklusspezifischer Substanzen eine weitere Tumorreduktion zu erreichen wurden auch primär sequentiell angelegte Therapieprotokolle erprobt. Die ersten diesbezüglichen Studien wurden von der Western Cancer Study Group mit einer sequentiellen Methotrexat-Vincristin-Melphalan-Therapie durchgeführt [872]. Die Auswertung dieser Untersuchung hat allerdings nur bei einem der 6 beurteilten Patienten eine objektive Besserung ergeben, so daß es zu keiner Fortsetzung der Studie gekommen ist. Karp und Ma. [400] haben auf Basis experimenteller Beobachtungen ein offensichtlich wirksames Therapieprotokoll entwickelt. Diese Autoren haben nach hochdosierter Cyclophosphamidtherapie Serumfaktoren mit knochenmarksstimulierender Wirkung nachweisen können [399]. Diese Faktoren sollen die Proliferation normaler Knochenmarkszellen ebenso wie das Wachstum maligner Plasmazellen in vivo und in vitro stimulieren. Wie der $^3$H-Thymidineinbau in normale und neoplastische Zellen sowie Labeling-Indexstudien zeigten, war die maximale Stimulationsaktivität 9 Tage nach hochdosierter Cyclophosphamid-Therapie zu beobachten. Sollten diese Voraussetzungen zutreffen, so müßte eine zytostatische Therapie mit zellzyklusspezifischen Substanzen am Tag 9 besonders wirkungsvoll sein. Für diese Therapiephase haben die Autoren wegen der teilweise zellzyklusspezifischen Wirkung und des relativ guten Effekts bei bereits alkylantienresistenten Patienten Adriamycin gewählt. Insgesamt wurden 12 Patienten mit alkylantienresistentem, prognostisch ungünstigem multiplem Myelom mit folgender sequentieller Therapie behandelt: Tag 1: 2400 mg Cyclophosphamid/m$^2$, Tag 9: 60 mg Adriamycin/m$^2$. Am Tag 39 wurde mit der einmaligen Wiederholung des ersten Zyklus begonnen. Die Dosierung ist für austherapisierte Patienten ungewöhnlich hoch und führt erwartungsgemäß zu einer weitgehenden Knochenmarksaplasie mit den damit verbundenen Komplikationen. Trotz der schweren Nebenwirkungen wurden bei allen 12 derart behandelten Patienten eine subjektive und bei 8 (67%) eine objektive (Reduktion der M-Komponente > 50%) Besserung erzielt. Es bleibt abzuwarten, ob sich diese mit der Induktionstherapie der AML vergleichbare Behandlung in Zukunft bei bestimmten Patienten mit multiplem Myelom durchsetzen wird.

## Antiproliferative Substanzen

### Melphalan

Die alkylierende Substanz Melphalan wurde 1953 als Derivat des Stickstoff-Losts als L-Form in England und 1955 als dL-Form in der Sowjet Union [468] synthetisiert. Melphalan setzt sich aus einem Stickstoff-Lost-Radikal und der Aminosäure L-Phenylalanin zusammen (Abbildung 64) und dringt unabhängig von der Zellzyklusphase in proliferierende Zellen ein, wo es zur Alkylierung und Quervernetzung von DNA führt. Die ersten objektiven Erfolge wurden mit dem dL-Isomer von Melphalan 1955, 1958 und 1959 beschrieben [100, 141, 468]. Anschließend konnte Bergsagel 1962 mit dem L-Isomer von Melphalan, das seither ausschließlich verwendet wird, bei 58% der Patienten eindeutige Therapieerfolge erzielen [81]. Diese Ergebnisse wurden bald von anderen Arbeitsgruppen, die mit Melphalan initiale Remissionsraten zwischen 18% und 77% erzielt haben, bestätigt [19, 116, 340, 792]. Seither gilt die Melphalantherapie als die Standardtherapie beim multiplen Myelom, an der alle anderen neu entwickelten Chemotherapieverfahren gemessen werden [78]. Über die optimale Dosierungsform von Melphalan herrscht bis heute keine eindeutige Klarheit, obwohl sich in den meisten Zentren die hochdosierte intermittierende Therapie, kombiniert mit Cortison, durchgesetzt hat (Tabelle 29). Hierbei werden 0,25 mg/kg/Tag über 4 Tage gleichzeitig mit 2 mg/kg/Tag Prednisolon [21] oder 0,15 mg/kg/Tag über 7 Tage gleichzeitig mit 4 × 15 mg Prednisolon [453] verabreicht, und diese Therapieform alle 6 Wochen wiederholt. Gelegentlich ist entsprechend dem Verhalten von Leukozyten-

und Thrombozytenwerten eine Anpassung der Dosis nach oben oder unten erforderlich. Die Melphalanstoßtherapie sollte bis zur Erreichung einer Remission und möglicherweise auch während der Remission durchgeführt werden. Bei Patienten, die initial auf die Melphalantherapie nicht ansprechen, sollten mindestens 3 bis 6 Zyklen verabreicht werden, bevor der Patient endgültig als Melphalan-resistent betrachtet wird. Zu diesem Problemkreis liegen allerdings keine detaillierten Ergebnisse vor, sodaß manche Autoren auch bei Ausbleiben der Tumorreduktion und gleichzeitig fehlendem Hinweis auf Tumorprogression die Melphalanbehandlung durchaus noch länger fortsetzen, um den erhofften stabilisierenden Effekt weiter aufrecht zu erhalten. Andere Autoren würden jedoch auf eine Alternativtherapie mit Cyclophosphamid oder einem Polychemotherapieschema übergehen. Nach Meinung von Hoogstraten [340] sprechen jene Patienten mit besonders starker therapiebedingter Leukozyten- und/oder Thrombozytendepression besonders gut auf die Melphalanbehandlung an.

Anstelle einer hochdosierten intermittierenden Melphalantherapie kann diese Substanz auch kontinuierlich mit [340] oder ohne [8, 241, 542] initialem Melphalanstoß verabreicht werden, wobei natürlich auch hier Dosisanpassungen erforderlich sein können. Nach Angaben von McArthur [542] und Bergsagel [76] sind die mit einer kontinuierlichen Melphantherapie erzielbaren Remissionsraten und medianen Überlebenszeiten mit den mit intermittierender Therapie erreichten durchaus vergleichbar, während Alexanian und Ma. [21] in der bisher einzigen prospektiven randomisierten Studie mit kontinuierlicher Melphalantherapie niedrigere Remissionsraten (19%) als mit der intermittierenden Therapieform (35%) fanden. Außerdem konnte diese Arbeitsgruppe [19] mit einer intermittierenden Melphalantherapie bei bereits auf kontinuierliche Melphalanbehandlung resistenten Patienten noch Remissionen erzielen. In einer weiteren Studie [21] konnte mit einer kombinierten intermittierenden Melphalan-Prednison-Behandlung bei 43% auf kontinuierliche Melphalantherapie bereits resistenten Patienten noch Remissionen erzielt werden. Dagegen wurde nur mehr bei 23% der mit intermittierender Therapie vorbehandelten Patienten eine Remission erzielt. Die letztgenannte Beobachtung weist allerdings auch auf die Bedeutung einer gleichzeitigen Cortisontherapie hin, die in Kombination mit Melphalan durchgeführt werden soll [21] und mit der die initiale Remissionsrate bei nicht vorbehandelten Patienten auf rund 70% gesteigert werden kann [21, 241]. Außerdem wurde mit der Melphalan-Prednison-Kombination von Alexanian und Ma. [21] eine um 6 Monate längere Überlebenszeit als mit der alleinigen Melphalantherapie erzielt. Diese guten Ergebnisse der Melphalan-Prednisonkombination konnten von Costa und Ma. [179] teilweise, nicht aber von der British Medical Research Council Study Group [555] bestätigt werden. Aufgrund der allerdings mehrheitlich positiven Ergebnisse von Melphalan-Prednisonkombinationen werden heute Melphalantherapien beim multiplen Myelom immer mit Cortison kombiniert.

Als weitere Vorteile intermittierender Melphalantherapien werden von einzelnen Autoren [270] der rasche Wirkungseintritt, die größere Schonung des normalen hämatopoetischen Gewebes, das seltenere Auftreten protrahierter Thrombopenien, sowie die bessere Steuerbarkeit und seltener notwendige Kontrolluntersuchungen [561] ins Treffen geführt. Neuere Untersuchungen haben für Melphalan – wie zuvor für zahlreiche andere Zytostatika – starke Resorptionsschwankungen nach oraler Medikation aufgezeigt [354, 814], so daß bei fehlendem initialen Ansprechen von dieser auf die intravenöse Melphalanapplikation übergegangen werden sollte. Wir selbst applizieren aus diesem Grund Melphalan fast ausschließlich intravenös, reduzieren jedoch wegen der auf diese Art erhöhten Melphalan-Serumspiegel die pro Zyklus vorgesehene Gesamtdosis (ca. 40–80 mg) um ca. 50% und injizieren so zwischen 20 und 40 mg auf einmal im Bolus. Die Vorteile der intravenösen Applikation werden auch durch die vorläufigen Ergebnisse einer Vergleichsstudie [545], die längere mediane Überlebensraten bei intravenös therapeutisierten Patienten aufzeigt, bestätigt. Zu beachten ist weiters eine Dosisreduktion bei Patienten mit Nierenfunktionseinschränkung, da Melphalan kaum metabolisiert und zum Großteil renal ausgeschieden wird [10].

*Cyclophosphamid*

Cyclophosphamid wurde 1958 von Arnold [37] mit dem Ziel entwickelt, eine inaktive Transportform für Stickstoff-Lost zu produzieren, die nur in den entsprechenden Zielzellen aktiviert werden sollte (Abb. 64). Cyclophosphamid ist eine alkylierende Substanz und chemisch als zyklisches Phosphorsäureesterderivat des Stickstoff-Losts, das erst – da es in seiner ursprünglichen Form inaktiv ist – in vivo aktiviert werden muß. Diese Umwandlung in die aktiven Metaboliten 4-Hydroperoxy-cyclophosphamid, Aldophosphamid und Phosphamidmustagen, die letztlich zur DNA-Quervernetzung führen, wird von mikrosomalen Leberenzymen katalysiert [130]. Nach anfänglich wenig überzeugenden Ergebnissen [261, 303] wurde 1960 [537] und 1963 [706] die Wirksamkeit von Cyclophosphamid beim multiplen Myelom eindeutig unter Beweis gestellt. Anschließend haben zwei prospektive randomisierte Studien die Wirksamkeit von kontinuierlicher Therapie mit Cyclophosphamid mit dem Erfolg einer kontinuierlichen Melphalanbehandlung verglichen. Keine der Untersuchungen hat Unterschiede zwischen den beiden Chemotherapien bezüglich Remissionsrate und Überlebenszeit ergeben [553, 705]. Seither wird Cyclophosphamid als beim multiplen Myelom gleich wirksam wie Melphalan angesehen und von verschiedenen Therapeuten zur primären Chemotherapie dieser Neoplasie herangezogen (Tabelle 29). Dabei

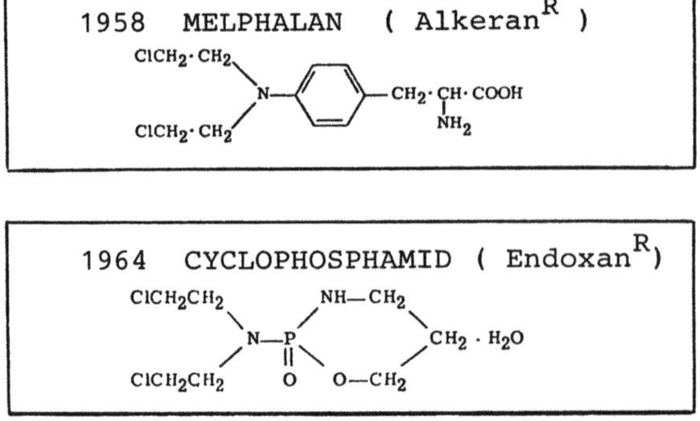

**Abb. 64.** Strukturformel von Melphalan und Cyclophophamid

**Tabelle 29.** Melphalan- und Cyclophosphamid-Monotherapie mit oder ohne Prednison

| Zytostatikum | Dosis | Applikation | Anzahl Pat. | Remissionsrate | Mediane Überlebenszeit | Autoren |
|---|---|---|---|---|---|---|
| Melphalan | 0,025 mg/kg/d | p.o. kont. | 35 | 34% | 18 | Alexanian et al. 1968 [19] |
| Melphalan | 4 mg/d | p.o. kont. | 39 | 41% | 28 | McArthur et al. 1970 [542] |
| Melphalan | 0,1 mg/d | p.o. kont. | 54 | 15% | 15,5 | Rivers et al. 1969 [705] |
| Melphalan | 0,15 mg/d × 7, nach 2–6 Wo 0,12 mg/kg/d | p.o. kont. | 64 | 55% | 23 | Hoogstraten et al. 1967 [340] |
| Melphalan | 0,1 mg/kg/d × 10 danach 0,05 mg/kg/d | | 73 | 33% | 18 | Pinsky et al. 1976 [660] |
| Melphalan | 0,25 mg/kg/d × 4 | p.o. 6 Wo | 69 | 32% | 18 | Alexanian et al. 1969 [21] |
| Melphalan | 10 mg/d × 4, 6 Wo danach 10 mg/d × 7 | p.o. 6–8 Wo | 120 | –[a] | 20 | MRC 1980 [555] |
| Melphalan | 0,15 mg/kg/d × 7 | p.o. 6 Wo | 48 | 40% | 23 | Hoogstraten et al. 1967 [340] |
| Melphalan | 16 mg/m² alle 2 Wo × 6 danach alle 4 Wo | i.v. | 48 | | 36 | McIntyre et al. 1978 [545] (Abstrakt) |
| Cyclophosphamid | 2–4 mg/kg/d | p.o. kont. | 49 | 18% | 13 | Rivers et al. 1969 [705] |
| Cyclophosphamid | 2 mg/kg/d | p.o. kont. | 165 | 48% | 24,5 | Korst et al. 1964 [428] |
| Cyclophosphamid | 150 mg/d | p.o. kont. | 124 | –[a] | 20 | MRC 1980 [555] |
| Melphalan + Prednison | 10 mg/d × 4 ab 2 Therapie 10 mg/d × 7 40 mg zu jeder M-Dosis dann reduzieren (30, 20, 15, 10, 5/d) | p.o. 6–8 Wo | 128 | –[a] | 20 | MRC 1980 [555] |
| Melphalan + Prednison | 0,25 mg/kg/d × 4 2 mg/kg/d × 4 | p.o. 6 Wo p.o. 6 Wo | 51 | 65% | 24 | Alexanian et al. 1969 [21] |
| Cyclophosphamid + Prednison | 1,0 g/m² 100–200 mg/d × 4 | i.v. 3 Wo | –[b] | –[b] | –[b] | Bergsagel et al. 1972 [79] |
| Cyclophosphamid + Prednison | 0,25 g/m²/d × 4 100–200 mg/d × 4 | p.o. p.o. 3 Wo | –[b] | –[b] | –[b] | Bergsagel et al. 1972 [79] |

[a] Keine entsprechenden Angaben; [b] Wurde zu Therapie melphalanresistenter Patienten etabliert

empfiehlt sich entweder die kontinuierliche Therapie mit 2 mg/kg/Tag oral oder eine in dreiwöchigen Intervallen zu wiederholende Stoßtherapie mit entweder 1,0 g/m² intravenös oder 0,25 g/m² × 4 Tage oral. Im Gegensatz zu der Melphalan-Prednisonkombination liegen bisher für die Cyclophosphamidtherapie keine vergleichenden Studien über die Vorzüge kontinuierlicher bzw. intermittierender Therapieformen, sowie über den Wert einer zusätzlichen Prednisonmedikation vor. Allerdings konnte bei anderen Malignomen die Überlegenheit der hochdosierten intermittierenden gegenüber einer niedrigdosierten kontinuierlichen Cyclophosphamidtherapie eindeutig belegt werden [75], so daß wahrscheinlich auch beim multiplen Myelom die intermittierende Cyclophosphamidtherapie vorzuziehen sein dürfte. Die zusätzliche Gabe von Prednison wird allein schon durch den positiven Effekt von Corticoiden auf den Allgemeinzustand der Patienten zu empfehlen sein.

Nach Untersuchungen von Bergsagel [79] besteht zwischen Cyclophosphamid und Melphalan keine eindeutige Kreuzresistenz, sodaß bei Melphalan-resistenten Patienten Cyclophosphamid oft noch zu einer Tumorreduktion führt, und umgekehrt Melphalan bei Cyclophosphamid-Resistenz häufig noch wirksam sein kann. Lenhard und Ma. [478] haben bei 28 bereits therapieresistenten Patienten eine hochdosierte Cyclophosphamidtherapie (600 mg/m², tgl. i.v. × 4 Tage) durchgeführt und noch bei 14 (50%) dieser Fälle mit ungünstiger Prognose partielle Remissionen erzielt. Bei dieser Dosierung muß allerdings eine weitgehende Knochenmarksaplasie mit ihren schweren Nebenwirkungen in Kauf genommen werden. Dementsprechend verstarben 2 der derart behandelten Patienten an während der Leukopenie aufgetretenen Infektionen.

Die Serumkonzentration aktiver Cyclophosphamidmetaboliten zeigt relativ starke individuelle Schwankungen, obwohl Cyclophosphamid bei oraler Applikation fast vollständig aus dem Magen-Darmtrakt resorbiert wird [788]. Diese bei gleicher Dosierung bis zu 100% variierenden Cyclophosphamidplasmaspiegel dürften daher auf unterschiedliche Metabolisierungsraten zurückzuführen sein. Nach länger dauernder Therapie kann der Abbau von aktiven Cyclophosphamidmetaboliten enorm beschleunigt sein, sodaß gegenüber den initialen Werten bis zu ein Drittel niedrigere Serumkonzentrationen beobachtet werden können. Dies wird allgemein als Folge einer Enzyminduktion interpretiert [210]. Aufgrund des vorwiegend hepatal erfolgenden Abbaus von Cyclophosphamidmetaboliten wird bei mäßigen Nierenfunktionseinschränkungen eine Dosisreduktion nicht für erforderlich gehalten [110].

*Nitrosoharnstoffderivate*

Die Nitrosoharnstoffderivate BCNU und CCNU wirken vorwiegend als Alkylantien, können aber zusätzlich durch Inhibition mehrerer enzymatischer Prozesse die DNA-Synthese blockieren. Beim multiplen Myelom wurde bisher vor allem BCNU in Kombination mit anderen Zytostatika entweder zu primärer Remissionsinduktion oder häufiger nach Versagen der initialen Therapie eingesetzt. Die CALGB-Gruppe hat eine BCNU-Monochemotherapiestudie (+ Prednison) durchgeführt, deren Ergebnisse aber nicht veröffentlicht. Die wesentlichsten Resultate dieser Untersuchung wurden allerdings in einer Übersicht über Nitrosoharnstoffderivate zitiert [724]: Mit BCNU-Prednison wurde bei 40% der Patienten eine Remission erzielt. Die medianen Überlebenszeiten waren bei den Patienten, die auf die Therapie ansprachen, mit 30 Monaten in der BCNU-Prednison-Gruppe gleich lang wie in der Melphalan-Prednison-Kontrollgruppe. Bei den mit BCNU behandelten Patienten fiel jedoch eine erhöhte kumulative Knochenmarkstoxizität auf. Aufgrund der einfacheren, billigeren und oral möglichen Applikation von Melphalan sowie aufgrund der geringeren Knochenmarkstoxizität wurde daher vom Autor dieser Zusammenfassung weiterhin Melphalan-Prednison als Standardtherapie bei multiplem Myelom empfohlen [724]. In verschiedenen Polychemotherapieschemata (Tabelle 30), die bereits zur primären Remissionsinduktion empfohlen werden, ist BCNU oft nur in geringen bis mittleren Dosierungen enthalten (z.B. im M2-Protokoll 0,5 mg/kg), sodaß der zytostatische Effekt von BCNU in dieser Dosierung fraglich bleiben muß. Bei bereits auf konventionelle Alkylantien resistenten Patienten haben aber BCNU-Kombinationen teilweise noch gute Ergebnisse erzielen können. Alberts und Ma. [11] konnten mit BCNU/Adriamycin bei 54% solcher Patienten Zweitremissionen erzielen, während andererseits Kyle und Ma. [454] mit einer BCNU/Cyclophosphamid-Prednison-Kombination nur bei 17% bereits Melphalan-resistenter Patienten noch objektive Erfolge, jedoch noch bei 39% subjektive Besserung erzielen konnte. Presant und Klahr [672] haben 14 Melphalan-resistente Patienten mit einer BCNU-Cyclophosphamid-Adriamycin-Prednison-Kombination behandelt. Je nach angewandten Remissionskriterien ließ sich noch bei 5 (36%) bzw. 9 (64%) Patienten eine objektive Besserung feststellen.

CCNU wurde mit minimalem Erfolg bei Melphalan-resistenten Patienten verwendet [535], während mit 4 Zyklen Methyl-CCNU noch bei 46% von 43 bereits auf konventionelle Alkylantien resistenten Patienten eine Tumorreduktion erreicht werden konnte [827]. Bei 20 der 43 Patienten mußte allerdings die Methyl-CCNU-Therapie wegen weiterer Tumorprogression vorzeitig abgebrochen werden. Drei Therapiestudien von spanischen sowie südamerikanischen Autoren [88, 143, 638] ergaben mit einer Kombination von Methyl-CCNU mit Cyclophosphamid und Prednison bei vorher unbehandelten Patienten sowohl in Bezug auf die Remissionsrate als auch auf Überlebenszeit gleich gute Resultate wie mit der Melphalan-Prednison-Kombination.

*Chlorambucil*

Die South Eastern Cancer Study Group hat die Wirksamkeit von Chlorambucil in insgesamt drei verschiedenen Therapiestudien analysiert. Die Ergebnisse der ersten Studie, die ohne Corticoidzusatz durchgeführt wurde, waren mit einer Remissionsrate von nur 10% so enttäuschend, daß sie nicht publiziert wurden (zitiert in 788), während mit Chlorambucil-Prednison Remissionsraten von 30% bzw. 48% beobachtet wurden [490, 788].

**Tabelle 30.** Polychemotherapieprotokolle

| Therapie-schema | Melphalan | Cyclophos-phamid | BCNU | Prednison | Vincristin | Sonstige | Therapie Wiederholung (Wochen) | Remissionsrate % d. auswertbaren Pat. | Mediane Überlebenszeit (Monate) | Autoren |
|---|---|---|---|---|---|---|---|---|---|---|
| MPP | 0,2 mg/kg/d p.o. d 1–4 | | | 2,0 mg/kg/d p.o. d 1–4 | | Procarbacin 3,0 mg/kg/d p.o. d 1–9 | 6 | 46%[a] | 24 | Alexanian et al. 1972 [20] |
| MCP | 6,0 mg/m²/d p.o. d 1–4 | 500 mg/m² i.v. d 1 | | 60 mg/m²/d p.o. d 1–4 | | | 4 | 47%[a] | ~25[l] | Alexanian et al. 1977 [24] |
| MAP | 6,0 mg/m²/d p.o. d 1–4 | | | 60 mg/m²/d p.o. d 1–4 | | Adriamycin 25 mg/m² i.v. d 1 | 4 | 46%[a] | ~25[l] | Alexanian et al. 1977 [24] |
| CBP | | 400 mg/m² i.v. d 1 | 75 mg/m² i.v. d 1 | 80 mg/d p.o. d 1–7, Reduk. auf 0 | | | 4 | 53%[b] | 27,8 | Cohen et al. 1979 [168] |
| CAP | | 100 mg/m² p.o. | | 60 mg/m²/d p.o. | | Adriamycin 25 mg/m² i.v. d 1 | 3 | 67%[a] | 32 | Alexanian et al. 1981 [25] |

| Regimen | | | | | | Response | | Reference |
|---|---|---|---|---|---|---|---|---|
| m-CCP | 600 mg/m² i.v.¹ d 1 | | | 40 mg/m²/ d p.o.² d 1–7 | MeCCNU 100 mg/m² p.o.³ d 1 | 1+24 38 | 32 | Cavagnaro et al. 1980 [143] |
| MCBP | 4 mg/m²/d p.o. d 1–4 | 300 mg/m² i.v. d 1 | 30 mg/m² i.v. d 1 | 60 mg/m²/ d p.o. d 1–7 | | 48%ᵇ | ~32ᴵ | Alexanian et al. 1977 [24] |
| MCBP | 8 mg/m² i.v. d 1 | 300 mg/m² i.v. d 1 | 100 mg/m² i.v. d 1 | 1,2 mg/ kg/d p.o. danach in 10 Wo Reduk. auf 0 | | 49%ᵃ | ~25ᴵ | Harley et al. 1979 [313] |
| MCBP | 3–4 mg/m² p.o. d 1–4 | 110 mg/m² p.o. d 1–4 | 50 mg/m² i.v. d 1 | 100 mg/d p.o. d 1–4 | | 68%ᵇ | ~32ᴵ | Bergsagel et al. 1979 [78] |
| VCAP | 5 mg/m² p.o. d 1–4 | 100 mg/m² p.o. d 1–4 | | 60 mg/m² p.o. d 1–4 | 1,0 mg i.v. d 1 | 64%ᵃ | 32 | Alexanian et al. 1981 [25] |
| VMCP | 5 mg/m² p.o. d 1–4 | 100 mg/m² p.o. d 1–4 | | 60 mg/m² p.o. d 1–4 | 1,0 mg i.v. d 1 | 67%ᵃ | 30 | Alexanian et al. 1981 [25] |
| VBAP | | | 25 mg/m² i.v. d 1 | 60 mg/m² p.o. d 1–4 | Adriamy- cin 25 mg/m² i.v. d 1 1,0 mg i.v. d 1 | 60%ᵃ 65%ᵃ | 32 | Alexanian et al. 1981 [25] |
| VMCBP | 0,25 mg/kg p.o. d 1–4 | 10 mg/kg i.v. d 1 | 0,5 mg/kg i.v. d 1 | 1 mg/kg/d 1–7 p.o. 0,5 mg/ kg/d 8–14 | 0,03 mg/kg i.v. d 1 | 87%ᵇ | > 40ᴵᴵ | Case et al. 1977 [137] |

Remissionskriterien: ᵃ = South West Oncology Group (↓ d. Serumparaproteinkonz. > 75%), ᵇ Chronic Leukemia Task Force (↓ d. Serumparaproteinkonz. ≥ 50%), ~: Zahlen aus Überlebenskurven arbiträr ermittelt, ᴵᴵ: Zitiert bei Vrana u. Bunn, 1980 [847]

*Vinkaalkaloide*

Die Vinkaalkaloide Vincristin, Vinblastin und Vindesin werden als zellzyklusphasenspezifisch wirkende Mitosehemmstoffe betrachtet, die durch Bindung an Spindelproteine und durch Inhibition der Mikrotubulipolymerisation zur Blockierung der Metaphase führen. In hohen Konzentrationen bewirken sie zusätzlich durch Interferenz mit DNA-abhängigen RNA-Polymerasen eine Hemmung der RNA-Synthese. Aufgrund dieser spezifischen Wirkungsweise sollten sie besonders bei Tumoren mit hoher Proliferationsrate wirksam sein. In diesem Zusammenhang ist die Beobachtung von Salmon interessant, der bei seinen Patienten nach Chemotherapie-induzierter Tumorregression einen deutlichen Anstieg der Zellfraktion im Proliferationskompartment beobachten konnte [723] und dann – entsprechend dieser theoretischen Überlegung – tatsächlich mit Vincristin eine weitere Tumorreduktion erzielen konnte [12]. Ein derartiges Verhalten der Tumorzellpopulation ist allerdings nach neueren Studien (s. Abschnitt über zellkinetische Überlegungen) nur bei etwa der Hälfte der Patienten zu erwarten [219, 225]. Bei den anderen Patienten mit einem in der Remissionsphase niedrigen Proliferationskompartment dürfte die Behandlung mit zellzyklusphasenspezifischen Substanzen erfolglos bleiben. Trotz dieser Einschränkung hat nach den Resultaten einzelner Studien [24, 121, 476] die Einbeziehung von Vincristin in Polychemotherapieprotokolle eine geringfügige Verbesserung der Remissionsrate und Verlängerung der Überlebenszeit erbracht.

Nach unserer mit den Berichten von Riccardi und Ma. [696] übereinstimmenden Erfahrung kann Vincristin auch in Form einer Monotherapie kombiniert mit Prednison erfolgreich bei bereits Alkylantien-resistenten Patienten eingesetzt werden. Bei diesen Patienten, deren Knochenmark meist schon schwer supprimiert ist, wirkt sich der relativ geringe myelotoxische Effekt von Vincristin vorteilhaft aus. Als Therapieschema verwenden wir Vincristin in einer Dosierung von 1,5 mg/m$^2$ in 7–10-tägigen Intervallen, da nach dieser Periode die Tumorpopulation noch nicht, die normale Hämatopoese aber bereits wieder regeneriert sein dürfte. Zusätzlich verabreichen wir von Tag 1 bis Tag 4 jeweils 0,5 mg/kg Prednison. Gelegentlich kann allerdings die Vincristinpolyneuropathie, die bei den durch die Paraproteine prädisponierten Patienten häufig auftritt, therapielimitierend sein. Daher sind einzelne Autoren auf den Einsatz der weniger neurotoxischen Vinkaalkaloide Vinblastin und Vindesin zur Behandlung Alkylantien-resistenter Patienten übergegangen. Vindesin führte in einer Studie bei 55% der schon auf die Primärtherapie resistenten Patienten zu einer objektiven Besserung [346]. Legt man allerdings die Kriterien der South West Oncology Group [20] zur Remissionsbeurteilung an, so konnten mit dieser Therapie nur 2 eindeutige Remissionen erzielt werden. Im Gegensatz zu Vindesin erwies sich Vinblastin in einer älteren Studie als wirkungslos [178].

*Adriamycin*

Adriamycin interferiert als Zytostatikum der Anthrazyklinreihe mit der Nukleinsäuresynthese. Obwohl es vorwiegend als Substanz angesehen wird, die in ihrer Wirkung an keine bestimmte Phase des Zellzyklus gebunden ist, dürfte Adriamycin seine maximale zytostatische Aktivität vorwiegend in der S-Phase entfalten. Aufgrund seines breiten Wirkungsspektrums und seiner guten chemotherapeutischen Effizienz, insbesondere bei Lymphomen, wurde die Wirksamkeit von Adriamycin bei Alkylantien-resistenten Patienten in Form einer Monotherapie überprüft. Alberts und Ma. [13] konnten bei vorbehandelten Patienten in 33% der Fälle eine deutliche klinische Besserung beobachten, während Alexanian und Ma. in einer unveröffentlichten Studie (zitiert bei Alberts und Salmon [13]) nur bei 2 von 21 Patienten und Benett und Ma. [68] nur bei 1 von 8 Alkylantien-resistenten Patienten mit Adriamycin signifikante Erfolge erzielt haben. Presant und Klahr [672] konnten, wie schon erwähnt, mit einer BCNU-Cyclophosphamid-Adriamycin-Prednison-Kombination bei 5 (36%) von 14 melphalanresistenten Patienten noch eine mehr als 50%ige Tumorreduktion erzielen. Bei unbehandelten Patienten wurde Adriamycin als Einzelsubstanz bisher nicht getestet, aber mit einer Reihe anderer Zytostatika zu verschiedenen Polychemotherapieschemata kombiniert. Dabei haben sich vor allem die Adriamycin/BCNU-Kombination [724] zur Therapie von Alkylantien-resistenten Patienten sowie verschiedene Adriamycin-Alkylantien-Kombinationen zur initialen Therapie [13, 24, 672] bewährt.

*Andere antiproliferative Substanzen*

Beim multiplen Myelom wurde Procarbacin in einer Monochemotherapiestudie bei alkylantienresistenten Patienten mit bescheidenem Erfolg eingesetzt [583]. Nur 5 von 28 Patienten zeigten eine deutliche klinische Besserung. Peptichemio, ein synthetischer Peptidkomplex des mL-Phenylalanins hat in Untersuchungen italienischer Autoren bei Alkylantien-resistenten Patienten noch zu guten Erfolgen geführt [144, 566], sodaß gerade bei solchen Patienten weitere Untersuchungen von Interesse wären. Der allgemeine Einsatz von Peptichemio, das nur parenteral appliziert werden kann, wird jedoch durch seine starke gefäßtoxische Wirkung erheblich limitiert.

Über Hexamethylmelamin liegen bisher nur wenige Erfahrungen vor [166]. Diese Substanz hat bei einigen alkylantienresistenten Patienten noch zu einer Tumorreduktion geführt, allerdings mit einer relativ ausgeprägten Toxizität. Azathioprim bewirkte beim MOPC-315-Mäuseplasmozytom weitgehende Tumorregression [743], war aber bei Patienten mit multiplem Myelom nur schwach wirksam [788]. Bei unbehandelten Patienten konnte zwar mit einer Azathioprim-Prednisonbehandlung eine Remissionsrate von 23% erreicht werden, die Überlebenszeit der Azathioprin-therapeutisierten Patienten war aber deutlich kürzer als die der Melphalan-Prednison-Kontrollgruppe.

Cis-Platinum hat sich beim experimentellen Mäusemyelom MOPC 104E als wirksame tumorizide Substanz erwiesen [273], sodaß weitere Therapiestudien beim Menschen angezeigt erscheinen. Interferon wurde bisher einer kleinen Zahl von Patienten mit multiplem Myelom verabreicht und führte bei 4 von 5 [560] bzw. 6 von 10 [305] Patienten zu einer deutlichen Tumorreduktion. Allerdings konnte in einer nachfolgenden Studie nur bei einem von 20 Patienten eine Remission erzielt werden [382]. Andere Untersuchungen konnten bisher nur ähnlich unbefriedigende Ergebnisse berichten [94, 619, 766]. Außerdem stellt die Notwendigkeit, Interferon über mehrere Monate täglich oder wenigstens dreimal wöchentlich parenteral zu applizieren, einen gegenüber den anderen derzeit verfügbaren Chemotherapeutika wesentlichen Nachteil dar. Darüber hinaus kommt es selbst bei initial Interferon-empfindlichen Patienten fast regelmäßig zu einer Resistenzentwicklung, sodaß aufgrund dieser Erfahrung von Interferon kein Durchbruch in der Myelomtherapie erwartet werden kann.

*Unwirksame Substanzen*

Bisher haben sich folgende Substanzen als beim multiplen Myelom unwirksam oder weitgehend unwirksam erwiesen: Mitomycin C [74], Hydroxyurea [12, 195], 6-Thioguanin [133], 5-Fluoro-Uracil [876], Bleomycin [68], Piperazinedion [385], Pyrazofurin [467] und Cytosin-Arabinosid [12].

*Corticosteroide*

Corticosteroide hemmen die intrazelluläre Phosphorylierung sowie den Glucosetransport und schaffen dadurch ein intrazelluläres Energiedefizit, das zur Beeinträchtiung der Zellteilungsfähigkeit führt. Darüber hinaus stimulieren sie den Proteinkatabolismus. Corticosteroide dürften, wenn überhaupt, einen geringen tumoriziden Effekt beim multiplen Myelom ausüben. Allerdings konnte Salmon mit einer intermittierenden Prednisontherapie (200 mg jeden 2. Tag) bei 8 von 18 Patienten eine 50%ige Reduktion der M-Komponente oder der Bence-Jones-Proteinurie erreichen, und bei einer größeren Anzahl von Patienten eine Linderung der Knochenschmerzen, Erhöhung des Hämoglobins und Reduktion von Kalzium und Kreatinin sowie eine längere Überlebenszeit erzielen [728]. Mass konnte zwar ebenfalls unter einer Prednison-Monochemotherapie eine Steigerung des subjektiven Wohlbefindens sowie eine Besserung mehrerer klinischer Parameter feststellen, eine Verlängerung der Überlebenszeit konnte er allerdings nicht beobachten [534]. Von den meisten Autoren wird somit die Reduktion der Paraproteinkonzentration [339] eher als Ausdruck einer metabolischen Beeinflussung und weniger als Zeichen einer direkten tumoriziden Cortisonwirkung aufgefaßt. Die zu beobachtende Senkung der beim multiplen Myelom häufig erhöhten Serum-Kalziumspiegel dürfte über eine direkte Cortisonbeeinflussung der Monozyten erfolgen. Von diesen Zellen konnte gezeigt werden, daß sie einen Faktor produzieren (osteoklastenaktivierender Faktor), der für die gesteigerte Knochenresorption beim multiplen Myelom verantwortlich sein dürfte [593]. Corticosteroide dürften über eine direkte Beeinflussung der Monozyten die Synthese dieses Faktors reduzieren [690].

Die Kombination von Prednison mit Melphalan hat nach Ergebnissen von Alexanian und Ma. [21] zu einer Verdopplung der Remissionsrate und zu einer deutlichen Verlängerung der Überlebenszeit geführt. Dies konnte auch von einer anderen Arbeitsgruppe [179] bei „good risk" Patienten bestätigt werden, während bei "poor risk" Patienten mit der Prednisonkombination sogar kürzere Überlebenszeiten als mit der alleinigen Melphalantherapie beobachtet wurden. Einzelne Autoren stehen daher einer zusätzlichen Cortisontherapie noch immer reserviert gegenüber, während in den meisten Therapiezentren schon allein aufgrund der positiven Beeinflussung des subjektiven Wohlbefindens der Patienten Cortison automatisch mit jeder Zytostatikatherapie beim multiplen Myelom kombiniert wird.

**Polychemotherapie**

Mit der Einführung der Standard-Melphalantherapie konnte zwar die mediane Überlebenszeit, die bei unbehandelten Patienten 3,5 bis 11 Monate beträgt [247, 614], mehr als verdoppelt werden, aber die damit erreichte Verbesserung befriedigte keineswegs. Die Suche nach effizienteren Therapiemodalitäten wurde daher intensiv weitergeführt. Da keine neuen entscheidend wirkungsvolleren Zytostatika gefunden werden konnten und die begrenzten Therapieerfolge vermuten ließen, daß die Myelomzellen einzelner Patienten auf Zytostatika unterschiedlich reagieren, lag die Entwicklung von Polychemotherapieprotokollen nahe. Solche Maßnahmen hatten bei anderen lymphoproliferativen Erkrankungen, insbesondere beim Morbus Hodgkin, zu erstaunlichen Erfolgen geführt [206]. 1972 wurde von der South West Oncology Group (SWOG) über die erste Polychemotherapiestudie beim multiplen Myelom berichtet [20]. Diese Arbeitsgruppe verglich Melphalan-Procarbacin-Prednison mit Melphalan-Prednison und erreichte mit der Kombinationstherapie eine höhere Remissionsrate (59% vs. 48%) als mit der Melphalan-Prednison-Standardtherapie, jedoch keine längeren Überlebenszeiten. Noch im selben Jahr wurde von Harley und Ma. [314] über gute Erfolge mit einer Melphalan-Cyclophosphamid-BCNU und Prednisonkombination bei einer allerdings nur kleinen Patientengruppe berichtet. In mehreren nachfolgenden Therapiestudien wurde die Wirksamkeit verschiedener Kombinationen überprüft (Tabelle 30). Dabei kamen Polychemotherapien mit 3, 4 oder 5 Substanzen zur Anwendung. Ebenso wie die bereits erwähnte Viererkombination, enthielt die Fünferkombination neben vorwiegend zellzyklusphasenunspezifischen Substanzen auch das zellzyklusphasenspezifische Vincristin. In allen Kombinationen wurde Prednison verwendet. Die medianen Überlebenszeiten, die mit den meisten Kombinationen erzielt wurden, lagen zwischen 25 und 32 Monaten, sodaß die Ergebnisse trendweise, aber nicht signifikant besser als mit der Melphalan-Prednison-Standardtherapie ausfielen.

Die Kombination der drei alkylierenden Substanzen Melphalan, Cyclophosphamid und BCNU mit Prednison wurde bisher in vier Studien [24, 43, 78, 313] geprüft, wobei allerdings eine Studie aufgrund der geringen Fallzahl (n = 14) nicht beurteilt werden kann [43]. Von den übrigen Studien waren zwei randomisiert zum Vergleich von Melphalan-Cyclophosphamid-BCNU-Prednison mit der Standard-Melphalan-Prednisontherapie angelegt [78, 313], während in der Studie der SWOG mehrere Polychemotherapieschemata verglichen wurden [24]. Die Überlebenszeiten mit Melphalan-Cyclophosphamid-BCNU-Prednison variierten zwischen 25 und 32 Monaten und lagen somit nicht signifikant über den mit der Standardtherapie erzielten Ergebnissen. Bei mehreren Patienten mußten wegen der beträchtlichen Toxizität Dosisreduktionen vorgenommen werden. Interessanterweise ergab aber die von der Cancer and Leukemia Group B (CALGB) durchgeführte Studie [313] mit der Polychemotherapie eine signifikant längere Überlebenszeit der „poor risk" Patienten, während die „good risk" Patienten unter der Viererkombination trendweise kürzere Überlebenszeiten als die Patienten der Melphalan-Prednison-Kontrollgruppe aufwiesen. Aus diesen Ergebnissen läßt sich die Notwendigkeit einer weitgehenden Individualisierung der Chemotherapie ableiten. Möglicherweise lassen sich bei „good risk" Patienten die besten Ergebnisse mit einer einfachen Alkylantien-Prednison-Kombination erzielen, während bei „high risk" Fällen aggressive Polychemotherapieprotokolle vorteilhafter sein dürften. Polychemotherapieprotokolle, die Vincristin enthalten, geben etwas höhere Remissionsraten und längere Überlebenszeiten als nicht Vincristin enthaltende Therapieschemata, obwohl ihre Überlegenheit statistisch noch nicht abgesichert ist. Drei von Alexanian und Ma. [25] veröffentlichte Studien haben mit Vincristin-Kombinationen mediane Überlebenszeiten von 30 bis 32 Monaten ergeben und dürften somit etwas besser als die Resultate mit denselben Kombinationen ohne Vincristin sein. Die letztgenannten Therapieprotokolle führen nämlich nur zu einer medianen Überlebenszeit von etwa 25 Monaten, die durch den Zusatz von Vincristin um 5 bis 7 Monate auf 30–32 Monate verlängert werden dürfte [136]. Da aber diese Studien über den Wert einer zusätzlichen Vincristintherapie nicht an randomisierten Patientengruppen durchgeführt wurden, müssen die angeführten Überlegungen als vorläufig und noch nicht gesichert betrachtet werden, denn solche divergierenden Resultate könnten allein schon durch mangelhafte Berücksichtigung unterschiedlicher Prognosefaktoren in den einzelnen Therapiegruppen zustande kommen.

Alexanian [17] ist aber der Auffassung, daß Vincristin und Adriamycin enthaltende Therapieprotokolle gegenwärtig die beim multiplen Myelom wirksamsten Therapiemodalitäten darstellen und bei vorher unbehandelten Patienten aggressiv eingesetzt werden sollen. Die Dosierungen sollten so gewählt sein, daß während der dreiwöchigen Therapieintervalle passagere Leukozytendepressionen auftreten. Es fragt sich aber ernsthaft, ob die schweren Adriamycin-Nebenwirkungen, wie Kardiopathie und Alopezie, bei den durch das hohe Alter reduzierten Patienten in Kauf genommen werden sollen, wenn weniger toxische, gleich wirksame Kombinationen zur Verfügung stehen.

Das 1974 von Lee und Ma. [476] entwickelte unter dem Namen M2-Protokoll bekannt gewordene Polychemotherapieschema besteht aus den fünf Substanzen Vincristin-Melphalan-Cyclophosphamid-BCNU und Prednison. Mit dieser Therapie wurde eine 87%ige Remissionsrate [137] und eine voraussichtliche mediane Überlebenszeit von mehr als 40 Monaten erreicht [847]. Damit wurden beim multiplen Myelom die besten Therapieerfolge erzielt, über die bisher berichtet wurde. Allerdings blieben diese Ergebnisse nicht unkritisiert, denn aufgrund der Resultate liegt nahe, daß vorwiegend „good risk" Patienten in die Studie eingeführt wurden. Nur einer von 56 Patienten verstarb innerhalb der ersten 10 Monate, während in den meisten anderen Studien in dieser Periode bereits 20–25% Todesfälle zu verzeichnen sind. Darüber hinaus wurden die Überlebenszeiten nicht – wie in anderen Studien üblich – vom Therapiebeginn, sondern vom Diagnosezeitpunkt an berechnet. Die Ergebnisse sind dennoch eindrucksvoll, machen aber aufgrund der angeführten Einschränkungen weitere Therapiestudien mit dem M2-Protokoll erforderlich. Ein vorläufiger Bericht einer anderen Arbeitsgruppe [577] über die bei einer kleinen Patientenzahl (n = 28) mit dem M2-Protokoll erzielten Therapieergebnisse zeigte eine Remissionsrate von 71% und bestätigte somit ebenso wie die bei nur 12 Patienten gewonnenen Erfahrungen von Buonnano und Ma. [122] zum Teil die Wirksamkeit dieses Polychemotherapieschemas.

## Therapie der Remissionsphase

Eine kürzlich von der SWOG durchgeführte Studie ergab bei Patienten mit kompletter Remission keine Vorteile einer remissionserhaltenden Therapie [789]. Im Gegenteil, die in der Remission mit entweder BCNU und Prednison oder Azathioprim und Prednison weiterbehandelten Patienten erkrankten häufiger als die in der unbehandelten Kontrollgruppe an schweren Infektionen, insbesondere an Pneumonien und Herpes zoster. Die in der Remission nicht weiterbehandelten Patienten zeigten bei Auftreten eines Rezidivs ein gutes Ansprechen auf die neuerliche Therapie, wodurch zum Teil die relativ langen Überlebenszeiten erklärt wurden. Die längsten Remissionen fanden sich bei Patienten mit kompletter Rückbildung der Serum-M-Komponente, so daß diese Patientengruppe wahrscheinlich nicht mit einer remissionserhaltenden Therapie behandelt werden sollte. Salmon [724] ist der gleichen Ansicht und führt remissionserhaltende Therapien nur dann durch, wenn erstens die Remission nicht komplett ist (Tumorreduktion < 75% oder weiterhin nachweisbare Serum-M-Komponente) oder zweitens wenn bei Patienten schon initial keine Serum-M-Komponente nachweisbar war (nicht sezernierende Myelome sowie Patienten, bei denen nur eine Bence-Jones-Proteinurie gefunden werden konnte).

Unsere Erfahrung deckt sich mit diesen Überlegungen, wobei wir nicht nur bei Patienten in kompletter Remission von der remissionserhaltenden Chemotherapie Abstand nehmen, sondern auch jene Patienten, die eine nur geringe und über lange Zeit stabile M-Komponente aufweisen, zytostatisch nicht weiterbehandeln. Im Gegensatz dazu empfehlen Case und Ma. [137] bei allen Patienten – unabhängig davon, ob eine komplette Remission eingetreten ist oder nicht – die Fortführung des M2-Protokolls. Diese Autoren haben nämlich bei 6 Patienten nach Absetzen der Therapie vorzeitige und rasch progredient verlaufende Rezidive, die bei 4 Patienten innerhalb kürzester Zeit zum Tod geführt haben, beobachtet. Versuche, die Remissionsphase mit einer kombinierten Chemo-Immuntherapie zu verlängern, sind bisher fehlgeschlagen [25]. Bei 105 mit BCG und Vincristin-Melphalan-Cyclophosphamid-Prednison behandelten Patienten konnte im Vergleich zu einer Remissionserhaltung mit Azathioprin bzw. mit Melphalan-Cyclophosphamid-BCNU-Prednison keine Verlängerung der Remissionsphase erreicht werden.

## Therapie des malignen Endstadiums

Ein kleiner Teil der Patienten, nämlich jene, die nicht an Infektionen, Nierenversagen oder anderen interkurrenten Erkrankungen sterben, erreicht das sogenannte maligne Terminalstadium, das durch folgende Charakteristika geprägt ist: Rapide Verschlechterung des Allgemeinzustandes, Tumorfieber, rasche Tumorproliferation mit Dedifferenzierung und häufig verstärkter peripherer Ausschwemmung von Tumorzellen [82]. Oft wird als Folge der Dedifferenzierung der Tumorzellpopulation nur mehr wenig Paraprotein (oder nur mehr Leichtkettenparaprotein) produziert, sodaß häufig nicht nur kein Anstieg, sondern im Gegenteil, gelegentlich sogar ein Abfall der Paraprotein-Serumkonzentration zu verzeichnen ist [77]. Dieses Stadium, das sich mit dem akuten Blastenschub bei der chronisch myeloischen Leukämie vergleichen läßt, ist therapeutisch kaum in den Griff zu bekommen. Entschließt man sich dennoch zu chemotherapeutischen Maßnahmen, so wird man möglichst solche Substanzen wählen, die bei dem betreffenden Patienten noch nicht eingesetzt wurden und unter Berücksichtigung der fast immer schon stark reduzierten Knochenmarksreserve versuchen möglichst hochdosiert zu behandeln. Bisher liegen allerdings für diese Krankheitsphase keine allgemein akzeptierten, in klinischen Studien erarbeiteten Verhaltensmaßregeln vor.

## Nebenwirkungen der Chemotherapie

Unter den zahlreichen Nebenwirkungen der verschiedenen zytostatischen Substanzen ist vor allem die Suppression der normalen Hämatopoese zu beachten, weil sie häufig zu Dosisreduktionen zwingt (Tabelle 31). Bei Melphalan ist neben

Tabelle 31. Die wichtigsten Nebenwirkungen der beim multiplen Myelom gebräuchlichen Zytostatika

| Zytostatika | Nausea Erbrechen | Myelosuppressiver Effekt | | | | Organkomplikationen |
|---|---|---|---|---|---|---|
| | | Intensität | Dauer bis (Tage) | | Zellpopulation Betroffen | |
| | | | Nadir | Erholung | | |
| Melphalan | + | +++ | 10–12 | 42–50 | Leuko, Thrombo | – |
| Cyclophosphamid | + | +++ | 8–12 | 18–25 | Leuko | Haemorrhag. Cystitis |
| BCNU | +++ | +++ | 26–30 | 35–49 | Leuko, Thrombo | – |
| Vincristin | – | + | 4–5 | 7 | – | Neuropathie +++ Obstipation |
| CCNU | +++ | +++ | 40–50 | 60 | Leuko, Thrombo | – |
| Adriamycin | + | ++ | 10–14 | 21–24 | Leuko Thrombo | Cardiotoxizität +++ |
| Clorambucil | – | +++ | 14–24 | 28–42 | Leuko, Thrombo | – |
| Procarbazin | – | ++ | 25–36 | 36–50 | Leuko, Thrombo | – |

der Depression der Myelopoese auch die Beeinträchtigung der Thrombopoese zu beobachten, die aber – wenn überhaupt – erst nach langem Krankheitsverlauf bei schwer beeinträchtigter Knochenmarksreserve Dosisreduktionen erforderlich macht. Ganz vereinzelt wurden nach Melphalantherapie allergische Reaktionen, die von Pruritus und Erythem bis zu anaphylaktischen Reaktionen reichten, beobachtet [176]. Bei unserem Patientengut haben wir nur einmal nach Melphalaninjektion ein mildes Gesichtserythem beobachtet, aber niemals schwere allergische Reaktionen gesehen. Wir injizieren allerdings – da wir von den Vorteilen einer zusätzlichen Cortisontherapie überzeugt sind – immer gleichzeitig mit der Zytostatikagabe 40–80 mg Prednison. Von Westerfield und Ma. [871] wurde bei einem Patienten das Auftreten mononukleärer interstitieller Lungeninfiltrate in Zusammenhang mit oraler Melphalantherapie gebracht. Die Infiltrate bildeten sich nach Absetzen der Therapie spontan zurück und ließen sich bei einem neuerlichen Melphalantherapieversuch wieder induzieren. Ein anderer von Taetle und Ma. [809] beschriebener Patient erlag aber einer schweren Lungenfibrose mit atypischer Epithelzellproliferation, die ebenfalls auf eine Melphalanmedikation zurückgeführt worden war. Das Auftreten solcher interstitieller Lungeninfiltrate nach Therapie mit anderen Zytostatika, insbesondere nach Bleomycin, Cyclophosphamid, Chlorambucil oder BNCU ist allerdings schon seit längerem bekannt.

Eine höherdosierte Cyclophosphamidtherapie bei insuffizient hydrierten Patienten führt nicht selten zu einer akuten sterilen hämorrhagischen Zystitis, deren Auftreten jedoch durch entsprechende Flüssigkeitszufuhr oder prophylaktische Therapie mit Natrium-2-mercaptoäthansulfonat (Uromitexan) verhindert werden kann. Als weitere Cyclophosphamidnebenwirkungen sind gastrointestinale Symptome wie Übelkeit und Erbrechen, ferner Alopezie und nach hoher Dosierung Kardiopathien bekannt.

Obwohl die Nitrosoharnstoffderivate in den beim multiplen Myelom üblichen Kombinationstherapien meist nur in relativ niedrigen Dosen eingesetzt werden, ist 3 bis 5 Wochen nach Therapie mit protrahierten Myelothrombopenien zu rechnen. Auch hier sind es vor allem die älteren Patienten mit längerer Krankheitsdauer, bei denen sich der myelotoxische Effekt besonders auswirkt. Seltenere Komplikationen der Nitrosoharnstoffderivattherapie stellen Beeinträchtigung der Leber- und Nierenfunktion, sowie bei BCNU-Behandlung das Auftreten von Lungenfibrosen dar.

Der wichtigste akute dosislimitierende Faktor von Adriamycin liegt in der Myelotoxizität dieser Substanz. Nach 10 bis 14 Tagen ist mit dem Nadir der Leukozytendepression zu rechnen, die sich nach weiteren 7 bis 10 Tagen wieder erholt. Die Limitierung der Gesamtdosis auf 550 mg/m$^2$ ergibt sich durch die dosisabhängige kardiotoxische Wirkung von Adriamycin. Bei Überschreiten dieser Gesamtdosis steigt die Wahrscheinlichkeit irreversibler myokardialer Läsionen rapide an, wobei bei älteren Patienten wahrscheinlich schon viel früher mit irreversiblen Herzmuskelschädigungen zu rechnen ist. Daneben werden nach Adriamycintherapie häufig gastrointestinale Nebenwirkungen wie Übelkeit und Erbrechen beobachtet und darüber hinaus ist mit der für viele Patienten psychisch belastenden Alopezie zu rechnen. Unserer Erfahrung nach haben die Versuche, das Auftreten der Adriamycin-Alopezie durch kurzfristige Unterkühlung der

Kopfhaut zu verhindern oder zu verzögern, keine überzeugenden Erfolge gebracht.

Die bedeutendsten Nebenwirkungen der Vinkaalkaloide liegen neben ihrer Myelotoxizität in ihrer neurotoxischen Wirkung, die gerade bei Patienten mit multiplem Myelom oft manifest wird. Diese Patienten leiden schon aufgrund ihrer Paraproteinämie vereinzelt unter Polyneuropathien, deren Auftreten offensichtlich durch die Vinkaalkaloide stark begünstigt wird. In leichten Fällen sind nur Parästhesien zu beobachten, während schwerere Nebenwirkungen von motorischen Lähmungen der Extremitätenmuskulatur bis zum paralytischen Ileus reichen. Nach Absetzen der Therapie sind die meisten Veränderungen fast vollständig reversibel.

Alle genannten Zytostatika dürften karzinogene und teratogene Eigenschaften aufweisen und darüber hinaus die Keimdrüsenfunktion beeinflussen. Allerdings wurden bisher vier normale Schwangerschaften bei mehr oder weniger intensiv chemotherapeutisierten Patientinnen mit multiplem Myelom beschrieben [481]. Kyle und Ma. [461] haben bereits 1975 über mehr als 40 mit Alkylantien behandelte Patienten mit multiplem Myelom berichtet, die eine akute myeloische Leukämie im Laufe ihrer Erkrankung entwickelt haben. Diese auffallende Assoziation wurde später von Gonzales und Ma. [291] bestätigt. Bergsagel und Ma. [78] haben bei Patienten mit 50-monatiger Überlebenszeit ein Leukämierisiko von 17% errechnet und Bierbach und Ma. [92] die Wahrscheinlichkeit der Entstehung einer Leukämie zu irgendeinem Zeitpunkt nach Diagnosestellung mit 5,9% angegeben. Obwohl die von Bergsagel mitgeteilten Zahlen nach Ansicht mehrerer Autoren zu hoch liegen dürften, läßt sich schon bei unbehandelten oder nicht mit Alkylantien behandelten Patienten eine erhöhte Leukämieinzidenz feststellen [160, 714], sodaß gegenwärtig der Einfluß der Therapie mit alkylierenden Zytostatika auf das Leukämierisiko nicht endgültig abgeschätzt werden kann. Diese Beobachtungen werden aber dennoch als ein Argument für eine zurückhaltende Chemotherapie in der Remissionsphase gewertet. Darüber hinaus könnte die hohe Leukämieinzidenzrate nach langer Krankheitsdauer als Hinweis für eine bereits relativ früh in der Lymphozytendifferenzierung auftretende maligne Transformation gewertet werden, die möglicherweise sogar auf Stammzellebene abläuft.

## Zukünftige Entwicklungen in der Therapie des multiplen Myeloms

Die Therapie des multiplen Myeloms kann in absehbarer Zukunft wahrscheinlich nur auf zwei Wegen verbessert werden, nämlich einerseits durch die Entwicklung neuer, beim multiplen Myelom besser wirksamer antiproliferativer Substanzen und andererseits durch eine auf die Zytostatikasensitivität des individuellen Tumorzellklons abgestimmte Chemotherapie. Die neuen Präparate, deren Wirksamkeit gegenwärtig beim multiplen Myelom ausgetestet wird, sind Cis-Platinum, Hexamethylmelamin, Peptichemio und Interferon. Ob mit einer der genannten Substanzen aber tatsächlich ein entscheidener Durchbruch in der Myelomtherapie erreicht werden kann, bleibt gegenwärtig äußerst fraglich. Im Lichte dieser begrenzten Hoffnungen auf wirksamere Zytostatika scheint das Konzept einer Optimierung der Chemotherapie durch Individualisierung der Zytostatikaauswahl erfolgversprechend. Voraussetzung für die Verwirklichung dieser Zielvorstellung ist die Verfügbarkeit eines Systems zur Kultivierung von Myelomstammzellen. Als erster Arbeitsgruppe gelang Park und Ma. [399] die Entwicklung eines solchen Kulturverfahrens, das aber nur für die Kultivierung von Mäusemyelomstammzellen eingesetzt wurde. Wenig später wurde von Ogawa und Ma. [219] ein modifiziertes Kultivierungsverfahren veröffentlicht, mit dem die Autoren nicht nur Myelomstammzellen zur Koloniebildung brachten, sondern auch deren Zytostatika- und Strahlensensitivität beurteilen konnten. Hamburger und Salmon haben dann das System für die Kultivierung und Zytostatikasensitivitätstestung menschlicher Tumorstammzellen adaptiert; bei ihrer Technik ist allerdings der Zusatz eines aus Mäusemilzen gewonnenen biologischen Wachstumsfaktors zur Erzielung eines entsprechenden in vitro-Tumorwachstums erforderlich. Um der Situation des individuellen Patienten möglichst nahe zu kommen, haben wir versucht ein in vitro-Kultivierungsverfahren zu etablieren, das die Proliferation von Myelomstammzellen ohne Zusatz von nicht-humanen biologischen Wachstumsfaktoren ermöglicht. Dazu schien eine ältere Gewebekulturmethode, nämlich die Plasmaclottechnik am besten geeignet. Nach entsprechenden Vorversuchen ist es uns dann gelungen, Myelomstammzellen in mit Insulin, Mercaptoäthanol und Cofaktoren für die Nukleinsäuresynthese angereichertem autologem oder allogenem Plasma zu kultivieren [220]. Im Folgenden geben wir eine kurze Beschreibung der Methode: $5 \times 10^5$ mononukleäre Zellen aus dem Knochenmarksaspirat werden in angereichertem Patienten- oder humanem Kontrollplasma suspendiert und in kleinen Petrischalen ausgesät. Durch Zugabe von Kalzium-Chlorid wird die Gerinnung eingeleitet; die starke Adhäsion des Gerinnsels an die Kunststoffkulturschale verhindert eine spätere Retraktion. Die Kulturen werden 7 bis 10 Tage lang bei 37 ° C und 5% $CO_2$-Atmosphäre inkubiert [503]. Nach 3 bis 7 Tagen können in den Kulturen kleine Tumorcluster, die nach 6 bis 8 Tagen teilweise zu Kolonien ausreifen, beobachtet werden. Nach entsprechender Anfärbung lassen sich in den Myelomstammzellclustern und -kolonien vorwiegend lymphoide und lymphoblastische Elemente nachweisen (Abb. 65). Zum Teil finden sich auch ausgereifte plasmozytäre Formen. In anschließenden immunfluoreszenzmikroskopischen Untersuchungen konnten wir die monoklonale Natur der Zellen unter Beweis stellen. In weiteren Experimenten konnte dann gezeigt werden, daß dieses Kultivierungssystem die Tumorkoloniebildung sowohl von Mäuse- als auch von menschlichen Myelomzellinien gestattet. Knochenmarkszellen von Patienten mit anderen hämatologischen Erkrankungen, wie z. B. Anämien, konnten bisher nicht zur Proliferation induziert werden.

Zur Bestimmung der individuellen Zytostatikasensitivität werden die mononukleären Knochenmarkszellen mit den verschiedenen Zytostatika in 2 Konzentrationen eine Stunde lang inkubiert, anschließend gewaschen und erst dann in angereichertem Plasma kultiviert. Dabei werden routinemäßig 10 verschiedene antiproliferative Substanzen getestet, wobei Cyclophosphamid in Form seines aktiven Metaboliten 4-Hydroperoxy-Cyclophosphamid verwendet werden muß.

Klinische Studien wurden bisher bei 23 Patienten mit multiplem Myelom durchgeführt [504]. 14 dieser Patienten wurden in eine prospektive Studie einbezogen: Die Zytostatikasensitivität wurde vor Therapiebeginn bestimmt und die

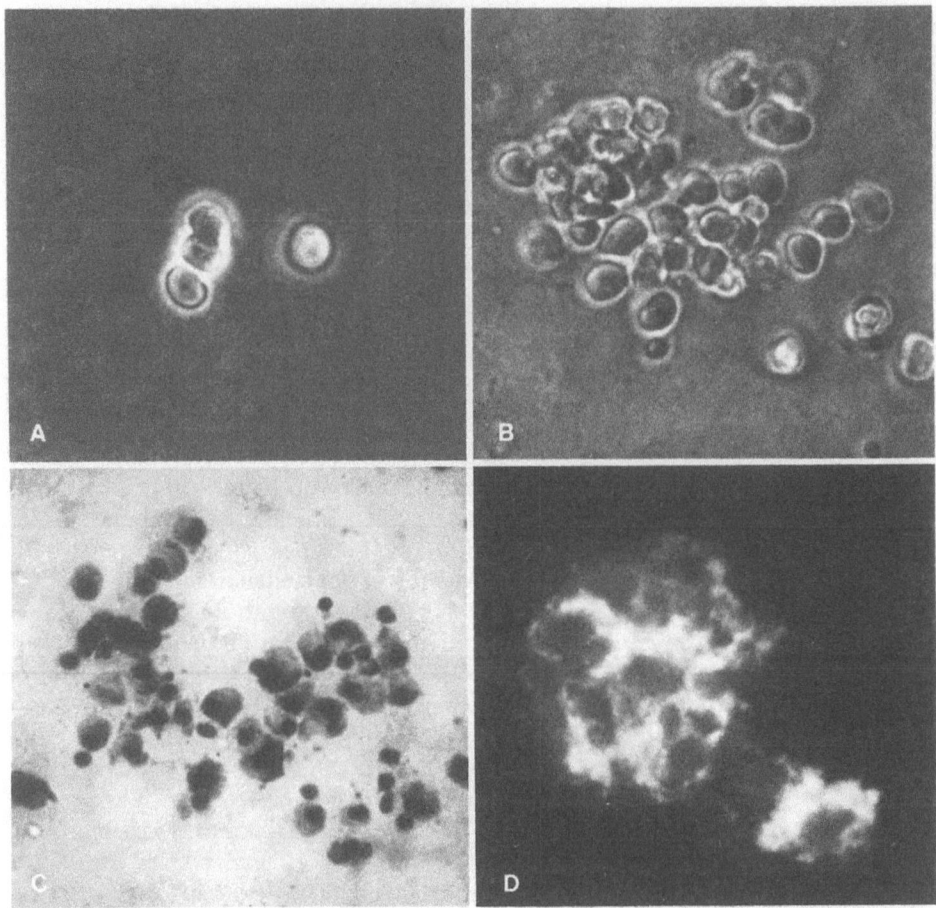

**Abb. 65 A–D.** Myelomstammzellproliferation in vitro. **A** 30 Stunden nach Inkubationsbeginn lassen sich bereits Zellteilungen erkennen. **B** Nach 5-tägiger Kultur finden sich kleine bis mittelgroße „Myelomcluster" (aus: Ludwig, H. Verhdl. dtsch. Ges. Inn. Med., 1980). **C** May-Grünwald-Giemsa-Färbung. Neben vereinzelten lymphoiden und lymphoplasmozytoiden Elementen sind vor allem Plasmazellen erkennbar (Aus Ludwig, H., Fritz, E. und Pötzi, P., Current Cancer Chemother., 1982). **D** Immunfluoreszenzmikroskopischer Nachweis von zytoplasmatischem Immunglobulin vom Tumor-Paraprotein-Iso- und Leichtkettentyp in einzelnen Zellen eines Myelomclusters. (Aus Ludwig, H. und Fritz, E., Anti Cancer Res., 1982)

Zusammenstellung der zytostatischen Substanzen aufgrund der in vitro ermittelten Chemosensitivität des individuellen Tumors ausgewählt. Bei 7 Patienten wurde die in vitro-Zytostatikasensitivität nach Intervallen von 3 bis 6 Monaten und einem oder mehreren Chemotherapiezyklen neuerlich bestimmt. Diese zusätzliche Testserie wurde ebenfalls in die prospektive Studie einbezogen, so daß insgesamt 24 Vergleiche prospektiv durchgeführt wurden. Schließlich wurden 4 Patienten ausschließlich retrospektiv analysiert, d. h. die Zytostatikasensitivität wur-

**Tabelle 32.** Klinische Vergleichsstudien zwischen in vitro Zytostatikasensitivität und in vivo Therapieverhalten. Bei 21 der 24 prospektiv angelegten Vergleichsstudien konnte eine gute Korrelation beobachtet werden

| Chemotherapie | Klinische Studien | In vitro/in vivo sensitiv/sensitiv | In vitro/in vivo sensitiv/resistent | In vitro/in vivo resistent/resistent |
|---|---|---|---|---|
| CYCLO. | 4 | 2 | 0 | 2 |
| MELPH. | 5 | 3 | 0 | 2 |
| ADR. | 1 | 1 | 0 | 0 |
| ADR., VCR. | 2 | 2 | 0 | 0 |
| MELPH., CYCLO., VCR. | 8 | 7 | 1 | 0 |
| MELPH., CYCLO., BCNU, VCR. | 6 | 6 | 0 | 0 |
| CYCLO., BLEO. | 1 | 0 | 1 | 0 |
| CYCLO., BLEO., VCR. | 1 | 0 | 1 | 0 |
| Insgesamt | 28 | 21 | 3 | 4 |

CYCLO. = Cyclophosphamid, MELPH. = Melphalan, ADR. = Adriamycin, VCR. = Vincristin, BLEO. = Bleomycin

de erst nach Verabreichung mehrerer Monochemotherapiezyklen bestimmt. Bei zusätzlichen 5 Patienten wurde die Testung nach einem Intervall von 4 bis 8 Monaten, in dem die Patienten nicht behandelt worden waren, neuerlich wiederholt. Diese Patienten waren in kompletter Remission und wurden daher nicht chemotherapeutisiert.

Bei 21 der 24 durchgeführten klinischen Vergleiche konnten wir eine gute Übereinstimmung zwischen in vitro-Zytostatikasensitivität und in vivo-Tumorverhalten beobachten (Tabelle 32). Bei 3 Patienten war allerdings die in vitro beobachtete Inhibition der Myelomstammzellproliferation nicht von einem entsprechenden in vivo-Erfolg begleitet. Für das Testsystem konnte somit eine Voraussagegenauigkeit von 87,5% für ein in vivo-Therapieansprechen errechnet werden [506].

Die bei 4 Patienten retrospektiv durchgeführten Analysen haben bei allen Patienten sowohl in vivo als auch in vitro Chemoresistenz und somit eine gute Korrelation zwischen klinischem Verhalten und in vitro-Testergebnis gezeigt. Die in den prospektiven Studien ermittelte hohe Voraussagekraft darf aber nicht auf ein spezifisches antiproliferatives Agens bezogen werden, da bei 14 der 24 Behandlungen Polychemotherapien eingesetzt worden waren und der mangelhafte Effekt einiger Substanzen durch die starke Wirksamkeit anderer maskiert worden sein könnte. Allerdings sprechen die Ergebnisse der 10 Monochemotherapiestudien, die ebenfalls eine gute Voraussagegenauigkeit ergeben haben, für die klinische Relevanz des Testsystems.

**Tabelle 33.** Wiederholte Zytostatikasensitivitätstestung bei individuellen Patienten. Bei im Intervall behandelten Patienten kam es zu einer deutlichen Abnahme der in vitro-Sensitivität, während die Zytostatikaempfindlichkeit bei unbehandelten Patienten weitgehend unverändert blieb

| Patienten | Einzeltestungen | 1. Testung | 2. Testung | |
|---|---|---|---|---|
| | | | Sensitiv | Resistent |
| Unbehandelt n = 5 | 50 | → Sensitiv 29 → | 26 (90%) | 3 (10%) |
| | | → Resistent 21 → | 1 (5%) | 20 (95%) |
| Behandelt n = 7 | 70 | → Sensitiv 34 → | 22 (65%) | 12 (35%) |
| | | → Resistent 36 → | 3 (8%) | 33 (92%) |

Die Wiederholung der Sensitivitätstestung bei 12 Patienten ergab interessante Resultate. Fünf dieser Patienten waren zwischen den beiden Testungen, die in Intervallen von 4 bis 8 Monaten durchgeführt wurden, nicht behandelt worden, während 7 Patienten in den Intervallen zytostatische Therapien erhalten hatten. Bei den unbehandelten Patienten fand sich eine gute Übereinstimmung beider Chemosensitivitätsprofile, während bei den in den Intervallen behandelten Fällen eine deutliche Abnahme der Zytostatikaempfindlichkeit beobachtet wurde (Tabelle 33). Bei diesem Patientenkollektiv wurden 12 von insgesamt 34 primär positiven Testen negativ, was auf die rasche Entwicklung resistenter Zellklone hinweist. Bemerkenswert ist in diesem Zusammenhang zusätzlich, daß die Ausbildung von Chemoresistenzen nicht auf jene Substanzen, mit denen der Patient tatsächlich behandelt worden war, begrenzt blieb, sondern auch andere offensichtlich nicht verwandte Substanzen betraf. In weiteren Untersuchungen wurde die Auswirkung von Cyclophosphamid-, Melphalan- und Vincristintherapien auf die in vitro-Empfindlichkeit gegenüber diesen Substanzen analysiert. Dabei fand sich eine deutliche Abnahme der in vitro-Sensitivität gegenüber diesen Substanzen (Abb. 66). Solche Befunde sind nicht unerwartet, da erfolgreiche Chemotherapien zur Reduktion der zytostatikaempfindlichen Zellklone führen sollten.

Die in vitro beobachteten Aktivitäten der 10 getesteten antiproliferativen Substanzen entsprachen dem aufgrund klinischer Erfahrungen erwarteten Wirkungsspektrum (Tabelle 34). Humanes Lymphoblasteninterferon führte im Testsystem bei 53% der Patienten zu einer deutlichen Hemmung der Myelomstammzellproliferation, während die Hemmwirkung von Fibroblasteninterferon mit 23% deutlich schwächer ausgeprägt war [511]. Im Gegensatz zu den meisten Zytostatika führte aber Interferon niemals zu einer gänzlichen Inhibition der Tumorproliferation, sondern nur zu einer deutlichen Reduktion. Außerdem schien die Differenzierung von unreifen lymphoiden Elementen in Plasmazellen beeinträchtigt, sodaß die Zusammensetzung der Zellpopulation in den Interferon-behandelten Myelomstammzellclustern und -kolonien zugunsten unreifer lymphoider Elemente verschoben war.

Die Ergebnisse der klinischen Studien geben zu der Hoffnung Anlaß, daß mit der in vitro-Zytostatikasensitivitätstestung die Grundlage für eine rationellere

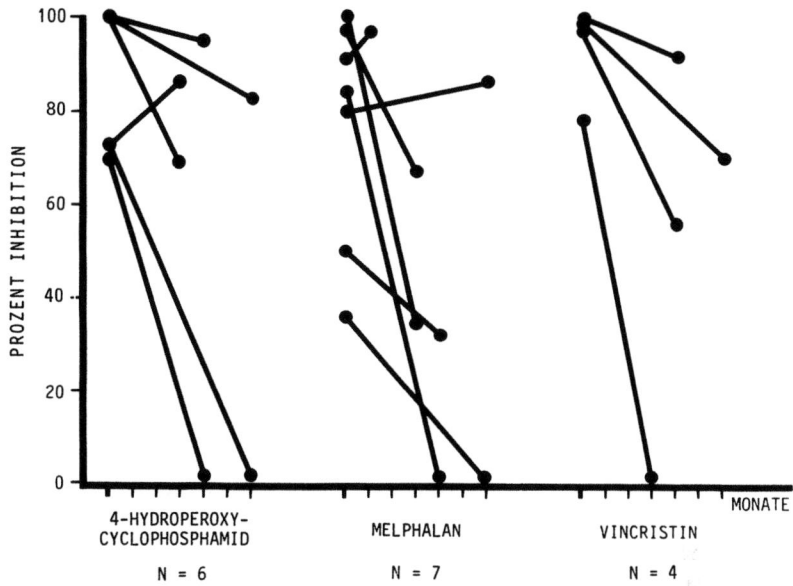

**Abb. 66.** Wiederholte Chemosensitivitätstestung mit 4-Hydroperoxy-Cyclophosphamid, Melphalan und Vincristin bei Patienten mit primär auf diese Substanzen in vitro sensitiven Myelomstammzellen (> 30%ige Hemmung), vor und nach zytostatischer Therapie. Bei einem Großteil der Patienten ist unter der Therapie eine Selektion resistenter Myelomstammzellpopulationen erfolgt. (Aus Ludwig, H. und Fritz, E., Anti Cancer Res., 1982)

**Tabelle 34.** Hemmwirkung verschiedener antiproliferativer Substanzen auf die in vitro Myelomstammzellproliferation

| Antiproliferative Substanzen | Konzentration[a] in vitro | Anzahl Testungen | Inhibition der Myelomstammzellproliferation | | |
|---|---|---|---|---|---|
| | | | stark (> 75%) | partiell (25–74%) | kein Effekt (< 25%) |
| 4-Hydroxyperoxy-Cyclophosphamid | 5,0 µg/ml | 25 | 10 (40%) | 11 (44%) | 4 (16%) |
| Melphalan | 0,15 µg/ml | 38 | 15 (39%) | 17 (42%) | 7 (19%) |
| Vincristin | 0,06 µg/ml | 32 | 10 (31%) | 9 (28%) | 13 (41%) |
| Adriamycin | 0,15 µg/ml | 32 | 10 (31%) | 9 (28%) | 13 (41%) |
| BCNU | 1,5 µg/ml | 32 | 11 (34%) | 4 (13%) | 17 (53%) |
| CCNU | 1,5 µg/ml | 32 | 10 (31%) | 5 (16%) | 17 (53%) |
| Bleomycin | 0,6 µg/ml | 27 | 5 (19%) | 6 (22%) | 16 (59%) |
| Chlorambucil | 0,6 µg/ml | 25 | 3 (12%) | 6 (24%) | 16 (64%) |
| Methylprednisolon | 10,8 µg/ml | 25 | 3 (12%) | 8 (32%) | 14 (56%) |
| Lymphoblasten-Interferon | 200 U/ml | 25 | 6 (24%) | 8 (32%) | 11 (44%) |
| Fibroblasten-Interferon | 200 U/ml | 32 | 2 (6%) | 5 (16%) | 25 (78%) |

[a] Angaben betreffen höchste Konzentration; niedrige Konzentration: × 0,2–0,33

Therapie beim multiplen Myelom geschaffen wurde. Damit könnten erstmals die Zytostatika aufgrund individueller Eigenschaften des Tumors ausgewählt und somit die Chancen einer Tumorregression erhöht und unnötige Zytostatikanebenwirkungen vermieden werden. Darüber hinaus könnte die Zytostatikaempfindlichkeit im Krankheitsverlauf überprüft werden und die Entwicklung neuer resistenter Tumorklone rechtzeitig, noch vor klinischer Manifestation, erkannt werden. Neben der Optimierung der Therapie mit etablierten therapeutischen Zytostatika könnten aber auch neue potentiell wirksamere Substanzen ohne die Gefahr schwerer toxischer Schädigungen der Patienten primär in vitro ausgetestet werden. Für diese Verwendungsmöglichkeiten dürfte sich ein Testsystem auf Basis von autologen Plasmaclots am besten eignen, da es besser als alle anderen Testsysteme die in vivo-Situation des individuellen Patienten imitiert. Trotz all der erwähnten positiven Aspekte sind aber zahlreiche Fragen, die mit der klinischen Anwendung des Testsystems zusammenhängen, ungelöst. Hier sind vor allem die Charakteristika des Tumorwachstums, der Tumorkinetik und der Regulation zu erwähnen. Außerdem darf nicht vergessen werden, daß es sich um ein artifizielles System handelt, in dem die Einflüsse des Organismus, insbesondere des Immunsystems nicht mitbeurteilt werden können. Somit dürfte insgesamt diese Methode zwar eine Verbesserung der Therapie ermöglichen, eine Heilung des multiplen Myeloms ist aber – so lange keine effizienten Therapiemaßnahmen verfügbar sind – damit sicherlich nicht zu erwarten.

## Strahlentherapie

Die Strahlentherapie gehört beim multiplen Myelom zu den wichtigsten palliativen Therapieformen [152, 748], die bei etwa 80% der Patienten zu einer lokalen Schmerzerleichterung und bei etwa 60% zu einer kompletten Schmerzbeseitigung führt [574]. Bei isolierten medullären oder extramedullären Plasmozytomen führt die hochdosierte lokale Strahlentherapie sogar in einem beträchtlichen Prozentsatz zu Heilungen [317]. Die wichtigsten Indikationen für die lokale Radiatio stellen Rückenmarkskompressionen, osteolytische Läsionen, pathologische Frakturen langer Knochen, Wirbel und Rippen sowie Weichteiltumore dar. Mill und Griffith [575] haben 39 osteolytische Herde langer Röhrenknochen bestrahlt und bei keinem Fall nach Strahlentherapie Frakturen gesehen. Sie halten daher die Strahlentherapie für eine effiziente Methode zur Vorbeugung gegen pathologische Frakturen, vorausgesetzt, daß sie rechtzeitig angewandt wird. Über die optimale Dosierung liegen bisher divergierende Ansichten vor. Von den meisten Autoren wird zur Schmerzpalliation eine Herddosis von 1 000 bis 3 500 rad appliziert, während beim isolierten Plasmozytom mit kurativer Absicht Dosen bis über 5 000 rad verabreicht werden. Tatsächlich wurden in einer Studie nach Herddosen von > 5 000 rad nur bei 1/13 (8%), dagegen mit Dosen von < 5 000 rad bei 11/30 (37%) lokal Rezidive gefunden [575]. Dennoch war die spätere Tumordissemination, also der Übergang in ein multiples Myelom, bei den hochdosiert behandelten Patienten mit 3 von 13 (23%) im Vergleich zu 13 von 30 (40%) bei den niedrigdosiert behandelten Patienten nur wenig niedriger.

Eine interessante, bisher wenig beachtete Therapiemodalität bei chemotherapeutisch ausbehandelten Patienten stellt die Ganzkörper- sowie die Halbkörperbestrahlung dar. Obwohl Medinger und Craver [557] mit dieser Technik bereits 1942 gute Erfolge wie Schmerzerleichterung, Verkleinerung von Weichteiltumoren und Heilung von Knochenläsionen erzielen konnten, blieb ihre Anwendung bis heute nur auf einzelne Fälle beschränkt. Dies dürfte zum Großteil auf die doch beträchtlichen Nebenwirkungen wie Übelkeit, Erbrechen, Durchfälle, Knochenmarkssuppression und Strahlenpneumonitis zurückzuführen sein [369].

## Symptomatische Therapie

### Therapie der Anämie

Schwere Anämien sind ein prognostisch ungünstiges Zeichen, das bei unserem Patientengut in 53% der Fälle zum Diagnosezeitpunkt zu finden war und im weiteren Krankheitsverlauf letztlich bei fast jedem Patienten beobachtet wurde. Die eigentlichen Ursachen der Anämie sind unklar, da der Erklärungsversuch, die Anämie einfach auf eine mechanische Verdrängung erythropoetischer Elemente durch Myelomzellen zurückzuführen, in letzter Zeit wenig plausibel geworden ist [310]. In diesem Fall dürfte nämlich Cortison keine deutliche Besserung des roten Blutbildes bewirken, da es ja beim Myelom zu keiner wesentlichen Reduktion der Tumorzellzahl führt. Tatsächlich konnte aber mit einer kombinierten Cortison-Melphalantherapie wesentlich schneller und dreimal häufiger als mit einer alleinigen Melphalanbehandlung eine Anhebung der Hämoglobinspiegel erreicht werden [23], sodaß der positive Effekt von Cortison außer Zweifel steht. Allerdings tragen nach Einsetzen der spezifischen Tumortherapie die Zytostatika bzw. die Strahlentherapie zusätzlich zur Verschlechterung des roten Blutbildes bei, ebenso wie im fortgeschrittenen Stadium Blutungen, Infektionen, Nierenfunktionseinschränkungen und gelegentlich Hämolysen häufig zur Verstärkung der Anämie beitragen, während andere Ursachen, wie Eisen-, Folsäure- oder Vitamin B12-Mangel relativ selten sind.

Die kausale Therapie der Anämie besteht in einer wirksamen Chemotherapie, deren Wirkung auf das rote Blutbild oft erst nach mehreren Wochen bis Monaten einsetzt, so daß in der Zwischenzeit die Zufuhr von Erythrozytenkonzentraten notwendig werden kann. Hämoglobinwerte um 10 g/100 ml reichen meist aus, um anämiebedingte Müdigkeit zu bessern. Einzelne Patienten, insbesondere jene mit koronarer Herzkrankheit und schweren cerebro-vaskulären Insuffizienzen, brauchen allerdings höhere Hämoglobinspiegel. Bei mehreren Patienten im bereits fortgeschrittenen Krankheitsstadium verschlechtert sich regelmäßig 1–2 Wochen nach der zytostatischen Therapie die Anämie, sodaß in diesem Zeitraum Transfusionen erforderlich sein können.

Der Wert einer Androgentherapie zur Stimulierung der Erythropoese ist beim multiplen Myelom umstritten [742]. In einer Studie konnte mit Oxymetholon bei 3 von 7 Patienten eine Besserung der Anämie erzielt werden [23], während von Costa und Ma. [179] bei mit Testosteron behandelten Patienten zwar eine geringgradig höhere Remissionsrate, aber eine trendweise kürzere Überlebenszeit beobachtet wurde. Young und Ma. [899] haben bei 44% ihrer Patienten unter Oxymetholontherapie cholestatische Leberveränderungen, die in 3 Fällen zum Exitus geführt haben, festgestellt. Eine kontinuierliche Androgentherapie erscheint somit beim multiplen Myelom nicht empfehlenswert, obwohl bei dosierter Anwendung die allgemein roburierende Wirkung von Androgenen von den Patienten durchaus positiv beurteilt wird.

*Therapie der Hyperkalzämie*

Hyperkalzämien werden beim multiplen Myelom häufig gesehen, wobei die Inzidenzrate bei 10 bis 20% liegen dürfte [167]. Allerdings wurden, vor allem in älteren Studien, Hyperkalzämien bei bis zur Hälfte der Patienten beobachtet [779], was wahrscheinlich auf die in früheren Zeiten oft erst spät im Krankheitsverlauf erfolgte Diagnose zurückzuführen sein dürfte. In unserem Patientengut haben wir entsprechend einer mit zunehmender Krankheitsdauer steigenden Hyperkalzämiehäufigkeit zum Diagnosezeitpunkt 12% und bei Ableben 31% Hyperkalzämien (> 10,4 mg/100 ml) gefunden. Realtiv geringe Hyperkalzämien (unter 14 mg/100 ml) werden von den Patienten meist symptomlos vertragen. Bei weiterem Anstieg kommt es zu Müdigkeit bis zur Somnolenz, Übelkeit, Erbrechen und zunehmender Dehydratation, da die kompensatorisch erhöhte Kalziumexkretion nur mit vermehrter Flüssigkeitsausscheidung möglich ist. Nicht selten entwickeln sich Azotämien und Hyperurikämien.

Die Ursache der Hyperkalzämie liegt in einer wahrscheinlich durch die Stimulation der Osteoklastentätigkeit extrem gesteigerten ossären Kalziumfreisetzung [769]. Dafür dürfte der von den Monozyten produzierte osteoklastenaktivierende Faktor verantwortlich sein, da beim multiplen Myelom bisher kein Anhaltspunkt für eine ektope Produktion von Parathormon oder Parathormonfragmenten gefunden werden konnte [710] und die enterale Kalziumresorption durchaus im Normbereich liegt. Das konnten wir in bisher nicht veröffentlichten Studien gemeinsam mit Doz. H. Bergmann zeigen. Nur in Einzelfällen wurden Kalzium-bindende Paraproteine beschrieben, die zur Erhöhung des Gesamt-Kalziums, nicht aber zur Erhöhung der Konzentration des ionisierten Kalziums geführt haben [370, 492].

Die Therapie der Hyperkalzämie basiert auf zwei Prinzipien: 1. Verstärkung der Kalziumausscheidung und 2. Reduktion der ossären Kalziumfreisetzung. Die Intensivierung der Kalziumexkretion erfolgt über eine Rehydratation und forcierte Diurese, während für die Reduktion der Kalziummobilisierung Corticoide, Diphosphonate, Calzitonin und Mithramycin zur Verfügung stehen. Die Auswahl des Therapiemodus hängt von individuellen Faktoren, wie klinischem Zustand, Nierenfunktion und Begleitkomplikationen ab. Prinzipiell wird aber eine sofortige Ausgleichung des Flüssigkeitsverlustes erforderlich sein und eine forcierte Diurese empfehlenswert sein. Dazu werden 3000–4000 ml Natrium-Chlorid täglich zugeführt, womit eine entscheidende Erhöhung der Kalziumausscheidung erreicht wird, da die Kalziumexkretion parallel der Menge filtrierten Natriums erfolgt [804]. Mit Furosemid, das die tubuläre Rückresorption von Natrium und Kalzium blockiert, läßt sich eine weitere Steigerung der Kalziumelimination erzielen. Hier empfiehlt sich eine Dosierung von 3–6 × 20 mg i.v. pro Tag.

Zur Reduktion der Kalziumfreisetzung aus dem Skelettsystem empfiehlt sich in erster Linie die Verabreichung von 50–100 mg Prednison pro Tag. Erst wenn sich diese Kombination aus Corticoidtherapie und forcierter Diurese als unwirksam erweist, oder die Hyperkalzämie so hoch ist, daß ein rascher Abfall des Serum-Kalziumspiegels unbedingt notwendig erscheint, sollte auf zusätzliche Maßnahmen zurückgegriffen werden. Calzitonin führt über eine Hemmung der Knochenresorption zur Senkung erhöhter Serum-Kalziumspiegel, obwohl relativ selten eine komplette Normalisierung der Kalziumkonzentration beobachtet wird [260]. Durch die Verfügbarkeit von synthetischem Human-Calzitonin konnte die Immunogenität des Präparates stark reduziert und damit die Produktion von Calzitonin-inaktivierenden Antikörpern verhindert werden. Calzitonin kann aber durch seinen phosphaturischen Effekt das bereits bestehende Phosphatdefizit noch verstärken, so daß Brautbar und Luboshitzky [111] die zusätzliche Verabreichung von Phosphat empfehlen. Bei massiver Phosphattherapie besteht allerdings die Gefahr metastatischer Verkalkungen, die gerade in den meist vorgeschädigten Nieren zum endgültigen Nierenversagen führen können [167]. Mithramycin führt in einer Dosierung von 15–25 µg/kg innerhalb von 24 Stunden zu einer deutlichen Senkung des Serum-Kalziumspiegels [409]. In Einzelfällen wird nach Mithramycintherapie auch eine Reduktion der Knochenschmerzen beobachtet, was wahrscheinlich auf die osteoklastenhemmende Wirkung zurückzuführen ist [799]. Leider führt Mithramycin nur zu einer passageren Reduktion der Kalziumkonzentration, so daß nach 3–4 Tagen wieder mit steigendem Kalziumspiegel gerechnet werden muß. Bei wiederholter Verabreichung sollte gerade beim multiplen Myelom die bekannte Nephrotoxozität des Mithramycins berücksichtigt werden.

In Zukunft könnte durch die Verfügbarkeit von Diphosphonaten eine weitere Möglichkeit zur Therapie von Hyperkalzämien gegeben sein. Diphosphonate hemmen die Knochenumbautätigkeit und reduzieren somit beim multiplen Myelom die erhöhte Knochenresorption [217, 769]. Damit kommt es zur Senkung der überhöhten Kalziumspiegel und – wie vorläufige Ergebnisse zeigen – bei einem Teil der Patienten zu einer deutlichen Linderung der Knochenschmerzen [391]. In einzelnen Studien wurde gerade dieser Effekt bei chemotherapeutisch ausbehandelten Patienten hervorgehoben, da bei etwa der Hälfte der Patienten eine dauernde Schmerzreduktion beobachtet werden konnte.

Da Hyperkalzämien beim multiplen Myelom stets Ausdruck einer beträchtlichen Tumorbelastung und in den meisten Fällen wohl auch einer massiven Tumorprogression sind, liegt die einzig kausale Therapie in einer erfolgreichen Tumorreduktion. Daher müssen nach weitgehender Normalisierung der laborchemischen Parameter Anstrengungen zur Remissionsinduktion unternommen werden.

*Therapie der Osteoporose*

Die beste Therapie der myelombedingten Knochenläsionen, insbesondere der Osteoporose, liegt sicherlich in einer wirkungsvollen Tumorbehandlung. Zusätzlich zu diesen selbstverständlichen Maßnahmen kann durch ausreichende körperliche Aktivität dem Knochenabbau ein wenig entgegengewirkt werden. Cohen und Gardner haben bereits 1964 mit Fluorid-Kalzium und Androgentherapie versucht, die Ausbildung der myelombedingten Osteoporose zu verlangsamen [169]. Der Wert dieser Therapie wurde aber durch die Ergebnisse einer randomisierten Studie an 150 Patienten in Frage gestellt [6]. Dabei konnte nur bei 24 von 98 mit Natrium-Fluorid behandelten Patienten nach einem Jahr eine Erhöhung der Knochendichte beobachtet werden. Die Patienten wurden allerdings nur mit Natrium-Fluorid und ohne Kalziumzusatz behandelt, so daß sich Kyle und Ma. [459] zur nochmaligen Untersuchung dieser Frage entschlossen haben. Diese Autoren haben eine randomisierte Untersuchung an einer kleinen Patientengruppe (n = 24) durchgeführt und als Osteoporosetherapie 2 × 50 mg Natrium-Fluorid und 4 × 1 g Kalziumkarbonat pro Tag verabreicht. Nach einem Jahr konnten bei den behandelten Patienten signifikant größere Knochenvolumina und vermehrte Knochenneubildung festgestellt werden, so daß die Therapie in einer nachfolgenden Studie bei einem Teil der Patienten 24–54 Monate fortgesetzt worden ist [458]. Einige dieser Patienten wurden zusätzlich noch mit 2 × 5 000 Einheiten Vitamin D pro Woche behandelt. Nach 2 bis 3jähriger Natrium-Fluorid-Kalziumtherapie lagen die Knochenparameter noch immer deutlich über den Ausgangswerten, sodaß die Autoren die Therapie bei allen auf die Chemotherapie ansprechenden, nicht-hyperkalzämischen und nierengesunden Patienten mit multiplem Myelom empfehlen. Die zusätzliche Vitamin D-Therapie konnte die Ergebnisse der Natrium-Fluorid-Kalziumbehandlung nicht weiter verbessern. Insgesamt muß aber der Nutzen dieser Behandlungsform dahingestellt bleiben, da Patienten in Remission durchwegs beschwerdefrei sind und neuerliche Krankheitsrezidive mit fortschreitenden Knochenläsionen und entsprechenden Beschwerden durch die Natrium-Fluoridtherapie natürlich nicht verhindert werden können. Außerdem ist unter kontinuierlicher Fluoridtherapie die Gefahr der Entwicklung einer Fluorose mit Muskelatrophien, gastrointestinalen Symptomen, Nierenfunktionseinschränkung und Hyperkalzämie gegeben.

Konservative orthopädische Maßnahmen, wie die Verabreichung von Wirbelsäulen-Stützmiedern, Halskrausen und Rippenbruchbändern haben unserer Erfahrung nach nur bescheidenen palliativen Effekt. Insbesondere führen Stützmieder, wenn sie die Wirbelsäule tatsächlich entlasten, an ihrem Ansatzpunkt (Bekkengürtel, Sternum, etc.) zu starken Druckschmerzen, so daß sie von den Patienten entweder so getragen werden, daß sie keine Entlastung bieten oder bei korrekter Anlegung nach kurzer Zeit aufgrund der starken Schmerzen wieder abgelegt werden. Unsere Einstellung zum Gipsbett ist noch distanzierter, dazu greifen wir nur bei einzelnen präterminalen Patienten und selten bei einzelnen erst spät im Stadium III diagnostizierten Patienten. Allgemein sollte das vorrangige Ziel in der rechtzeitigen Setzung geeigneter Therapiemaßnahmen liegen, die die Notwendigkeit derartiger orthopädischer Hilfsmittel von vornherein unnötig machen.

*Chirurgisch-orthopädische Therapiemaßnahmen*

Wie im Abschnitt über Strahlentherapie angeführt, kann eine drohende Frakturierung langer Röhrenknochen durch rechtzeitige lokale Bestrahlung osteolytischer Herde verhindert und der Herd dauerhaft stabilisiert werden. Ist bereits

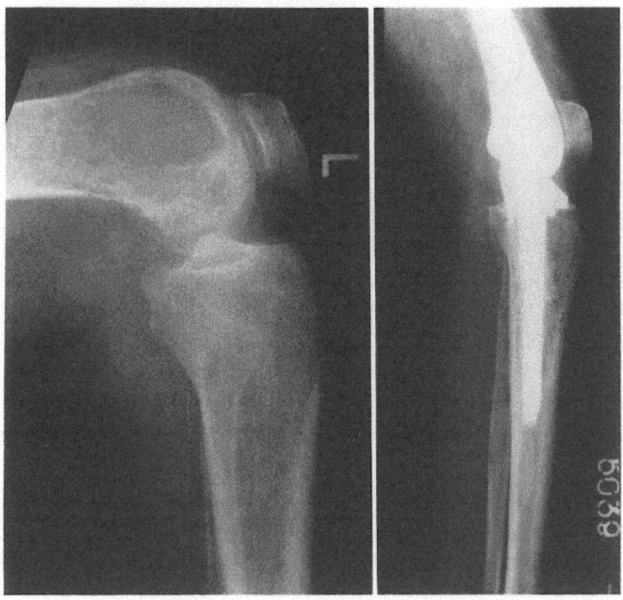

**Abb. 67.** Massiver osteolytischer Destruktionsherd im Femurkondylenbereich. Beträchtliche Usurierung der Corticalis mit Infrakturierungsgefahr. Vor und nach Osteosynthese

eine Frakturierung erfolgt, so empfiehlt sich eine Verbundosteosynthese, also die Ausräumung des Herdes mit Resektion der befallenen Knochenabschnitte und Verbindung der verbleibenden Fragmente mit Palacos und/oder metallischen Implantaten [748]. Bei Befall gelenksnaher Skelettabschnitte ist ein entsprechender Gelenksersatz notwendig (Abb. 67), wobei nur selten die Einbringung künstlicher Gelenke wegen fehlender Stabilität der angrenzenden Knochen unmöglich ist [730]. Interessanterweise haben Frakturen von Wirbelkörpern, die durch diffuse Tumorinfiltration entstanden waren, in unserem Patientengut nur selten zu Rückenmarkskompressionen geführt. Selbst multiple Wirbelkompressionen führten diesbezüglich zu keinen Komplikationen, während lokale medulläre Plasmozytome oder Myelomherde relativ häufig zu Rückenmarkskompressionen führten. In diesen Fällen ist, wenn bereits paraplegische Zustandsbilder aufgetreten sind, keine Zeit mehr für strahlentherapeutische Maßnahmen gegeben, sondern es muß unverzüglich chirurgisch vorgegangen werden. Die Entscheidung zum operativen Vorgehen wird nicht selten durch das schwere und meist fortgeschrittene Grundleiden mit absehbarem letalem Ausgang erschwert. Hier sind nur auf die individuelle Situation abgestimmte Entscheidungen möglich. Unserer Erfahrung nach nehmen aber die meisten Patienten operative Eingriffe für die Chance einer manchmal nur kurzfristig erhöhten Lebensqualität gerne in Kauf. Denn das oberste Ziel der Therapie des multiplen Myeloms, nämlich Schmerzbefreiung und Erhaltung der Mobilität, kann in vielen Fällen nur durch Zusammenwirken von chemotherapeutischen, radiotherapeutischen und chirurgischen Maßnahmen erreicht werden.

*Therapie der Niereninsuffizienz*

Bei allen Patienten mit multiplem Myelom muß besondere Aufmerksamkeit auf die Erhaltung der Nierenfunktion gelegt werden. Daher müssen schädigende Noxen wie Hyperkalzämie, Hyperurikämie, Hyperviskositätssyndrom und Pyelonephritis durch entsprechende symptomatische Therapiemaßnahmen weitgehend ausgeschaltet werden und eine oft wegen der Hyperkalzämie bestehende Dehydratation wirksam therapeutisiert werden. Die ausreichende Flüssigkeitszufuhr und Erhöhung der täglichen Trinkmenge ist vor allem bei Patienten mit nephrotoxischen Bence-Jones-Proteinen konsequent durchzuführen. Weiters sind nephrotoxische Antibiotika, allen voran Aminoglykoside, insbesondere in Kombination mit Cephalosporinen, zu vermeiden [886]. Sollte trotz der beim multiplen Myelom stark eingeschränkten Indikation die Durchführung einer intravenösen Pyelographie unumgänglich sein, so darf diese nur bei ausreichend hydrierten Patienten vorgenommen werden.

Bei einem Großteil der Patienten kann mit den genannten präventiven Maßnahmen eine normale Nierenfunktion über lange Zeit erhalten und eine initial eingeschränkte Nierenfunktion sogar wesentlich gebessert werden. Dies trifft allerdings nicht für Patienten mit renaler Amyloidose und/oder besonders nephrotoxischen Bence-Jones-Proteinen zu, bei denen es oft zu einem schweren chronischen Nierenversagen kommt. Diese Patienten sowie jene, deren Grundkrankheit erst im Rahmen eines akut auftretenden Nierenversagens diagnostiziert wird, sind Kandidaten für die chronische Hämo- oder Peritonealdialyse. Mit dieser Therapie läßt sich bei niereninsuffizienten Patienten mit multiplem Myelom eine beträchtliche Lebensverlängerung erreichen ohne daß diese Methode zu einer wesentlichen Beschränkung chemotherapeutischer Maßnahmen führt [384]. In Einzelfällen wird sogar nach erfolgreicher Chemo- und symptomatischer Therapie eine weitgehende Besserung der Nierenfunktion, die das Absetzen vom Dialyseprogramm ermöglicht, beobachtet [384, 427]. Von Spence und Ma. [793] wurde ein Patient mit multiplem Myelom, bei dem klinisch das Nierenversagen im Vordergrund stand, erfolgreich einer Nierentransplantation unterzogen.

*Therapie des Hyperviskositätssyndroms*

Gegenwärtig stellt die Plasmapherese die Therapie der Wahl des Hyperviskositätssyndroms dar [360, 673, 695]. Mit dieser nun allgemein eingeführten Methode können die Symptome des Hyperviskositätssyndroms, wie hämorrhagische Diathese, Netzhautblutungen, Schwindel bis zum schweren paraproteinämischen Koma sowie cardiale Dekompensation und Nierenversagen [99, 684] relativ rasch und wirkungsvoll gebessert werden. Außerdem wird mit der Plasmapherese das bei diesen Patienten extrem erhöhte Plasmavolumen, das zu einer dysproportionalen Reduktion des Hämatokrits führt, korrigiert. Gleichzeitig wird der Mangel an verschiedenen Proteinen durch die Substitution mit geeigneten Plasmaersatzstoffen wie Albumin, Serumkonserven oder „Fresh frozen plasma" ausgeglichen.

Die Verminderung der M-Komponentenkonzentration nach Plasmapherese persistiert bei IgM Paraproteinämien länger als bei IgG und IgA Myelomen, da

IgM zu 80%, die anderen beiden Immunglobulinklassen jedoch nur zu etwa der Hälfte im Intravasalraum vorliegen [99]. Bei IgG oder IgA Paraproteinämien ist daher ein stärkerer Rückstrom vom interstitiell gelagerten Paraprotein ins Gefäßsystem zu erwarten. IgM Paraproteine sind aufgrund ihres hohen Molekulargewichts und ihrer Tendenz zur Polymerisation besonders oft mit dem klinischen Bild eines Hyperviskositätssyndroms assoziiert, gefolgt von M-Komponenten der IgA sowie der $IgG_3$ Klasse, die ebenfalls eine erhöhte Polymerisationstendenz aufweisen [99, 673].

Die Anzahl der erforderlichen Plasmapheresen und die Menge des auszutauschenden Plasmas richtet sich nach dem klinischen Bild. Initial werden zwei bis drei Sitzungen pro Woche mit einem jeweiligen Plasmaaustausch von 2000–4000 ml erforderlich sein. Nach einsetzendem Erfolg der chemotherapeutischen Maßnahmen wird die Plasmapheresefrequenz rasch reduziert und das Verfahren überhaupt beendet werden können.

Seit kurzer Zeit steht bei IgG Paraproteinen die Möglichkeit der selektiven Immunabsorption zur Verfügung. Bei dieser Methode wird IgG in einem extrakorporalen Kreislauf an Staphylococcen, die Rezeptoren für den $F_c$-Teil von IgG Molekülen besitzen, gebunden [693]. Außerdem können Paraproteine, die ein Molekulargewicht von 1 Million nicht überschreiten, durch eine neuentwickelte Membranultrafiltrationstechnik eliminiert werden [365].

*Therapie neurologischer Komplikationen*

Progrediente Rückenmarkskompressionen, isolierte Plasmozytome oder Myelomherde haben wesentliche therapeutische Konsequenzen, da sich neben zunehmenden Schmerzen, Parästhesien und Verlust der Sensorik auch Ausfälle der motorischen Aktivität bis zur Paraplegie entwickeln können. Ist es bereits zu paraplegischen Lähmungen gekommen, muß unverzüglich laminektomiert werden, da mit zunehmender Dauer der Lähmung die Chance auf Rückbildung abnimmt [71]. In Einzelfällen konnte aber auch noch nach 2 bis mehrtägiger Paraplegie eine weitgehende Rückbildung erreicht werden [167, 453]. In jedem Fall sollte daher bei Hinweisen auf eine Rückenmarks- oder Nervenwurzelkompression das diagnostische Potential, wie konventionelle Radiographie, Tomographie und eventuell Szintigraphie, Computertomographie oder Myelographie, bis zur Abklärung ausgeschöpft und anschließend konsequent vorgegangen werden.

*Therapie von Infektionen*

Infektionen stellen beim multiplen Myelom häufige und schwere Komplikationen dar, die oft letalen Ausgang nehmen [240, 280, 910]. Für die hohe Infektionsanfälligkeit dürfte vor allem der humorale Immundefekt sowie die tumor- und therapiebedingte Suppression der Myelopoese verantwortlich sein. Entsprechend diesen pathogenetischen Grundlagen des Immunmangels sind vorwiegend durch bakterielle Keime verursachte Infektionen zu beobachten [240, 245].

Mit der antibiotischen Therapie sollte bei Auftreten von hohem Fieber unverzüglich begonnen werden, da jede Verzögerung der Therapie mit der Gefahr einer übermäßig raschen Infektionsausbreitung verbunden ist. Bei der Auswahl der Antibiotika sollten bakterizid wirkende Substanzen vorgezogen werden. Außerdem sollte die erhöhte Empfindlichkeit einer eventuell bestehenden „Myelomniere" gegenüber nephrotoxischen Antibiotika wie Aminoglykosiden, insbesonders in deren Kombination mit Cephalosporinen, berücksichtigt werden. Auf diese Substanzen sollte daher bei renal vorgeschädigten Patienten nach Möglichkeit verzichtet werden.

Die Therapie mit intravenös applizierbaren Gammaglobulinpräparaten stellt unserer Erfahrung nach eine gewisse Ergänzung der antibiotischen Therapie dar. Wir verabreichen bei schweren Infektionen in Abhängigkeit von der Paraproteinkonzentration Präparate, die komplette Antikörpermoleküle enthalten. Nur bei extrem hyperproteinämischen Patienten verwenden wir enzymatisch behandelte Präparate, die zwar die Eiweißkonzentration nicht weiter erhöhen, jedoch eine besonders kurze Halbwertszeit aufweisen. Die prophylaktische Antikörpersubstitutionstherapie beschränken wir auf einzelne besonders infektionsanfällige Patienten, denen in der Regel gleichzeitig mit der Chemotherapie 5–10 g Antikörperkonzentrat verabreicht werden. Das enttäuschende Ergebnis einer 1967 [727] mit prophylaktischer Gammaglobulintherapie durchgeführten Studie dürfte auf zwei Faktoren zurückzuführen sein: Erstens wurde bei den Patienten die individuelle humorale Immunitätslage nicht berücksichtigt, so daß bei einem Großteil der Patienten eine nicht erforderliche Prophylaxe durchgeführt wurde und zweitens dürfte die Gruppe der tatsächlich von einer Substitutionstherapie profitierenden Patienten zu klein gewesen sein um relativ geringe Unterschiede statistisch abzusichern. Außerdem stand nur eine intramuskulär applizierbare Antikörperpräparation, mit der bekanntlich nur eine geringe Anhebung der Serumimmunglobulinkonzentration möglich ist, zur Verfügung.

Die Stimulation verschiedener Granulozytenfunktionen mit Ascorbinsäure dürfte beim multiplen Myelom empfehlenswert sein, wenn auch der Wert einer solchen Therapie bisher durch keine klinische Studie belegt ist. Beim multiplen Myelom liegt – wie im Kapitel 9 ausgeführt – eine Beeinträchtigung zahlreicher Leukozytenfunktionen vor, die möglicherweise partiell durch Vitamin C gebessert werden können [865]. Eine signifikante Verbesserung der Abwehrlage ist aber mit Vitamin C sicherlich nicht zu erwarten, da damit nur einige Partialfunktionen der Granulozyten, nicht aber die Beeinträchtigung der Mono- und Lymphozytenaktivität verbessert werden dürfte.

# XIII. Literaturverzeichnis

1. Abdou, N. I., Abdou, N. L.: Anti-immunoglobulins in multiple myeloma. Clin. Exp. Immunol. 11: 57–65, 1972
2. Abdou, N. I., Abdou, N. L.: The monoclonal nature of lymphocytes in multiple myeloma. Effects on therapy. Ann. Intern. Med. 83: 42–45, 1975
3. Abramson, N., von Kapff, C., Ginsburg, A. D.: The phagocytic plasma cells. N. Engl. J. Med. 283: 248–250, 1970
4. Abt, A. B., Deppisch, L. M.: Multiple myeloma involving the extrahepatic biliary system. Mt. Sinai J. Med. (N. Y.) 36: 48–54, 1969
5. Acute Leukemia Group B: Correlation of abnormal immunoglobulin with clinical features of myeloma. Arch. Intern. Med. 135: 46–52, 1975
6. Acute Leukemia Group B and the Eastern Cooperative Oncology Group: Ineffectiveness of fluoride therapy in multiple myeloma. N. Eng. J. Med. 286: 1283–1288, 1972
7. Adams, W. S., Alling, E. L., Lawrence, J. S.: Multiple myeloma: Its clinical and laboratory diagnosis with emphasis on electrophoretic abnormalitis. Amer. J. Med. 6: 141–161, 1949
8. Adams, W. S., Skoog, W. A.: The management of multiple myeloma. J. Chronic. Dis. 6: 446–456, 1957
9. Adelstein, A. M.: Occupational mortality: Cancer. Ann. Occup. Hyg. 15: 53–57, 1972
10. Alberts, D. S., Chen, H. S. G., Benz, D., Mason, N. L.: Effect of renal dysfunction in dogs on the disposition and marrow toxicity of melphalan. Brit. J. Cancer 43: 330–334, 1981
11. Alberts, D. S., Durie, B. G. M., Salmon, S. E.: Doxorubicin/B. C. N. U. chemotherapy for multiple myeloma in relapse. Lancet 1: 926–928, 1976
12. Alberts, D. S., Durie, B. G. M., Salmon, S. E.: Treatment of multiple myeloma in remission with anticancer drugs having cell cycle specific characteristics. Cancer Treat. Rep. 61: 381–388, 1977
13. Alberts, D. S., Salmon, S. E.: Adriamycin (NSC-123 127) in the treatment of alkylator-resistant multiple myeloma: A pilot study. Cancer Chemother. Rep. 59: 345–350, 1975
14. Alexanian, R.: Plasma cell neoplasms. Cancer J. Clin. 26: 38–49, 1976
15. Alexanian, R.: Blood volume in monoclonal gammopathy. Blood 49: 301–307, 1977
16. Alexanian, R.: Localized and indolent myeloma. Blood 56: 521–525, 1980
17. Alexanian, R.: Treatment of multiple myeloma. Acta Haematol. 63: 237–240, 1980
18. Alexanian, R., Balcerzak, S., Bonnet, J. D., Gehan, E. A., Haut, A., Hewlett, J. S., Monto, R. W.: Prognostic factors in multiple myeloma. Cancer 36: 1192–1201, 1975
19. Alexanian, R., Bergsagel, D. E., Migliore, P. J., Vaughn, W. K., Howe, C. D.: Melphalan therapy for plasma cell myeloma. Blood 31: 1–10, 1968
20. Alexanian, R., Bonnet, J., Gehan, E., Haut, A., Hewlett, J., Lane, M., Monto, R., Wilson, H.: Combination chemotherapy for multiple myeloma. Cancer 30: 382–389, 1972
21. Alexanian, R., Haut, A., Khan, A. U., Lane, M., McKelvey, E. M., Migliore, P. J., Stuckey, W. J., Wilson, H. E.: Treatment for multiple myeloma – combination chemotherapy with different melphalan dose regimens. J. Amer. Med. Ass. 208: 1680–1685, 1969

22. Alexanian, R., Migliore, P.J.: Normal immunoglobulins in multiple myeloma: Effect of melphalan chemotherapy. J. Lab. Clin. Med. 75: 225–233, 1970
23. Alexanian, R., Nadell, J., Alfrey, C.: Oxymetholone treatment for the anemia of bone marrow failure. Blood 40: 353–365, 1972
24. Alexanian, R., Salmon, S.E., Bonnet, J., Gehan, E., Haut, A., Weick, J.: Combination therapy for multiple myeloma. Cancer 40: 2765–2771, 1977
25. Alexanian, R., Salmon, S., Gutterman, J., Dixon, D., Bonnet, J., Haut, A.: Chemoimmunotherapy for multiple myeloma. Cancer 47: 1923–1929, 1981
26. Allan, T.M.: ABO blood groups and myelomatosis. (Letter), Brit. Med. J. 2: 178, 1970
27. Alper, C.A., Johnson, A.M.: Immunofixation electrophoresis: A technique for the study of protein polymorphism. Vox Sang. 17: 445–452, 1969
28. Alwall, N.: Urethan and stilbamidine in multiple myeloma: Report on two cases. Lancet 2: 388–389, 1947
29. Alwall, N.: Urethane in multiple myeloma. Acta Med. Scand. 144: 114–118, 1952
30. Amiel, J.L.: Study of the leukocyte phenotypes in Hodgkin's disease. In: Histocompatibility Testing 1967. Hrsg.: Curtoni, E.S., Mattiuz, P., Tosi, R.M., Munksgaard, Copenhagen, SS. 79–81, 1967
31. Andaloro, V.A., Babott, D.: Testicular involvement in plasma cell leukemia. Urology 3: 636–638, 1974
32. Anday, G.J., Fishkin, B., Gabor, E.P.: Cytogenetic studies in multiple myeloma. J. Natl. Cancer Inst. 52: 1069–1075, 1974
33. Anderson, J., Osgood, E.E.: Acute plasmacytic leukemia responsive to cyclophosphamide. J. Amer. Med. Ass. 193: 844–847, 1965
34. Apitz, K.: Die neuen Anschauungen von Plasmocytom des Knochenmarks, dem sogenannten multiplen Myelom. Klin. Wschr. 2: 1025–1029, 1940
35. Apitz, K.: Die Paraproteinosen (über die Störung des Eiweißstoffwechsels beim Plasmacytom). Virchow's Arch. pathol. Anat. 306: 631–699, 1940
36. Arend, W.P., Adamson, J.W.: Non-secretory myeloma. Immunofluorescent demonstration of paraprotein within bone marrow plasma cells. Cancer 33: 721–728, 1974
37. Arnold, H., Bourseaux, F., Brock, N.: Chemotherapeutic action of a cyclic nitrogen mustard phosphamide ester (B518-ASTA) in experimental tumours of the rat. Nature (London) 181: 931, 1958
38. Audhuy, B., Lang, J.M., Bergerat, J.P., Weill-Bousson, M., Oberling, F.: Les plasmocytomes extra-squelettiques. Sem. Hôp. Paris 55: 229–233, 1979
39. Audran, R., Fine, J.M., Moullec, J., Matte, C.: Les facteurs de groupes sériques $Gm^a$, $Gm^b$ chez 79 sujets atteints de myélome multiple. Rev. Franc. Etudes Clin. Biol. 6: 807–811, 1961
40. Axelson, O., Dahlgreen, E., Jansson, C.D.: Arsenic exposure and mortality: a case referent study from a Swedish copper smelter. Brit. J. Ind. Med. 35: 8–15, 1978
41. Axelsson, U.: An eleven-year follow up on 64 subjects with M-components. Acta Med. Scand. 201: 173–175, 1977
42. Axelsson, U., Hällen, J.: Review of fifty-four subjects with monoclonal gammopathy. Brit. J. Haematol. 15: 417–420, 1968
43. Azam, L., Delamore, I.W.: Combination therapy for myelomatosis. Brit. Med. J. 4: 560–563, 1974
44. Azar, H.A.: The myeloma cell. In: Multiple Myeloma and Related Disorders. Hrsg.: Azar, H.A., Potter, M., Harper & Row, New York-Evanston-San Francisco-London, SS. 86–152, 1973
45. Azar, H.A., Potter, M.: Multiple myeloma and related disorders. Harper & Row, New York, 1973

46. Azar, H.A., Zaino, E.C., Pham, T.D., Yannopoulos, K.: ‚Non-secretory' plasma cell myeloma: Observations on seven cases with electron microscopic studies. Amer. J. Clin. Pathol. 58: 618–629, 1972
47. Badrinas, F., Rodriguez-Roisin, R., Rives, A., Picado, C.: Multiple myeloma with pleural involvement. Amer. Rev. Respir. Dis. 110: 82–87, 1974
48. Baenkler, H.W.: Monoclonal gammopathy of IgA and IgE type in a case of chronic lymphatic leukaemia. Acta Haematol. 56: 189–192, 1976
49. Baitz, T., Kyle, R.A.: Solitary myeloma in chronic osteomyelitis. Arch. Intern. Med. 113: 872–876, 1964
50. Baltzer, G., Jacob, H., Esselborn, H., Gassel, W.D.: Über den Einfluß jodhältiger Kontrastmittel auf die Nierenfunktion bei Patienten mit multiplem Myelom. Eine retrospektive Studie. Fortschr. Röntgenstr. 129: 208–211, 1978
51. Barandun, S., Morell, A., Skvaril, F., Keller, H.: Immunoperturbation in paraproteinemia. Birth Defects 11: 95–98, 1975
52. Bark, C.J., Feinberg, S.: Solitary plasmocytoma and obstructive jaundice. J. Amer. Med. Ass. 201: 491, 1967
53. Baroni, C.D., Tommasco, C.M., Ricci, C., Guarino, S., Mandelli, F.: Solitary secretory plasmocytoma of the lung in a 14-year old boy. Cancer 40: 2329–2332, 1977
54. Bartl, R., Burckhardt, R., Fateh-Moghadam, A., Gierster, P., Bauer-Gell, R.: The bone marrow histobiopsy as a staging procedure of the routine in monoclonal paraprotein disorders. 5th Meeting; Europ. & Afric. Div. Int. Soc. Haematol., Hamburg 1979
55. Bartl, R., Gierster, P., Sandel, P., Fateh-Moghadam, A.: Significance of bone marrow biopsy in the diagnosis of multiple myeloma. 4th Meeting Intern. Soc. Haematol., Istambul, 1977
56. Bast, E.J.E.G., Van Camp, B., Boom, S.E., Jaspers, F.C.A., Ballieux, R.E.: Differentiation between benign and malignant monoclonal gammapathy by the presence of J chain. Clin. Exp. Immunol. 44: 375–382, 1981
57. Bataille, R., Durie, B.G., Sany, J., Salmon, S.E.: Myeloma bone marrow acid phosphatase staining. A correlative study of 38 patients. Blood 55: 802–805, 1980
58. Bataille, R., Morlock, G., Rosenberg, F., Sany, J., Serre, H.: Appréciation de la masse tumorale et de sa régression sous traitement dans le myéloma multiple des os. Rev. Rhumatol. 45: 1–5, 1978
59. Bataille, R., Sany, J.: Solitary myeloma. Clinical and prognostic features of a review of 114 cases. Cancer 48: 845–851, 1981
60. Bauer, K., Deutsch, E.: Antikörper-ähnliche Aktivität von monoklonalem IgM-Paraprotein gegen Röntgenkontrastmittel, die 3-Amino-2,4,6-Trijodbenzoesäuregruppen enthalten. Verh. dtsch. Ges. inn. Med. 81: 1224–1226, 1975
61. Baumal, R., Birshtein, B.K., Coffino, P., Scharff, M.D.: Mutations in immunoglobulin-producing mouse myeloma cells. Science 182: 164–166, 1973
62. Bayrd, E.D.: The bone marrow on sternal aspiration in multiple myeloma. Blood 3: 987–1018, 1948
63. Begemann, H.: Klinische Hämatologie. Thieme, Stuttgart, SS. 642–657, 1970
64. Bell, E.T.: Renal lesions associated with multiple myeloma. Amer. J. Pathol. 9: 393–419, 1933
65. Belpomme, D., Simon, F., Pouillart, P., Amor, B., Feuilhade de Chauvin, F., Belpomme, A., Menkes, C., Delrieu, A., Depierre, R., le Mevel, B., Serrou, B., Fries, D., Delbarre, F., Mathe, G.: Prognostic factors and treatment of multiple myeloma: Interest of a cyclic sequential chemohormonotherapy combining cyclophosphamide, melphalan, and prednisone. In: Recent Results in Cancer Research. Lymphoid Neoplasias. II. Clinical and Therapeutic Aspects. Hrsg.: Mathé, G., Seligman, M., Tubiana, M., Springer Verlag, Berlin-Heidelberg-New York, SS. 28–40, 1978

66. Bence Jones, H.: On a new substance occurring in the urine of a patient with mollities ossium. Philos. Trans. R. Soc. (London) 55–62, 1948
67. Benjamin, I., Taylor, H., Spindler, J.: Orbital and conjunctival involvement in multiple myeloma: Report of a case. Amer. J. Clin. Pathol. 63: 811–817, 1975
68. Bennet, J. M., Silber, R., Ezdini, E., Levitt, M., Oken, M., Bakemeier, R. F., Bailar, J. C., Carbone, P. P.: Phase II study of adriamycin and bleomycin in patients with multiple myeloma. Cancer Treat. Rep. 62: 1367–1369, 1978
69. Bennich, H., Johansson, S. G. O.: Structure and function of human immunoglobulin E. Adv. Immunol. 13: 1–55, 1971
70. Benning, C. D.: Plasmocytom im Mastoid. H. N. O. (Berlin) 19: 245–246, 1971
71. Benson, W. J., Scarffe, J. H., Todd, I. D. H., Palmer, M., Crowther, D.: Spinal cord compression in myeloma. Brit. Med. J. 1: 1541–1544, 1979
72. Berg, J. W.: The incidence of multiple primary cancers. I. Development of further cancers in patients with lymphomas, leukemias, and myeloma. J. Natl. Cancer Inst. 38: 741–752, 1967
73. Bergel, F., Stock, J. A.: Cytotoxic alpha amino acids and peptides. Brit. Emp. Cancer Campaign Annual Report 31: 6–7, 1953
74. Bergsagel, D. E.: Phase II trials of mitomycin C, AB-100, NSC-1026, 1-sarcolysin, and meta-sarcolysin in the treatment of multiple myeloma. Cancer Chemother. Rep. 16: 261–266, 1962
75. Bergsagel, D. E.: An assessment of massive dose chemotherapy of malignant disease. Can. Med. Ass. J. 104: 31–36, 1971
76. Bergsagel, D. E.: Plasma cell myeloma. An interpretive review. Cancer 30: 1588–1594, 1972
77. Bergsagel, D. E.: Annotation: The treatment of plasma cell myeloma. Brit. J. Haematol. 33: 443–449, 1976
78. Bergsagel, D. E., Bailey, A. J., Langley, G. R., McDonald, R. N., White, D. F., Miller, A. B.: The chemotherapy of plasma-cell myeloma and the incidence of acute leukemia. N. Engl. J. Med. 301: 743–748, 1979
79. Bergsagel, D. E., Cowan, D. H., Hasselback, R.: Plasma cell myeloma: Response of melphalan-resistant patients to high-dose intermittent cyclophosphamide. Can. Med. Ass. J. 107: 851–855, 1972
80. Bergsagel, D. E., Migliore, P. J., Griffith, K. M.: Myeloma proteins and the clinical response to melphalan therapy. Science 148: 376–377, 1965
81. Bergsagel, D E., Sprague, C. C., Austin, C., Griffith, K. M.: Evaluation of new chemotherapeutic agents in the treatment of multiple myeloma. IV. L-Phenylalanine mustard (NSC-8 806). Cancer Chemother. Rep. 21: 87–99, 1962
82. Bergsagel, D. E., Pruzanski, W.: Treatment of plasma cell myeloma with cytotoxic agents. Arch. Intern. Med. 135: 172–176, 1975
83. Bernard, D. B., Lynch, S. R., Bothwell, T. H., Bezwoda, W. R., Stevens, K., Shulman, G.: Multiple myeloma. II. The value of melphalan. S. Afr. Med. J. 48: 1026–1028, 1974
84. Berneaud-Kötz, G.: Augenbeteiligung bei Dys- und Paraproteinämien (Fundus paraproteinaemicus). Beih. klin. Mbl. Augenheilk. 32: 1–50, 1959
85. Bertrams, J., Kuwert, U., Böhme, U., Reis, H. E., Gallmeier, W. M., Wetter, O., Schmidt, C. G.: HL-A antigens in Hodgkin's disease and multiple myeloma. Tissue Antigens 2: 41–46, 1972
86. Besinger, U. A., Toyka, K. V., Anzil, A. P., Fateh-Moghadam, A., Neumeier, D., Rauscher, R., Heininger, K.: Myeloma neuropathy: Passive transfer from man to mouse. Science 213: 1027–1030, 1981
87. Bessis, M.: Living Blood Cells and Their Ultrastructure. Springer Verlag, Berlin-Heidelberg-New York, 1973

88. Bezares, R., Bomchil, G., Saslavsky, J., Pavlovsky, S., Curutchet, M., Quirogamicheo, E., Maccha, A., Musso, A., Suarez, A., Pizzolato, M.: Assessment of a nitrosourea combined with cyclophosphamide and prednisone versus melphalan and prednisone in the treatment of multiple myeloma. Sangre 24: 241–251, 1979
89. Bhoopalam, N., Chen, Y., Yakulis, V., Heller, P.: Surface immunoglobulins of lymphocytes in plasmacytoma. V. The effect of RNA-rich extract from mouse plasmacytoma MOPC-104 E on the immune response. Clin. Exp. Immunol. 24: 357–367, 1976
90. Bhoopalam, N., Yakulis, V., Costea, N., Heller, P.: Surface immunoglobulins of circulating lymphocytes in mouse plasmacytoma. II. The influence of plasmacytoma RNA on surface immunoglobulins of lymphocytes. Blood 36: 465–471, 1972
91. Biberfeld, P., Mellstedt, H., Pettersson, D.: Ultrastructural and immunocytochemical characterization of circulating mononuclear cells in patients with myelomatosis. Acta Pathol. Microbiol. Scand. 85: 611–624, 1977
92. Bierbach, H., Zeile, G., Wellek, S., Fischer, J.: Akute Leukämie bei multiplem Myelom. Klin. Wschr. 57: 769–777, 1979
93. Bihrer, R., Flury, R., Morell, A.: Biklonale Paraproteinämie. Schweiz. med. Wschr. 104: 39–45, 1974
94. Billiau, A., Bloemmen, J., Bogaerts, M., Claeys, H., van Damme, J., de Ley, J., de Somer, P., Drochmans, A., Heremans, H., Kriel, A., Schetz, J., Tricot, G., Vermylen, C., Verwilghen, R., Waer, M.: Interferon therapy in multiple myeloma: Failure of human fibroblast interferon administration to affect the course of light chain disease. Eur. J. Cancer Clin. Oncol. 17: 875–882, 1981
95. Bjørneboe, M., Jensen, K. B.: Plasma volume, colloid-osmotic pressure and gamma globulin in multiple myeloma. Acta Med. Scand. 186: 475–478, 1969
96. Blade, J., Montserrat, E., Bruguera, M., Aranalde, J., Granena, A., Cervantes, F., Rozman, C.: Multiple myeloma in primary biliary cirrhosis. Scand. J. Haematol. 26: 14–18, 1981
97. Blattner, W. A.: Epidemiology of multiple myeloma and related plasma cell disorders: An analytic review. In: Progress in Myeloma. Hrsg.: Potter, M., Elsevier/North-Holland, New York-Oxford-Amsterdam, SS. 1–65, 1980
98. Blattner, W. A., Garber, J., Mann, D. L.: Macroglobulinemia and autoimmune disease in a family. (Abstract), Proc. Amer. Soc. Clin. Oncol. 20: 413, 1979
99. Bloch, K. J., Maki, D. G.: Hyperviscosity syndromes associated with immunoglobulin abnormalities. Semin. Hematol. 10: 113–124, 1973
100. Blokhin, N., Larionov, L., Perevodichikova, N., Chebotareva, L., Merkulova, O. S.: Clinical experiences with sarcolysin in neoplastic diseases. Ann. N. Y. Acad. Sci. 68: 1128–1132, 1958
101. Blom, J., Hansen, O. P., Mansa, B.: The ultrastructure of bone marrow plasma cells obtained from patients with multiple myeloma during the clinical course of the disease. Acta Pathol. Microbiol. Scand. 88: 25–39, 1980
102. Blot, W. J.: Cancer mortality in U. S. counties with petroleum industries. Science 198: 51–53, 1977
103. Bohrod, M. G., Bottcher, E. J.: Multiple myeloma, hemolytic anemia, and protein phagocytosis. Arch. Pathol. 76: 700–707, 1963
104. Bonvoisin, B., Bouvier, M., Creyssel, R., Lejeune, E., Coeur, P., Daumont, A.: Le myelome a IgE: Revue generale a l'occasion d'une observation personelle. Lyon Medical 241: 647–652, 1979
105. Bosshard, C., Speiser, P., Mayr, A. C.: Plasmozytom der Orbita. Klin. Monatsbl. Augenheilk. 176: 666–671, 1980
106. Bouvet, J. P., Buffe, D., Oriol, R., Liacopoulos, P.: Two myeloma globulins $IgG_1$-kappa and $IgG_1$-lambda, from a single patient (Im). Immunology 27: 1095–1101, 1974

107. Bouvet, J.P., Feingold, J., Oriol, R., Liacopoulos, P.: Statistical study on double paraproteinemias: Evidence for a common cellular origin of both myeloma globulins. Biomedicine 22: 517–523, 1975
108. Bouvier, M., Creyssel, R., Lejeune, E., Coeur, P., Daumont, A.: Aspect clinique du myélome IgE. A propos d'une observation personelle et d'une revue de la littérature. Rev. Rhumatol. 45: 185–192, 1978
109. Bradshaw, T.R.: The recogniton of myelopathic albumin in the urine. Brit. Med. J. 2: 1442–1444, 1906
110. Bramwell, V., Calvert, R.T., Edwards, G., Scarffe, H., Crowther, D.: The disposition of cyclophosphamide in a group of myeloma patients. Cancer Chemother. Pharmacol. 3: 253–259, 1979
111. Brautbar, N., Luboshitzky, R.: Combined Calcitonin and oral phosphate treatment for hypercalcemia in multiple myeloma. Arch. Intern. Med. 137: 914–916, 1977
112. Breathnach, S.M., Wells, G.C.: Amyloid vascular disease: Cord-like thickening of mucocutaneous arteries, intermittent claudication and angina in a case with underlying myelomatosis. Brit. J. Dermatol. 102: 591–595, 1980
113. Brinton, L.A., Stone, B.J., Blot, W.J.: Nasal cancer in U.S. furniture industry counties. Lancet 2: 628, 1976
114. Broder, S., Humphrey, R., Durm, M., Blackman, M., Meade, B., Goldman, C., Strober, W., Waldmann, T.A.: Impaired synthesis of polyclonal (non-paraprotein) immunoglobulins by circulating lymphocytes from patients with multiple myeloma: Role of suppressor cells. N. Engl. J. Med. 293: 887–892, 1975
115. Broder, S., Waldmann, T.A.: Characteristics of multiple myeloma as an immunodeficiency disease. In: Progress in Myeloma. Hrsg.: Potter, M., Elsevier/North-Holland, New York-Oxford-Amsterdam, 1980
116. Brook, J., Bateman, J.R., Gocka, E.F., Nakamura, E., Steinfeld, J.L.: Long-term low dose melphalan treatment of multiple myeloma. Arch. Intern. Med. 131: 545–548, 1973
117. Brouet, J.C., Clauvel, J.P., Danon, F., Klein, M., Seligman, M.: Biologic and clinical significance of cryoglobulins: A report of 86 cases. Amer. J. Med. 57: 775–788, 1974
118. Brox, L., Mowles, D., Pollock, B., Belch, A.: The DNA content of human plasma cells. Cancer 47: 2433–2436, 1981
119. Brüdigam, B., Moeller, J.: Über ein atypisches Plasmocytom mit einer schweren Überempfindlichkeitsreaktion auf Perabrodil. Klin. Wschr. 35: 280–284, 1957
120. Buckley, C.E.III., Dorsey, F.C.: Serum immunoglobulin levels throughout the lifespan of healthy man. Ann. Intern. Med. 75: 673–682, 1971
121. Bunn, P., Schecter, G., Ihde, D., Cohen, M., Binder, R., Minna, J.: Cyclic alternating combination chemotherapy for multiple myeloma. Proc. Amer. Soc. Oncol. 20: 410, 1979
122. Buonnanno, G., Tortarolo, M., Valente, A., Castaldo, C., Russolillo, S., Gonnella, F.: Drug resistant multiple myeloma. A trial with the M-2 cyclic alkylating agent polychemotherapy. Haematologica 63: 45–55, 1978
123. Burkhardt, R.: Die Myelotomie. Eine neue Methode zur routinemäßig kombinierten cytologisch-histologischen Knochenmarksbiopsie. Blut 2: 267–276, 1956
124. Burkhardt, R.: Myelogene Osteopathien. In: Klinische Osteologie B. Hrsg.: Kuhlencordt, F., Bartelheimer, H., Springer Verlag, Berlin-Heidelberg-New York, SS.1057–1188, 1980
125. Burstein, M., Fine, J.M.: Sur le taux des $\beta$-lipoprotéines dans les myélomes et la macroglobulinémie de Waldenström. Rev. Hématol. 14: 380–383, 1959
126. Butterworth, C.E., Frommeyer, W.B., Rieser, W.H.: Erythrophagocytosis in a case of plasma cell leukemia. Blood 8: 519–523, 1953

127. Byars, N., Kidson, C.: Programmed synthesis and export of immunoglobulin by synchronized myeloma cells. Nature 226: 648–650, 1970
128. Caggiano, V., Cuttner, J., Solomon, A.: Myeloma proteins, Bence-Jones proteins and normal immunoglobulins in multiple myeloma. Blood 30: 265–287, 1967
129. Cairns, J.: Mutation selection and the natural history of cancer. Nature 255: 197–200, 1975
130. Calvin, M., Padgett, C. A., Fenselau, C.: A biologically active metabolite of cyclophosphamide. Cancer Res. 33: 915–918, 1973
131. Campell, A. E., de Vine, J., Azam, L., Hamid, J., Delamore, I. W., McFarlane, H.: Lymphocyte transformation in patients with paraproteinaemia. Brit. J. Haematol. 29: 179–188, 1975
132. Canlas, M. S., Dillon, M. L., Loughrin, J. J.: Primary cutaneous plasmacytoma. Report of a case and review of the literature. Arch. Dermatol. 115: 722–724, 1979
133. Carbone, P. P., Frei, E. III., Owens, A. H. Jr., Olson, K. B., Miller, S. P.: 6-Thioguanine (NSC-752) therapy in patients with multiple myeloma. Cancer Chemother. Rep. 36: 59–62, 1964
134. Carson, C. P., Ackerman, L. V., Maltby, J. D.: Plasma cell myeloma. A clinical pathologic and roentgenologic review of ninety cases. Amer. J. Clin. Pathol. 25: 849–888, 1955
135. Carter, A., Tatarsky, I.: The physiopathological significance of benign monoclonal gammopathy: A study of 64 cases. Brit. J. Haematol. 46: 565–574, 1980
136. Case, D. C.: Therapy of myeloma. (Letter), Blood 55: 1070, 1980
137. Case, D. C., Lee, B. J., Clarkson, B. D.: Improved survival times in multiple myeloma treated with melphalan, prednisone, cyclophosphamide, vincristine, BCNU: M-2 protocol. Amer. J. Med. 63: 897–903, 1977
138. Cassuto, J. P., Hammon, J. C., Pastorelli, E., du Jardin, P., Masseyeff, R.: Plasma cell acid phosphatase, a discriminative test for benign and malignant monoclonal gammopathies. Biomedicine 27: 197–199, 1977
139. Cassuto, J. P., Piereschi, J., Maiolini, R., Dujardin, P., Ribeil, R., Masseyeff, R.: Marqueurs HLA dans les myélomes et les dysglobulinémies monoclonales benignes. Nouv. Press Med. 10: 252–253, 1981
140. Castaldi, P. A., Penny, R.: A macroglobulin with antibody activity against coagulation factor VIII. Blood 35: 370–376, 1970
141. Castellano, M., Cattaneo, C.: Repeated remissions in a case of beta-plasmocytoma; variations in the blood protein picture during p-bis(2-chloroethyl)-amino-phenylalanine therapy. Minerva Med. 50: 2365–2369, 1959
142. Catovsky, D., Ikoku, N. B., Pitney, W. R., Galton, D. A. G.: Thrombembolic complications in multiple myeloma. Brit. Med. J. 3: 438–439, 1970
143. Cavagnaro, F., Lein, J. M., Pavlovsky, S., Becherini, J. O., Pileggi, J. E., Micheo, E. Q., Jait, C., Musso, A., Suarez, A., Pizzolato, M.: Comparison of two combination chemotherapy regimens for multiple myeloma: Methyl-CCNU, cyclophosphamide, and prednisone versus melphalan and prednisone. Cancer Treat. Rep. 64: 73–79, 1980
144. Cavo, M., Gobbi, M., Tura, S.: Peptichemio in multiple myeloma. Haematologica 66: 208–215, 1981
145. Cejka, J., Kithier, K.: IgD myeloma protein with „unreactive" light chain determinants. Clin. Chem. 25: 1495–1498, 1979
146. Chang, T.: Transmissibility of human myelomatosis. Lancet 1: 94, 1972
147. Chapman, I., Jimenez, F. A.: Aleutian-mink disease in man. N. Engl. J. Med. 269: 1171–1174, 1963
148. Charks, N. D., Durant, J., Barry, W. E.: Bone pain in multiple myeloma. Arch. Intern. Med. 120: 53–58, 1971

149. Chen, C.Y., Chuang, C.Y., Lin, H.T., Chiang, F.T.: Immunological diagnosis of IgD paraprotein. J. Immunol. Meth. 13: 207–213, 1976
150. Cheson, B.D., Plass, R.R., Rothstein, G.: Defective opsonization in multiple myeloma. Blood 55: 602–606, 1980
151. Chomette, G., Laumonier, R., Tayot, J.: Anatomie pathologique des lésions osseuses des hémopathies malignes. Sang. 31: 183–205, 1960
152. Chone, B.: Kombinierte Strahlen- und Chemotherapie beim Plasmozytom: Röntgendiagnostische und eiweißchemische Verlaufsperspektiven. In: Kombinierte Strahlen- und Chemotherapie. Hrsg.: Wannenmacher, M., Gauwerky, F., Streffer, C., Urban & Schwarzenberg, München-Wien-Baltimore, SS.205–212, 1979
153. Christopherson, W.M., Miller, A.J.: A re-evaluation of solitary plasma-cell myeloma of bone. Cancer 3: 240–252, 1950
154. Chronic Leukemia-Myeloma Task Force of the National Cancer Institute: Proposed guidelines for protocol studies. II. Plasma cell myeloma. Cancer Chemother. Rep. 1: 17–39, 1968
155. Citrin, D.L., Ressent, R.G., Greig, W.R.: A comparison of the sensitivity and accuracy of the $^{99m}$Tc-phosphate bone scan and skeletal radiography in the diagnosis of bone metastases. Clin. Radiol. 28: 107–117, 1977
156. Clamp, J.R.: Some aspects of the first recorded case of multiple myeloma. Lancet 2: 1354–1356, 1967
157. Clarke, E.: Cranial and intracranial myelomas. Brain 77: 61–81, 1954
158. Clarke, E.: Spinal cord involvement in multiple myeloma. Brain 79: 332–348, 1956
159. Clauvel, J.P., Dannon, F., Seligman, M.: Immunoglobulines monoclonales decelées en l'absence de myelome ou de macroglobulinemie de Waldenström. Nouv. Rev. Fr. Hematol. 11: 677–688, 1971
160. Cleary, B., Binder, R.A., Kales, A.N., Veltry, B.J.: Simultaneous presentation of acute myelomonocytic leukemia and multiple myeloma. Cancer 41: 1381–1386, 1978
161. Cline, M.J., Haskell, C.M.: Multiple myeloma and macroglobulinemia. In: Cancer Chemotherapy. W.B. Saunders, Philadelphia, SS.331–352, 1980
162. Clubb, J.S., Posen, S., Neale, F.C.: Disappearance of a serum paraprotein after parathyroidectomy. Arch. Intern. Med. 114: 616–620, 1964
163. Clyne, D.H., Pollak, V.E.: Renal handling and pathophysiology of Bence Jones proteins. Contr. Nephrol. 24: 78–87, 1981
164. Coffino, P., Scharff, M.D.: Rate of somatic mutation in immunoglobulin production by mouse myeloma cells. Proc. Nat. Acad. Sci. 68: 219–223, 1971
165. Cohen, D.M., Svien, H.J., Dahlin, D.C.: Long-term survival of patients with myeloma of the vertebral column. J. Amer. Med. Ass. 187: 914–917, 1964
166. Cohen, H.: Hexamethylmelamine: A new agent effective in the treatment of refractory multiple myeloma. Blood Suppl. I, 50: 339, 1977
167. Cohen, H.J., Rundles, R.W.: Managing the complications of plasma cell myeloma. Arch. Intern. Med. 135: 177–184, 1975
168. Cohen, H.J., Silberman, H.R., Larsen, W.E., Johnson, L., Bartolucci, A.A., Durant, J.R.: Combination chemotherapy with intermittent 1-3-bis(2-chloroethyl)1-nitrosourea (BCNU), cyclophosphamide, and prednisone for multiple myeloma. Blood 54: 824–836, 1979
169. Cohen, P., Gardner, F.H.: Induction of subacute skeletal fluorosis in a case of multiple myeloma. N. Engl. J. Med. 271: 1129–1133, 1964
170. Coleman, M., Vigliano, E.M., Weksler, M.E., Nachmann, R.L.: Inhibition of fibrin monomer polymerization by lambda myeloma globulin. Blood 39: 210–233, 1972

171. Cone, L., Uhr, J. W.: Immunological deficiency disorders associated with chronic lymphocytic leukemia and multiple myeloma. J. Clin. Invest. 43: 2241–2248, 1964
172. Conklin, R., Alexanian, R.: Clinical classification of plasma cell myeloma. Arch. Intern. Med. 135: 139–143, 1975
173. Cornelius, C. E.: Animal models: A neglected medical resource. N. Engl. J. Med. 281: 934–944, 1969
174. Cornell, C. J., McIntyre, O. R., Kochwa, S., Weksler, B. B., Pajak, T. F.: Response to therapy in IgG myeloma patients excreting lambda or kappa light chains. CALGB experience. Blood 54: 23–29, 1979
175. Cornwell, G. G. III., Michaelsen, T. E., Sanders, W. H.: Comparative studies of a monoclonal IgG-lambda and two IgE-kappa components from an individual patient: Evidence for shared idiotypic determinants between the two IgE proteins but not with the IgG protein. Immunology 39: 511–517, 1980
176. Cornwell, G. G. III., Pajak, T. F., McIntyre, O. R.: Hypersensitivity reactions to i.v. melphalan during treatment of multiple myeloma: Cancer und Leukemia Group B experience. Cancer Treat. Rep. 63: 399–403, 1979
177. Corwin, J., Lindberg, R. D.: Solitary plasmacytoma of bone vs. extramedullary plasmacytoma and their relationship to multiple myeloma. Cancer 43: 1007–1013, 1979
178. Costa, G., Carbone, P. P., Gold, G. L., Owens, A. H. Jr., Miller, S. P., Krint, M. J., Baro V. H. Jr.: Clinical trials of vinblastine in multiple myeloma. Cancer Chemother. Rep. 27: 87–89, 1963
179. Costa, G., Engle, R. L. Jr., Schilling, A., Carbone, P., Kochwa, S., Nachman, R. L., Glidewell, O.: Melphalan and prednisone: An effective combination for the treatment of multiple myeloma. Amer. J. Med. 54: 589–599, 1973
180. Costea, N., Yakulis, V. J., Libnoch, J. A., Pilze, C. G., Heller, P.: Two myeloma globulins (IgG and IgA) in one subject and one cell line. Amer. J. Med. 42: 630–635, 1967
181. Cox, D. R.: Regression models and life tables (with discussion). J. Roy. Statis. Soc. B. 34: 187–220, 1972
182. Cream, J. J.: Cryoglobulins in vasculitis. Clin. Exp. Immunol. 10: 117–126, 1972
183. Cutler, S. J., Young, J. L.: The third national cancer survey: incidence data. Natl. Cancer Inst. Monogr. 41, 1975
184. Cuzick, J.: Radiation-induced myelomatosis. N. Engl. J. Med. 304: 204–210, 1981
185. Czitober, H.: Klinische Pathologie und Differentialdiagnose häufiger Osteopathien. Dtsch. med. Wschr. 22: 285–290, 1971
186. Dahlin, D. C.: Bone Tumours. Ch. C. Thomas, Springfield, Illinois, SS. 159–172, 1978
187. Dahlström, U., Järpe, S., Lindström, F. D.: Paraplegia in myelomatosis – A study of 20 cases. Acta Med. Scand. 205: 173–178, 1979
188. Dalrymple, J.: On the microscopical character of mollities ossium. Dublin Q. J. Med. Sci. 2: 85–95, 1846
189. Dalton, A., Potter, M., Merwin, R. M.: Some ultrastructural characteristics of a series of primary and transplanted plasma-cell tumors of the mouse. J. Natl. Cancer Inst. 26: 1221–1267, 1961
190. Damiani, G., Cosulich, E., Bargellesi, A.: Synthesis and secretion of IgG in synchronized mouse myeloma cells. Exp. Cell Res. 118: 295–303, 1979
191. Dammaco, F., Clausen, J.: Antibody deficiency in paraproteinemia. Acta Med. Scand. 179: 755–768, 1966
192. Dammacco, F., Miglietta, A., Tribalto, M., Mandelli, F., Bonomo, L.: The expanding spectrum of clinical and laboratory features of IgE myeloma. La Ricerca Clin. Lab. 10: 583–590, 1980

193. Darbari, B.S., Bansal, N.C., Phadke, S.N., Arora, M.M.: Bilateral orbit plasmacytoma. Indian J. Ophthalmol. 20: 28–30, 1972
194. Davidson, S.: Solitary myeloma with peripheral polyneuropathy-recovery after treatment. Calif. Med. 116: 68–71, 1972
195. Davies, P.: Phase II studies of hydroxyurea (NSC-32065) in adults: Multiple myeloma and lymphoma. Cancer Chemother. Rep. 40: 51–52, 1964
196. Davies-Jones, G.A.B., Esiri, M.M.: Neuropathy due to amyloid in myelomatosis. Brit. Med. J. 2: 444, 1971
197. Dawson, A.A., Ogston, D.: Factors influencing the prognosis in myelomatosis. Postgrad. Med. J. 47: 635–638, 1971
198. Decoufle, P., Stanislawczyk, K., Houten, L.: A retrospective survey of cancer in relation to occupation. DHEW Publication No. (NIOSH) 77-178, Washington DC, US Government Printing Office, 1977
199. Deodhare, S.G., Pujari, B.D., Apte, P.G.: Plasmacytomas of gastrointestinal tract. J. Postgrad. Med. 21: 145–150, 1975
200. De Fronzo, R.A., Cooke, C.R., Wright, J.R., Humphrey, R.L.: Renal function in patients with multiple myeloma. Medicine 57: 151–166, 1978
201. De Fronzo, R.A., Humphrey, R.L., Wright, J.R., Cooke, C.R.: Acute renal failure in multiple myeloma. Medicine 54: 209–223, 1975
202. Delauche, M.C., Clauvel, J.P., Seligmann, M.: Peripheral neuropathy and plasma cell neoplasias: A report of 10 cases. Brit. J. Haematol. 48: 383–392, 1981
203. Dellagi, K., Brouet, J.C., Danon, F.: Cross-idiotypic antigens among monoclonal immunoglobulin-M from patients with Waldenström's macroglobulinemia and polyneuropathy. J. Clin. Invest. 64: 1530–1534, 1979
204. Derechin, M.M., Goldberg, L.S., Herron, L.: Extraosseous plasmacytomas causing extrahepatic cholestasis and cardiac tamponade: a unique case of multiple myeloma. Scand. J. Haematol. 7: 318–321, 1970
205. Derot, M., Wajcner, G., Petrover, M.: L'insuffisance rénale aigue de la maladie de Kahler. Presse Med. 77: 43–46, 1969
206. DeVita, V.T.Jr., Serpick, A.A., Carbone, P.P.: Combination chemotherapy in the treatment of Hodgkin's disease. Ann. Intern. Med. 73: 881–895, 1970
207. Dexter, R.X., Mullinax, F., Estep, H.L., Williams, R.C.: Monoclonal IgG gammopathy and hyperparathyroidism. Ann. Intern. Med. 77: 759–764, 1972
208. Dillman, C.E., Silverstein, M.N.: Alkaline phosphatase in multiple myeloma. Amer. J. Med. Sci. 249: 445–447, 1965
209. Dillman, R.O., Royston, I., Meserve, B.L., Griffiths, J.C.: Alterations of peripheral blood B-lymphocyte populations in plasma cell disorders. Cancer 48: 2211–2217, 1981
210. D'Incalci, M., Bolis, G., Facchinetti, T., Mangioni, C., Morasca, L., Morazzoni, P., Salmona, M.: Decreased half life of cyclophosphamide in patients under continual treatment. Eur. J. Cancer 15: 7–10, 1979
211. Djaldetti, M., Joshua, H.: Acute plasma cell leukemia. A case report. Isr. Med. J. 20: 109–113, 1961
212. Dolin, S., Dewar, J.P.: Extramedullary plasmacytoma. Amer. J. Pathol. 32: 83–103, 1956
213. Dolphin, G.W.: A comparison of the observed and expected cancers of the haematopoietic and lymphatic systems among workers at Windscale. Natl. Radiol. Prot. Board, NRPB-R54, Harwell, 1976
214. Dörken, H., Vollmer, I.: Die Epidemiologie des multiplen Myeloms – Untersuchungen an 149 Fällen. Arch. Geschwulstforsch. 31: 18–38, 1968
215. Dorrington, K.J., Painter, R.H.: Biological activities of the constant region of immun-

globulin G. In: Progress in Immunology III. Hrsg.: Mandel, T. E., Cheers, Ch., Hosking, C. S., McKenzie, I. F. C., Nossal, G. J. V., North-Holland Publishing Comp., Amsterdam SS. 298–305, 1977
216. Doss, L. L.: Simultaneous extramedullary plasmacytomas of the vagina and vulva. A case report and review of the literature. Cancer 41: 2468–2474, 1978
217. Douglas, D. C., Russell, R. G., Preston, C. J., Prenton, M A., Duckworth, T., Kanis, J. A., Preston, F. E., Woodhead, J. S.: Effect of dichloromethylene diphosphonate in Paget's disease of bone and in hypercalcaemia due to primary hyperparathyroidism or malignant disease. Lancet 1: 1043–1047, 1980
218. Douglas, S. D., Kamin, R. M., Fudenberg, H. H.: Human lymphocyte response to phytomitogens ‚in vitro': normal, agammaglobulinemic and paraproteinemic individuals. J. Immunol. 103: 1185–1195, 1969
219. Drewinko, B., Alexanian, R.: The changing growth kinetics of multiple myeloma. Blood Suppl. I, 50: 145, 1977
220. Drewinko, B., Alexanian, R., Boyer, H., Barlogie, B., Rubinow, S. I.: The growth fraction of human myeloma cells. Blood 57: 333–338, 1981
221. Drewinko, B., Brown, B. W, Humphrey, R., Alexanian, R.: Effect of chemotherapy on the labelling index of myeloma cells. Cancer 34: 526–531, 1974
222. Drewinko, B., Trujillo, J. M., Tessmer, C. F.: Functional sequences modulated by morphological transitions in human lymphoid cells grown in vitro. Science 171: 185–186, 1971
223. Driedger, H., Pruzanski, W.: Plasma cell neoplasia with peripheral polyneuropathy. Medicine 59: 301–310, 1980
224. Durie, B. G. M., Cole, P. W., Chen, H. S. G., Himmelstein, K. J., Salmon, S. E.: Synthesis and metabolism of Bence Jones protein and calculation of tumour burden in patients with Bence Jones myeloma. Brit. J. Haematol. 47: 7–19, 1981
225. Durie, B. G., Russel, D. H., Salmon, S. E.: Reappraisal of plateau phase in myeloma. Lancet 2: 65–67, 1980
226. Durie, B. G. M., Salmon, S. E.: A clinical staging system for multiple myeloma. Correlation of measured myeloma cell mass with presenting clinical features, response to treatment and survival. Cancer 36: 842–854, 1975
227. Durie, B. G. M., Salmon, S.: The kappa (k)/lambda (λ) survival difference in multiple myeloma (MM): Evidence for a biologic basis. Proc. Amer. Soc. Clin. Oncol. 21: C-642, 1980
228. Durie, B. G. M., Salmon, S. E., Moon, T. E.: Pretreatment tumor mass, cell kinetics, and prognosis in multiple myeloma. Blood 55: 364–372, 1980
229. Durie, B. G. M., Salmon, S. E., Mundy, G. R.: Relation of osteoclast activating factor production to extent of bone disease in multiple myeloma. Brit. J. Haematol. 47: 21–30, 1981
230. Ende, M.: Multiple myeloma: a cluster in Virginia? Va. Med. 106: 114–116, 1979
231. Endo, T., Okumura, H., Kikuchi, K., Munakata, J., Otake, M., Nomura, T., Asakawa, H.: Immunoglobulin E (IgE) multiple myeloma. A case report and review of the literature. Amer. J. Med. 70: 1127–1132, 1981
232. Engle, R. L., Wallis, L. A.: Immunoglobulinopathies. Ch. C. Thomas, Springfield, Illinois, 1969
233. Eriksen, N.: Serum macroglobulin levels in relation to age, sex and disease. J. Lab. Clin. Med. 51: 521–529, 1958
234. Ewing, M. R., Foote, F. W. Jr.: Plasma-cell tumors of the mouth and upper air passages. Cancer 5: 499–513, 1952
235. Faber, M.: Twenty-eight years of continuous follow-up of patients injected with Thorotrast for cerebral angiography. Environ. Res. 18: 37–43, 1979

236. Factor, S.M., Winn, R.M., Biempica, L.: The histiocytic origin of the multinucleated giant cells in myeloma kidney. Hum. Pathol. 9: 114–120, 1978
237. Fadem, R.S.: Differentation of plasmocytic response from myelomatous disease on the basis of bone-marrow findings. Cancer 5: 128–137, 1952
238. Fagiolo, E., Tosato, G.: IgM plasmacytoma: Report of a case and review of the literature. Haematologia 12: 221–229, 1978
239. Fagreus, A.: Antibody production in relation to the development of plasma cells. Acta Med. Scand., Suppl. 204, 130: 3–122, 1948
240. Fahey, J.L., Scoggins, R., Utz, J.P., Szwed, C.F.: Infection, antibody response and gamma globulin components in multiple myeloma and macroglobulinemia. Amer. J. Med. 35: 698–707, 1963
241. Farhangi, M., Osserman, E.F.: The treatment of multiple myeloma. Semin. Hematol. 10: 149–161, 1973
242. Farhangi, M., Osserman, E.F.: Myeloma with xanthoderma due to an IgG lambda monoclonal antiflavin antibody. N. Engl. J. Med. 294: 177–183, 1976
243. Farhangi, M., Osserman, E.F.: Biology, clinical patterns, and treatment of multiple myeloma and related plasma-cell dyscrasias. In: The Immunopathology of Lymphoreticular Neoplasms. Hrsg.: Twomey, M.B., Good, R.A., Plenum Press, London, SS. 641–718, 1978
244. Fateh-Moghadam, A.: Paraproteinämische Hämoblastosen. Handbuch der inneren Medizin. Band II/5, Hrsg.: Begemann, H., Springer-Verlag, Berlin-Heidelberg-New York, SS. 245–452, 1974
245. Fateh-Moghadam, A., Lamerz, R., Knedel, M., Bauer, B.: Quantitative immunologische Bestimmung von Serumproteinen bei Paraproteinämien. Dtsch. med. Wschr. 98: 309–318, 1973
246. Fayemi, A.O., Wisniewski, M.: Pulmonary calcification in a patient with multiple myeloma. Chest 64: 765–769, 1973
247. Feinleib, M., MacMahon, B.: Duration of survival in multiple myeloma. J. Natl. Cancer Inst. 24: 1259–1269, 1960
248. Festen, J.J.M., Marrink, J., Sijpesteijn, J.A.K., van Loghem, E., Nijenhuis, L.E., Mandema, E.: A study on the association between myelomatosis and immunoglobulin allotypes, HLA, and blood groups. Immunogenetics, 3: 201–203, 1976
249. Fialkow, P.J., Denmann, A.M., Jacobson, R.J., Lowenthal, M.N.: Chronic myelocytic leukemia: Origin of some lymphocytes from leukemic stem cells. J. Clin. Invest. 62: 815–823, 1978
250. Fine, J.D., Luke, R.G., Rees, E.D.: Multiple myeloma and renal involvement. Lancet 2: 1205–1206, 1973
251. Fine, J.M., Lambin, P., Müller, J.Y.: The evolution of asymptomatic monoclonal gammopathies. Acta Med. Scand. 205: 339–341, 1979
252. Firkin, F., Lee, N., Ramsay, R., Robertson, I.: Visual loss caused by corneal crystals in multiple myeloma. Med. J. Aust. 2: 677–678, 1979
253. Fisher, E.R., Perez-Stable, E, Zawadzki, Z.A.: Ultrastructural renal changes in multiple myeloma with comments relative to the mechanism of proteinuria. Lab. Invest. 13: 1561–1574, 1964
254. Fisher, E.R., Zawadzki, Z.: Ultrastructural features of plasma cells in patients with paraproteinemias. Amer. J. Clin. Pathol. 54: 779–789, 1970
255. Fishkin, B.G., Glassy, F.J., Hattersley, P.G., Hirose, F.M., Spiegelberg, H.L.: IgD multiple myeloma: A report of 5 cases. Amer. J. Clin. Pathol. 53: 209–214, 1970
256. Fitchen, J.H., Lee, S.: Phagocytic myeloma cells. Amer. J. Clin. Pathol. 71: 722–723, 1979

257. Fleegler, D., Fogarty, C., Owens, G., Cohen, E., Cassileth, P. A.: Pathologic flail chest complicating multiple myeloma. Arch. Intern. Med. 140: 414–415, 1980
258. Foa, P.: Sulla produzione cellulare nell' inflammazione ed in altri processi analoghi specialmente in ciò che si referisce alle plasmacellulare. Folia Haematol. (Leipzig) 1: 166–167, 1904
259. Fogelman, J.: Skeletal uptake of diphosphonate: A review. Eur. J. Nucl. Med. 5: 473–476, 1980
260. Forster, G. V., Doyle, F. H.: Effects of thyrocalcitonin on bone. Lancet 2: 1428–1431, 1966
261. Foye, L. V. Jr., Chapman, C. G., Willet, F. M., Adams, W. S.: Cyclophosphamide: A preliminary study of a new alkylating agent. Cancer Chemother. Rep. 6: 39–40, 1960
262. Frangione, B., Milstein, C., Pink, J. R. L.: Structural studies of immunoglobulin G. Nature 221: 145–148, 1969
263. Franklin, E. C., Zucker-Franklin, D.: Current concepts of amyloid. Adv. Immunol. 15: 249–304, 1972
264. Fülle, H. H., Pribilla, W.: Diagnose und Therapie der Plasmazellenleukämie. Dtsch. med. Wschr. 98: 874–881, 1973
265. Furie, B., Green, E., Furie, B. C.: Syndrome of acquired factor X deficiency and systemic amyloidosis. In vivo studies of the metabolic fate of factor X. N. Engl. J. Med. 297: 81–85, 1977
266. Gach, J., Simar, L., Salmon, J.: Multiple myeloma without M-type proteinemia. Amer. J. Med. 50: 835–844, 1971
267. Garret, T. J., McCans, J. L., Parker, J. O.: Fatal involvement of the heart with multiple myeloma. Can. Med. Ass. J. 107: 979–980, 1972
268. Gasparotto, G., Samanzato, G., Tosato, F., Cazzaro, G., Amadori, G.: Etude de l'immunologic cellulaire dans les gammapaties monoclonales malignes et benignes. Schweiz. med. Wschr. 106: 1823–1825, 1976
269. George, E. R., Cohen, H. J.: The kinetics of immunoglobulin synthesis by Pokeweed mitogen stimulated peripheral blood lymphocytes in multiple myeloma. Amer. J. Haematol. 6: 361–371, 1979
270. George, R. P., Poth, J. L., Gordon, D., Schrier, S. L.: Multiple myeloma – intermittent combination chemotherapy compared to continuous therapy. Cancer 29: 1665–1670, 1972
271. Geschickter, Ch. F., Copeland, M. M.: Multiple myeloma. Arch. Surg. 16: 807–863, 1928
272. Getaz, P., Handler, L., Jacobs, P., Tunley, I.: Osteosclerotic myeloma with peripheral neuropathy. S. Afr. Med. J. 48: 1246–1250, 1974
273. Ghanta, V. K., Jones, M. T., Woodard, D. A., Durant, J. R., Hiramoto, R. N.: Cis-dichlorodiammineplatinum (II) chemotherapy in experimental murine myeloma MOPC 104 E. Cancer Res. 37: 771–774, 1977
274. Ghosh, M. L., Sayeed, A.: Unusual cases of myelomatosis. Scand. J. Haematol. 12: 147–154, 1974
275. Gilbert, E. S., Marks, S.: An analysis of mortality of workers in a nuclear facility. Radiat. Res. 79: 122–148, 1979
276. Ginsberg, D. M.: Circulating plasma cells in multiple myeloma. A method for detection and review of the problem. Ann. Intern. Med. 57: 843–846, 1962
277. Glaser, G. H.: Neurologic complications of internal diseases. In: Clinical Neurology. Hrsg.: Baker, A. B., Hoeber Harper, New York, 1962
278. Glaus, A.: Über multiples Myelozytom mit eigenartigen, zum Teil kristallähnlichen Zelleinlagerungen, kombiniert mit Elastolyse und ausgedehnter Amyloidose und Verkalkung. Virchow's Arch. pathol. Anat. 223: 301–339, 1917

279. Gleich, G.J., Averbeck, A.K., Swedlund, H.A.: Measurement of IgE in normal and allergic serum by radioimmunoassay. J. Lab. Clin. Med. 77: 690–698, 1971
280. Glenchur, H., Zinneman, H.H., Hall, W.H.: A review of fifty-one cases of multiple myeloma: emphasis on pneumonia and other infections as complications. Arch. Intern. Med. 103: 173–183, 1959
281. Glenner, G.G., Page, D.L.: Amyloid, amyloidosis, and amyloidogenesis. Int. Rev. Exp. Pathol. 15: 1–92, 1976
282. Glenner, G.G., Terry, W.D.: Characterization of amyloid. Ann. Rev. Med. 25: 131–135, 1974
283. Glenner, G.G., Terry, W., Harada, M., Iserky, C., Page, D.: Amyloid fibril proteins: Proof of homology with immunoglobulin light chains by sequence analysis. Science 172: 1150–1151, 1971
284. Glueck, H.I., Hong, R.: A circulating anticoagulant in gamma1-A multiple myeloma: Its modification by penicillin. J. Clin. Invest. 44: 1866–1881, 1965
285. Gluzinski, A., Reichenstein, M.: Myeloma und Leucaemia lymphatica plasmocellularis. Wien. klin. Wschr. 19: 336–339, 1906
286. Godal, H.C., Borchgrevnik, C.F.: The effect of plasmapheresis on the hemostatic function in patients with macroglobulinemia Waldenström and multiple myeloma. Scand. J. Clin. Lab. Invest. 17: Suppl. 84, 133–137, 1965
287. Goeggel-Lamping, C., Kahn, S.B.: Gastrointestinal polyposis in multiple myeloma. J. Amer. Med. Ass. 239: 1786–1787, 1978
288. Goldman, R., Adams, W.S., Luchsinger, E.B.: Renal function in multiple myeloma. J. Lab. Clin. Med. 40: 519–522, 1952
289. Goldstein, W.B., Poker, N.: Multiple myeloma involving the gastrointestinal tract. Gastroenterology 51: 87–93, 1966
290. Gompertz, B.: On the nature of the function expressive of the law of human mortality, and on the new mode of determining the value of life contingencies. Philos. Trans. R. Soc. Lond. (Biol.) 115: 513–585, 1825
291. Gonzalez, F., Trujillo, M., Alexanian, R.: Acute leukemia in multiple myeloma. Ann. Intern. Med. 86: 440–443, 1973
292. Good, R.A., Kelly, W.D., Rotstein, J., Varco, R.L.: Immunological deficiency diseases. Progr. Allergy 6: 187–319, 1962
293. Goodman, J.R., Hall, S.G.: Plasma cells containing iron. An electron micrographic study. Blood 28: 83–93, 1966
294. Goodman, T.F.Jr., Abele, D.C., West, C.S.Jr.: Electron microscopy in the diagnosis of amyloidosis. Arch. Dermatol. 106: 393–397, 1972
295. Gootnick, L.T.: Solitary myeloma: Review of sixty-one cases. Radiology 45: 385–391, 1945
296. Gordon, H., Bandmann, M., Sandbank, U.: Multiple myeloma associated with progressive multifocal leukoencephalopathy and pneumocystis carinii pneumonia. Isr. J. Med. Sci. 7: 581–588, 1971
297. Gordon-Smith, E.C., Harrison, R.J., Hobbs, J.R.: Multiple myeloma presenting as cryoglobulinaemia. Proc. Roy. Soc. Med. 61: 1112–1115, 1968
298. Grabar, P., Williams, C.A.: Méthode permettande l'étude conjuguée des propriétés electrophorétiques et immunochimiques d'un mélange de protéines: application au sérum sanguin. Biochim. Biophys. Acta 10: 193–194, 1953
299. Graham, R.C., Bernier, G.M.: The bone marrow in multiple myeloma: Correlation of plasma cell ultrastructure and clinical state. Medicine 54: 225–243, 1975
300. Greene, M.H., Hoover, R.N., Eck, R.L., Fraumeni, J.F.Jr.: Cancer mortality among printing plant workers. Environ. Res. 20: 66–73, 1979
301. Grey, H.M., Kohler, P.F.: Cryoimmunoglobulins. Semin. Hematol. 10: 87–112, 1973

302. Grey, H.M., Kunkel, H.G.: H chain subgroups of myeloma proteins and normal 7 S-gamma-globulin. J. Exp. Med. 120: 253–266, 1964
303. Gross, R., Lambers, K.: Erste Erfahrungen in der Behandlung maligner Tumoren mit einem neuen N-lost-phosphamid-ester. Dtsch. med. Wschr. 83: 458–462, 1958
304. Gunz, F.W., Gunz, J.P., Leigh, J.: Contacts among patients with haematological malignancies. Cancer 41: 2379–2387, 1978
305. Gutterman, J.U., Blumenschein, G.R., Alexanian, R., Yap, H.Y., Buzdar, A.U., Cabanillas, F., Hortobagyi, G.N., Hersh, E.M., Rasmussen, S.L., Harmon, M., Kramer, M., Pestka, S.: Leukocyte interferon induced tumor regression in human metastatic breast cancer, multiple myeloma, and malignant lymphoma. Ann. Intern. Med. 93: 399–406, 1980
306. Guzzo, C.E., Pachas, W.N., Prinals, R.S., Krant, M.D.: Urinary hydroxyproline excretion in patients with cancer. Cancer 24: 382–387, 1969
307. Haeney, M.R., Ross, I.N., Thompson, R.A., Asquith, P.: IgG myeloma presenting as ulcerative colitis. J. Clin. Pathol. 30: 862–867, 1977
308. Hamaker, W.R., Lindell, M.E., Gomez, A.C.: Plasmacytoma arising in a pacemaker pocket. Ann. Thorac. Surg. 21: 354–356, 1976
309. Hamburger, A., Salmon, S.: Primary bioassay of human myeloma stem cells. J. Clin. Invest. 60: 846–854, 1977
310. Hansen, O.P.: Bone marrow studies in myelomatosis. Scand. J. Haematol. 21: 265–272, 1978
311. Hansen, O.P., Jessen, B., Videback, A.: Prognosis of myelomatosis on treatment with prednisone and cytostatics. Scand. J. Haematol. 10: 282–290, 1973
312. Harboe, M., Følling, I., Haugen, O.A., Bauer, K.: Sudden death caused by interaction between a macroglobulin and a divalent drug. Lancet 2: 285–288, 1976
313. Harley, J.B., Pajak, T.F., McIntyre, O.R., Kochwa, S., Cooper, M.R., Coleman, M., Cuttner, J.: Improved survival of increased-risk myeloma patients on combined triple-alkylating-agent therapy: A study of the CALGB. Blood 54: 13–22, 1979
314. Harley, J.B., Ramanan, S.V., Kim, I., Thiagarajan, P.V., Chen, J.H., Gomez, R., Koppel, D., Hyde, F., Gustke, S., Krall, J.: The cyclic use of multiple alkylating agents in multiple myeloma. W. Va. Med. J. 68: 1–3, 1972
315. Harris, J.E., Alexanian, R., Hersh, E.M., Migliore, P.: Immune function in multiple myeloma: Impaired responsiveness to keyhole limpet hemocyanin. Can. Med. Ass. J. 104: 389–392, 1971
316. Hart, J.S., Lawrence, M.C., Ritzmann, S.E., Levin, W.C.: II. Hyper- and hypoproteinemias. 1. Hyperproteinemia. Correlations of elevated total serum protein values and their responsible globulin fractions with various polyclonal and monoclonal gammopathies. A study of 173 sera. Texas Rep. Biol. Med. 23: 445–457, 1965
317. Harwood, A.R., Knowling, M.A., Bergsagel, D.E.: Radiotherapy of extramedullary plasmacytoma of the head and neck. Clin. Radiol. 32: 31–36, 1981
318. Hayes, D.W., Bennett, W.A., Heck, F.J.: Extramedullary lesions in multiple myeloma. Review of literature and pathologic studies. Arch. Pathol. 53: 262–272, 1952
319. Hayes, J.S., Jankey, N., Cuthbert, A.L.: Massive proteinuria in light chain disease. Arch. Intern. Med. 138: 785–786, 1978
320. Hedinger, E.: Zur Frage des Plasmocytoms. Frankfurt Z. Pathol. 7: 343–350, 1911
321. Heilmann, D.: Plasmocytom auf dem Boden einer chronischen Osteomyelitis bei gleichzeitiger Osteitis deformans. Münch. Med. Wschr. 99: 1586–1588, 1957
322. Heilmann, E., Schuckall, A., Intorp, H.: Ein Plasmozytom mit wechselnder Paraproteinämie. Folia Haematol. (Leipzig) 105: 750–753, 1978
323. Heilmeyer, L., Begemann, H.: Blut und Blutkrankheiten. Handbuch der inneren Medizin. Band II, Springer Verlag, Berlin-Göttingen-Heidelberg, S. 735–751, 1951

324. Hendersen, J.W.: Orbital Tumors. W.B. Saunders, Philadelphia, 1973
325. Heremans, J.F., Laurell, A.H., Martensson, L., Heremans, M.T., Laurell, C.B., Sjoquist, J., Waldenström, J.: Studies in „abnormal" serum M-components in myeloma, macroglobulinemia and related disease. Acta Med. Scand. 170: Suppl.367, 1–126, 1961
326. Herskovic, T., Bartholomew, L.G., Green, P.A.: Amyloidosis and the malabsorption syndrome. Arch. Intern. Med. 114: 629–633, 1964
327. Heyburn, P.J., Child, J.A., Peacock, M.: Relative importance of renal failure and increased bone resorption in the hypercalcaemia of myelomatosis. J. Clin. Pathol. 34: 54–57, 1981
328. Hill, G.S., Morel-Maroger, L., Mery, J.P., Mignon, F.: Correlations between relative electrophoretic motilities of light chains and renal lesions in multiple myeloma. (Abstract), Proc. Amer. Soc. Nephrol. 78, 1978
329. Hippe, E., Paaske Hansen, O., Drivsholm, J.: Decreased serum cobalamin in multiple myeloma without sign of vitamin $B_{12}$ deficiency: a preliminary report. Scand. J. Gastroenterol. 9: Suppl.29, 85–87, 1974
330. Hobbs, J.R.: Paraproteins, benign or malignant? Brit. Med. J. 2: 699–704, 1967
331. Hobbs, J.R.: Immunochemical classes of myelomatosis. Including data from a therapeutic trial conducted by a medical research council working party. Brit. J. Haematol. 16: 599–606, 1969
332. Hobbs, J.R.: Growth rates and responses to treatment in human myelomatosis. Brit. J. Haematol. 16: 607–617, 1969
333. Hoffbrand, A.V., Hobbs, J.R., Kremenchuzky, S., Mollin, D.L.: Incidence and pathogenesis of megaloblastic erythropoiesis in multiple myeloma. J. Clin. Pathol. 20: 699–705, 1967
334. Hofmann, V., Salmon, S.E., Durie, B.G.M.: Drug resistance in multiple myeloma associated with high in vitro incorporation of $^3$H-thymidine. Blood 58: 471–476, 1981
335. Holland, J.F., Hosley, H., Scharlan, C., Carbone, P.P., Frei, E.III., Brindley, C.O., Hall, T.C., Shnider, B.I., Gold, G.L., Lasagna, L., Owens, A.H.Jr., Miller, S.: A controlled trial of Urethane treatment in multiple myeloma. Blood 27: 328–342, 1966
336. Hollander, V.P., Takakura, K., Yamada, H.: Endocrine factors in the pathogenesis of plasma cell tumors. Recent Prog. Horm. Res. 24: 81–137, 1968
337. Holm, G., Mellstedt, H., Pettersen, D., Biberfeld, P.: Idiotypic immunglobulin structures on blood lymphocytes in human plasma cell myeloma. Immunol. Rev. 34: 139–164, 1977
338. Holman, R.L., Hill, C.: Complete anuria due to blockage of renal tubules by protein casts in a case of multiple myeloma. Arch. Pathol. 27: 748–752, 1939
339. Hoogstraten, B.: Steroid therapy of multiple myeloma and macroglobulinaemia. Med. Clin. North Amer. 57: 1321–1330, 1973
340. Hoogstraten, B., Sheche, P.R., Cuttner, J., Cooper, T., Kyle, R.A., Oberfild, R.A., Townsend, S.R., Harley, J.B., Hayes, D.M., Costa, G., Holland, J.F.: Melphalan in multiple myeloma. Blood 30: 74–83, 1967
341. Hoover, R.G., Hickman, S., Gebel, H.M., Rebbe, N., Lynch, R.G.: Expansion of Fc receptor-bearing T lymphocytes in patients with immunoglobulin G and immunoglobulin A myeloma. J. Clin. Invest. 67: 308–311, 1981
342. Hopper, J.E., Haren, J.M., Kmiecik, T.E.: Evidence for shared idiotypy expressed by the IgM, IgG, and IgA serum proteins of a patient with a complex multiple paraprotein disorder. J. Immunol. 122: 2000–2006, 1979
343. Horton, J.E., Koopman, A.J., Farrer, J.J., Fuller-Bonar, J., Mergenhagen, S.E.: Partial purification of a bone resorbing factor elaborated from human allogeneic cultures. Cell. Immunol. 43: 1–10, 1979

344. Horton, J.E., Raisz, L.G., Simons, H.A., Oppenheim, J.J., Mergenhagen, S.E.: Bone resorbing activity in supernatant fluid from human cultured peripheral blood leukocytes. Science 177: 793–795, 1972
345. Hosley, H.G., Taft, E.G., Olson, K.B., Gates, S., Beeby, R.: Hydroxyproline excretion in malignant disease. Arch. Intern. Med. 118: 565–571, 1966
346. Houwen, B., Ockhuizen, T., Marrink, J., Nieweg, H.O.: Vindesine therapy in melphalan-resistant multiple myeloma. Eur. J. Cancer 17: 227–232, 1981
347. Howell, M.: Acquired factor X deficiency associated with systemic amyloidosis: Report of a case. Blood 21: 739–744, 1963
348. Hozumi, N., Tonegawa, S.: Evidence for somatic rearrangement of immunoglobulin genes coding for variable and constant regions. Proc. Nat. Acad. Sci. US 73: 3628–3632, 1976
349. Huber, H., Douglas, S.D., Nusbacher, J., Kochwa, S., Rosenfild, R.E.: IgG subclass specifity of human monocyte receptor site. Nature 229: 419–420, 1971
350. Hübner, K.F., Andrews, G.A., Hayes, R.L., Poggenburg, J.K., Solomon, A.: The use of rare-earth radionuclides and other bone-seekers in the evaluation of bone lesions in patients with multiple myeloma or solitary plasmocytoma. Radiology 125: 171–176, 1977
351. Hughes, J.C., Votaw, M.L.: Pleural effusion in multiple myeloma. Cancer 44: 1150–1154, 1979
352. Huhn, D.R., Burkhardt, R., Eulitz, M., Fateh-Moghadam, A.: Klinische und elektronenmikroskopische Untersuchungen bei Plasmocytom mit ossärer und extraossärer Ausbreitung. Klin. Wschr. 46: 1132–1139, 1968
353. Ichimaru, T., Otake, M., Ichimaru, M.: Dose-response relationship of neutrons and gamma-rays to leukemia incidence among atomic bomb survivors in Hiroshima and Nagasaki by type of leukemia 1950–1971. Radiat. Res. 77: 377–394, 1979
354. Illiger, H.J., Schmidt, R.E., Hartlapp, J.H.: Melphalanresorptionsstörung als Ursache des primären und sekundären Therapieversagens beim multiplen Myelom. Verhdl. dtsch. Ges. inn. Med. 87: 1117–1121, 1981
355. Imbert, J.C., Bennani, M., Kadiri, A., Kabbage, M.: Les myélomes multiples a vitesse de sedimentation normale. Concours Med. 101: 6765–6775, 1979
356. Indiveri, F., Barabino, A., Santolini, M.E.: Non-secretory multiple myeloma. Report of a case. Acta Haematol. 51: 302–309, 1974
357. Indiveri, F., Puppo, F., Bandacio, E., Franceschini, R., Barabino, A., Corsini, G.: Inibizione della migrazione granulocitaria indotta da sieri di pazienti affetti da mieloma multiplo e morbo di Waldenström. Folia Allergol. Immunol. Clin. 25: 425–430, 1978
358. Ingram, M.: Inhibition of leukocyte phagocytic activity by hypergammaglobulinemic multiple myeloma plasma. Proc. Soc. Exp. Biol. Med. 105: 404–407, 1960
359. Isaacson, P.: Immunochemical demonstration of J chain: A marker of B cell malignancy. J. Clin. Pathol. 32: 802–807, 1979
360. Isbister, J.P., Biggs, J.C., Penny, R.: Experience with large volume plasmapheresis in malignant paraproteinaemia and immune disorders. Aust. N.Z. J. Med. 8: 154–164, 1978
361. Ishizaka, K., Ishizaka, T., Hornbrook, M.M.: Physicochemical properties of reaginic antibody. V. Correlation of reaginic activity with gammaE-globulin antibody. J. Immunol. 97: 840–853, 1966
362. Isobe, T., Ikeda, Y., Ohta, H.: Comparison of sizes and shapes of tumor cells in plasma cell leukemia and plasma cell myeloma. Blood 53: 1028–1030, 1979
363. Isobe, T., Osserman, E.F.: Pathologic conditions associated with plasma cell dyscrasias: A study of 806 cases. Ann. N.Y. Acad. Sci. 190: 507–518, 1971

364. Ito, K., Hino, N., Fukuiya, A.: Three cases of IgD myeloma and clinical review of 85 cases reported in Japan. Therapeutics (Tokio) 32: 1019–1024, 1978
365. Iwamoto, H., Nakagawa, S., Matsui, N., Yoshiyama, N., Shinoda, T., Shibamoto, T., Takeuchi, J.: An experience of plasma exchange by membrane separator for IgA myeloma. In: Plasma Exchange: Plasmapheresis-Plasma Separation. Hrsg.: Sieberth, H.G., F.K. Schattauer Verlag, Stuttgart-New York, SS.377–380, 1980
366. Iwashita, H., Argyrakis, A., Lowitzsch, K., Spaar, F.W.: Polyneuropathy in Waldenström's macroglobulinemia. J. Neurol. Sci. 21: 341–354, 1974
367. Jacobson, H.G., Poppel, M.H., Shapiro, J.H., Grossberger, S.: The vertebral pedicle sign: A roentgen finding to differentiate metastatic carcinoma from multiple myeloma. Amer. J. Roentgenol. 80: 817–821, 1958
368. Jacobson, R.J., Shulman, G.: Plsma cell myeloma and Waldenström's macroglobulinemia in black and white South Africans. In: Progress in Myeloma. Hrsg.: Potter, M., Elsevier/North Holland, New York-Oxford-Amsterdam, 1980
369. Jaffe, J.P., Bosch, A., Raich, P.C.: Sequential hemibody radiotherapy in advanced multiple myeloma. Cancer 43: 124–128, 1979
370. Jaffe, J.P., Moscher, D.F.: Calcium binding by a myeloma protein. Amer. J. Med. 67: 343–346, 1979
371. Jaffe, M.D.: Myelomatosis (Multiple myeloma). In: Tumors and Tumorous Conditions of the Bones and Joints. Lea & Febinger, Philadelphia, 1958
372. James, W.III., Harland, W.R.: Plasma cell disease and xanthomatosis. Trans. Amer. Clin. Chem. Ass. 79: 115–123, 1968
373. Jancelewicz, Z., Takatsuki, K., Sugai, S., Pruzanski, W.: IgD multiple myeloma: Review of 133 cases. Arch. Intern. Med. 135: 87–93, 1975
374. Jansen, J., Blok, P.: Primary plasmacytoma of lymph nodes. A case report. Acta Haematol. 61: 100–105, 1979
375. Jansen, J., Huijgens, P.C., van der Velde, E.A.: The prognosis of multiple myeloma. Neth. J. Med. 23, 246–251, 1980
376. Jean, G., Lambertenghi-Deliliers, G., Ranzi, T., Polli, E.: Ultrastructural aspects of bone marrow and peripheral blood cells in a case of plasma cell leukemia. Acta Haematol. 45: 36–49, 1971
377. Jeannet, M., Magnin, C.: HL-A antigens in haematological malignant diseases. Eur. J. Clin. Invest. 2: 39–42, 1976
378. Jefferis, R., Mathews, J.B.: Structural studies of human IgD paraproteins. Immunol. Rev. 37: 25–49, 1977
379. Jenette, J.C., Wilkman, A.S., Benson, J.D.: IgD myeloma with intracytoplasmic crystalline inclusions. Amer. J. Clin. Pathol. 75: 231–235, 1981
380. Jesserer, H.: Knochenkrankheiten. Urban & Schwarzenberg, München, 1971
381. Johansen, P., Jensen, M.K.: Enzymecytochemistry and immunohistochemistry in monoclonal gammopathy and reactive plasmacytosis. Acta Pathol. Microbiol. Scand. Sect. A. 88: 377–382, 1980
382. Johansson, B.: Interferon therapy for myeloma. Int. Soc. Hematol. & Int. Soc. Blood Transf., Montreal, Canada, Aug. 16–22, 1980
383. Johansson, S.G.O., Bennich, H.: Immunological studies of an atypical (myeloma) immunoglobulin. Immunology 13: 381–394, 1967
384. Johnson, W.J., Kyle, R.A., Dahlberg, P.J.: Dialysis in the treatment of multiple myeloma. Mayo Clin. Proc. 55: 65–72, 1980
385. Jones, S.E., Tucker, W.G., Haut, A., Tranum, B.L., Vaughn, C., Chase, E.M., Durie, B.G.M.: Phase II trial of piperazinedione in Hodgkin's disease, non-Hodgkin's lymphoma and multiple myeloma: A Southwest Oncology Group Study. Cancer Treat. Rep. 61: 1617–1621, 1977

386. Jones, S.V., McFairlane, H.: T and B cells in myelomatosis. Brit. J. Haematol. 31: 545–552, 1975
387. Jordan, E., Burnstein, S.J., Calabro, J.J., Henderson, E.S.: Multiple myeloma complicating the course of seronegative lupus erythematosus. Arthritis Rheum. 21: 260–263, 1978
388. Josse, R.G., Murray, T.M., Mundy, G.R., Jez, D., Heersche, J.N.M.: Observations on the mechanism of bone resorption induced by multiple myeloma marrow culture fluids and partially purified osteoclast-activating factor. J. Clin. Invest. 67: 1472–1481, 1981
389. Joyner, M.V., Cassuto, J.P. Dujardin, P., Schneider, M., Ziegler, G., Euller, L., Masseyeff, R.: Non-excretory multiple myeloma. Brit. J. Haematol. 43: 559–566, 1979
390. Julien, J., Vital, C., Vallet, J.M., Lagueny, A., Deminiere, C., Darriet, D.: Polyneuropathy in Waldenström's macroglobulinemia: deposition of M component on myelin sheats. Arch. Neurol. 35: 423–425, 1978
391. Jung, A., Ouwenaller, C. von, Chantraine, A., Courvoisier, B.: Parenteral diphosphonates for treating malignant hypercalcemia. Cancer 48: 1922–1925, 1981
392. Kahler, O.: Zur Symptomatologie des multiplen Myeloms: Beobachtung von Albumosurie. Prag. med. Wschr. 14: 45–49, 1889
393. Kahn, R.A., Hughes, S., Lavender, P., Leon, M., Spyron, N.: Autoradiography of technetium-labelled diphosphonate in rat. J. Bone Joint Surg. 61 B: 221–224, 1979
394. Kapadia, S.B.: Multiple myeloma: A clinico-pathologic study of 62 consecutively autopsied cases. Medicine 59: 380–392, 1980
395. Kaplan, H.S.: Hodgkin's Disease. Harvard University Press, Cambridge-London, 1980
396. Karcioglu, G.L., Hardison, J.E.: Iron-containing plasma cells. Arch. Intern. Med. 138: 97–100, 1978
397. Kardinal, C.G.: Multiple myeloma in a husband and wife. J. Amer. Med. Ass. 239: 22–23, 1979
398. Karle, H., Hansen, N.E., Plesner, T.: Neutrophil defect in multiple myeloma: Studies on intraneutrophilic lysozyme in multiple myeloma and malignant lymphoma. Scand. J. Haematol. 17: 62–70, 1976
399. Karp, J.E., Burke, P.J., Humphrey, R.L.: Induction of serum stimulation and plasma cell proliferation during chemotherapy of multiple myeloma. Blood 49: 925–934, 1977
400. Karp, J.E., Humphrey, R.L., Burke, P.J.: Timed sequential chemotherapy of cytoxan-refractory multiple myeloma with cytoxan and adriamycin based on induced tumor proliferation. Blood 57: 468–475, 1981
401. Kasturi, J., Saraya, A.K.: Platelet functions in dysproteinaemia. Acta Haematol. 59: 104–113, 1978
402. Katzmann, J.A.: Myeloma induced immunosuppression: A multistep mechanism. J. Immunol. 121: 1405–1409, 1978
403. Katzmann, J., Giacomoni, D., Yakulis, V., Heller, P.: Characterization of 2 plasmacytoma fractions and their RNA capable of changing lymphocyte surface immunoglobulins (cell conversion). Cell. Immunol. 18: 98–109, 1975
404. Kaye, R.L., Martin, W.J., Campbell, D.C., Lipscomb, P.R.: Long survival in disseminated myeloma with onset as solitary lesion: Two cases. Ann. Intern. Med. 54: 535–544, 1961
405. Kelly, J.J., Kyle, R.A., Miles, J.M., O'Brien, P.C., Dyck, P.J.: The spectrum of peripheral neuropathy in myeloma. Neurology 31: 24–31, 1981
406. Kennard, J., Cooper, N.S., Zolla-Pazner, S.: Suppression of in vitro antibody response by a soluble factor from spleen cells of plasmacytoma-bearing mice. Fed. Proc. 37: 2170, 1978

407. Kennard, J., Zolla-Pazner, S.: Origin and function of suppressor macrophages in myeloma. J. Immunol. 124: 268–273, 1980
408. Kenny, J.J., Maloney, W.C.: Long term survival in multiple myeloma: Report of three cases. Ann. Intern. Med. 45: 950–957, 1956
409. Kiang, D.T., Loken, M.K., Kennedy, B.J.: Mechanism of the hypocalcaemic effect of mithramycin. J. Clin. Endocr. Metab. 48: 341–344, 1979
410. Kilburn, K.H., Schmidt, A.M.: Intrathoracic plasmacytoma: Report of a case and review of the literature. Arch. Intern. Med. 106: 862–869, 1960
411. Killmann, S.A., Cronkite, E.P., Fliedner, T.M., Bond, V.P.: Cell proliferation in multiple myeloma studied with tritiated thymidine in vivo. Lab. Invest. 11: 845–853, 1963
412. Kim, I., Harley, J.B., Weksler, B.: Multiple myeloma without initial paraproteins. Amer. J. Med. Sci. 264: 267–275, 1972
413. Kim, S.I., Lee, C.K.: Leukemia among Koreans – a statistical and hematological study of 601 cases of leukemia and allied conditions. GANN Mon. Cancer Res. 18: 229, 1976
414. Kindler, U.: Über das extraossale Plasmocytom. Dtsch. med. Wschr. 90: 1043–1049, 1965
415. Kintzer, J.S., Rosenow, E.C., Kyle, R.A.: Thoracic and pulmonary abnormalities in multiple myeloma. A review of 958 cases. Arch. Intern. Med. 138: 727–730, 1978
416. Klein, F., Lafeber, G.J.M., Jongepier-Geerdes, Y.E.J.M., Cats, A., Kauffmann, R.H., Michiels, J.J.: Presence of immune complex-like material in sera of patients with paraproteinaemia. J. Clin. Pathol. 34: 1036–1039, 1981
417. Klintworth, G.K., Bredehenft, S.J., Reed, J.W.: Analysis of corneal crystalline deposits in multiple myeloma. Amer. J. Ophthalmol. 86: 303–313, 1978
418. Klos, J.R., Bortz, J.W.: Multiple myeloma: An overview for the clinician. J. Amer. Orthop. Ass. 79: 113–119, 1979
419. Knapp, W., Baumgarten, G.: Monocyte mediated suppression of human B lymphocyte differentiation in vitro. J. Immunol. 121: 1177–1183, 1978
420. Knapp, W., Shuit, H.R.E., Bolhuis, R.L.H., Hijmans, W.: Surface immunoglobulins in chronic lymphatic leukemia, macroglobulinemia and myelomatosis. Clin. Exp. Immunol. 16: 541–552, 1974
421. Knolle, J., Meyer zum Büschenfelde, K.H.: IgD-Plasmozytom. Übersicht über 102 Fälle der Literatur. Immun. Infekt. 3: 125–134, 1975
422. Kobayashi, H., Potter, M., Dunn, T.B.: Bone lesions produced by transplanted plasma-cell tumors in BALB/c mice. J. Natl. Cancer Inst. 28: 649–677, 1962
423. Kobernick, S.D., Whiteside, J.H.: Renal glomeruli in multiple myeloma. Lab. Invest. 6: 478–485, 1957
424. Kolb, J.P., Arrian, S., Zolla-Pazner, S.: Suppression of the humoral immune response by plasmacytomas: Mediation by adherent mononuclear cells. J. Immunol. 118: 702–709, 1977
425. Kopp, W.L., MacKinney, A.A.Jr., Wasson, G.: Blood volume and hematocrit value in macroglobulinemia and myeloma. Arch. Intern. Med. 123: 394–396, 1969
426. Koppenfels, R.v.: Klinische Erfahrungen mit dem Plasmozytom unter besonderer Berücksichtigung der Röntgendiagnostik und der Strahlentherapie. Arch. klin. exp. Radio. 142: 276–285, 1971
427. Kopsa, H., Schmidt, P., Zazgornik, J., Balcke, P., Deutsch, E.: Erfolgreiche Dialysebehandlung eines akuten Nierenversagens bei Myelom. Med. Klin. 73: 668–670, 1978
428. Korst, D.R., Frenkel, E.P., Nixon, J.C.: Multiple myeloma: Studies of mouse plasma cell tumor and human myeloma. Responsiveness to cyclophosphamide (Cytoxan). Ann. Intern. Med. 60: 217–230, 1964

429. Koshland, M.E.: Structure and function of the J-chain. Adv. Immunol. 20: 41–69, 1975
430. Koszewski, B.: The occurrence of megaloblastic erythropoiesis in patients with hemochromatosis. Blood 7: 1182–1195, 1952
431. Kövary, P.M., Kohn, J., Intorp, H.W., Zimmermann, R.E.: Beitrag zum Phänomen von Doppellinien für IgG in der Immunelektrophorese. Immunität Infektion 8: 117–120, 1980
432. Kövary, P.M., Macher, E.: Hautkrankheiten und monoklonale Gammopathien. Z. Hautkr. 54: 1002–1007, 1979
433. Krainin, P., D'Angio, C.J., Smelin, A.: Multiple myeloma with new bone formation. Arch. Intern. Med. 84: 976–982, 1949
434. Krakauer, R.S., Strober, W., Waldmann, T.A.: Hypogammaglobulinemia in experimental myeloma: The role of suppressor factors from mononuclear phagocytes. J. Immunol. 118: 1385–1390, 1977
435. Kraut, E.H., Sagone, A.L.Jr.: Alternative pathway of complement in multiple myeloma. Amer. J. Hematol. 11: 335–345, 1981
436. Kreibich, C.: Plasmomyelom der Haut. Folia Haematol. (Basel) 18: 94–99, 1914
437. Kronwall, G., William, R.C.: Differences in antiprotein A activity among IgG subgroups. J. Immunol. 103: 828–833, 1969
438. Krook, G., Waldenström, J.G.: Relapsing annular erythema and myeloma successfully treated with cyclophosphamide. Acta Med. Scand. 203: 289–292, 1978
439. Krueger, R.G., Fair, D.S., Kyle, R.A.: Monoclonal IgM, IgA, and IgG in the serum of a single individual: immunofluorescence identification of cells producing the immunoglobulins. Eur. J. Immunol. 9: 602–606, 1979
440. Krueger, R.G., Hilton, P.M., Boehlecke, J.M., Kyle, R.A., Fair, D.S.: The cellular origin of multiple monoclonal immunoglobulins reflects the postulated pathways of isotype differentiation of antibody-forming cells. Cell Immunol. 54: 402–413, 1980
441. Kruse, K., Stein, H., Hitzig, W.H., Joller, P., Lasson, U.: Lymph node plasmacytoma in a child: Clinical and immunological findings with special reference to S-Ig and complement receptor subtypes. Eur. J. Pediatr. 129: 239–257, 1978
442. Kubagawa, H., Vogler, L.B., Capra, J.D., Conrad, M.E., Lawton, A.R., Cooper, M.D.: Studies on the clonal origin of multiple myeloma. Use of individually specific (Idiotype) antibodies to trace the oncogenic event to its earliest point of expression in B-cell differentiation. J. Exp. Med. 150: 792–807, 1979
443. Kubagawa, H., Vogler, L.B., Lawton, A.R., Cooper, M.D.: The extent of clonal involvement in multiple myeloma. In: Progress in Myeloma. Hrsg.: Potter, M., Elsevier/North Holland, New York-Oxford-Amsterdam, SS.195–208, 1980
444. Kuehl, W.M.: Synthesis of immunoglobulin in myeloma cells. Curr. Top. Microbiol. Immunol. 76: 1–47, 1977
445. Kunkel, H.G., Prendergast, R.A.: Subgroups of gammaA immune globulins. Proc. Soc. Exp. Biol. Med. 122: 910–913, 1966
446. Kwan, S.P., Scharff, M.D.: Regulation of synthesis, assembly, and secretion of immunoglobulins. In: Biological Basis of Immunodeficiency. Hrsg.: Gelfand, E.W., Dosch, H.M., Raven Press, New York, SS.177–188, 1980
447. Kyle, R.A.: Multiple myeloma: Review of 869 cases. Mayo Clin. Proc. 50: 29–40, 1975
448. Kyle, R.A.: Monoclonal gammopathy of undetermined significance. Natural history in 241 cases. Amer. J. Med. 64: 814–826, 1978
449. Kyle, R.A.: „Smouldering" multiple myeloma. N. Engl. J. Med. 302: 1347–1349, 1980
450. Kyle, R.A.: Primary amyloidosis and amyloidosis with myeloma. Int. J. Dermatol. 20: 20–25, 1981

451. Kyle, R.A.: Monoclonal gammopathies of undetermined significance. 6th Meeting; Europ. & Afric. Div. Int. Soc. Haematol., Athen, 1981
452. Kyle, R.A., Bayrd, E.D.: The monoclonal gammopathies: Multiple Myeloma and Related Plasma-Cell Disorders. Ch.C.Thomas, Springfield, Illinois, 1976
453. Kyle, R.A., Elveback, L.R.: Management and prognosis of multiple myeloma. Mayo Clin. Proc. 51: 751–760, 1976
454. Kyle, R.A., Gailani, S., Seligman, B.R., Blom, J., McIntyre, O.R., Pajak, T.F., Holland, J.F.: Multiple myeloma resistant to melphalan: Treatment with cyclophosphamide, prednisone, and BCNU. Cancer Treat. Rep. 63: 1265–1269, 1979
455. Kyle, R.A., Greipp, P.R.: Smoldering multiple myeloma. N. Engl. J. Med. 302: 1347–1349, 1980
456. Kyle, R.A., Heath, C.W.Jr., Carbone, P.: Multiple myeloma in spouses. Arch. Intern. Med. 127: 944–946, 1971
457. Kyle, R.A., Herbert, L., Evatt, B.L., Heath, C.W.Jr.: Multiple myeloma – a community cluster. J. Amer. Med. Ass. 213: 1339–1341, 1970
458. Kyle, R.A., Jowsey, J.: Effect of sodium fluoride, calcium carbonate, and vitamin D on the skeleton in multiple myeloma. Cancer 45: 1669–1674, 1980
459. Kyle, R.A., Jowsey, J., Kelly, P.J., Taves, D.R.: Multiple-myeloma bone disease: The comparative effect of sodium fluoride and calcium carbonate or placebo. N. Engl. J. Med. 293: 1334–1338, 1975
460. Kyle, R.A., Maldonado, J.E., Bayrd, E.D.: Plasma cell leukemia. Report on 17 cases. Arch. Intern. Med. 133: 813–818, 1974
461. Kyle, R.A., Pierre, R.V., Bayrd, E.D.: Multiple myeloma and acute leukemia associated with alkylating agents. Arch. Intern. Med. 135: 185–192, 1975
462. Kyle, R.A., Robinson, R.A., Katzmann, J.A.: The clinical aspects of biclonal gammopathies. Review of 57 cases. Amer. J. Med. 71: 999–1008, 1981
463. Kyle, R.A., Spencer, R.J., Dahlin, D.C.: Value of rectal biopsy in the diagnosis of primary systemic amyloidosis. Amer. J. Med. Sci. 251: 501–506, 1966
464. Lackner, H.: Hemostatic abnormalities associated with dysproteinemias. Semin. Hematol. 10: 125–133, 1973
465. Ladefoged, A.J., Nielsen, B., Pederson, K.: Akut nyreinsufficiens ved myelomatose. Ugeskr. Laeg. 132: 641–646, 1970
466. Lajtha, L.G., Schofield, R.: Regulation of stem cell renewal and differentiation: Possible significance in ageing. In: Advances in Gerontological Research. Hrsg.: Strehler, B.L., Academic Press, New York, SS.131–146, 1971
467. Lake-Lewin, D., Myers, J., Lee, B.J., Yung, C.W.: Phase II trial of pyrazofurin in patients with multiple myeloma refractory to standard cytotoxic therapy. Cancer Treat. Rep. 63: 1403–1404, 1979
468. Larionov, L.F., Shkodinskaja, E.N., Troosheikina, V.I., Khokhlov, A.S., Vasina, O.S., Novikoa, M.A.: Studies on the antitumor activity of p-di-(2-chloroethyl)aminophenylalanine (sarcolysin). Lancet 2: 169–171, 1955
469. Laskov, R., Baumal, R., Polliak, A.: Surface morphology of cultured myeloma cells: Bleb formation in cell variants with defects in immunoglobulin production and secretion. J. Reticuloendothel. Soc. 23: 361–372, 1978
470. Latov, N., Sherman, W.H., Nemni, R., Galassi, G., Shyong, J.S., Penn, A.S., Chess, L., Olarte, M.R., Rowland, L.P., Osserman, E.F.: Plasma-cell dyscrasia and peripheral neuropathy with a monoclonal antibody to peripheral-nerve myelin. N. Engl. J. Med. 303: 618–621, 1980
471. Lazarus, H.M., Lederman, M., Lubin, A., Herzig, R.H., Schiffmann, G., Jones, P., Wine, A., Rodman, H.M.: Pneumococcal vaccination: The response of patients with multiple myeloma. Amer. J. Med. 69: 419–423, 1980

472. Lazor, M.Z., Rosenberg, L., Carbone, P.: Studies of calcium metabolism in multiple myeloma with $^{48}$Ca and metabolic balance techniques. J. Clin. Invest. 42: 1238–1247, 1963
473. Lea, T., Forre, T., Michaelsen, T.E., Natvig, J.B.: Shared idiotypes on human peripheral blood B and T lymphocytes. J. Immunol. 12: 2413–2417, 1979
474. Leder, P., Max, E.E., Seidman, J.G.: The organization of immunoglobulin genes and the origin of their diversity. In: Immunology 80. Progress in Immunology IV. Hrsg.: Fougereau, M., Dausset, J., Academic Press, London-New York, SS. 34–50, 1980
475. Lee, B.J., Korngold, L., Weiner, M.J.: Melphalan and antigenic type of Bence Jones proteins in myeloma. Science 149: 564–565, 1965
476. Lee, B.J., Sahakian, G., Clarkson, B.D., Krakoff, I.H.: Combination chemotherapy of multiple myeloma with alkeran, cytoxan, vincristine, prednisone, and BCNU. Cancer 33: 533–538, 1974
477. Leech, S.H., Polesky, H.F., Shapiro, F.L.: Chronic hemodialysis in myelomatosis. Ann. Intern. Med. 77: 239–242, 1972
478. Lenhard, R.E.Jr., Oken, M.M., Humphrey, R.L., Barnes, J.M., Glick, J.H., Bennett, J.M.: High dose cyclophosphamide: An effective treatment for refractory multiple myeloma. (Abstract C-798), Proc. Amer. Assoc. Cancer Res. 22: 537, 1981
479. Lennert, K., Mohri, N., Stein, H., Kaiserling, E., Müller-Hermelink, H.K.: Malignant lymphomas other than Hodgkin's disease. Springer Verlag, Berlin-Heidelberg-New York, 1978
480. Leonard, R.C.F., Owen, J.P., Proctor, S.J., Hamilton, P.J.: Multiple myeloma: Radiology or bone scanning? Clin. Radiol. 32: 291–295, 1981
481. Lergier, J.E., Jimenez, E., Maldonado, N., Veray, F.: Normal pregnancy in multiple myeloma treated with cyclophosphamide. Cancer 34: 1018–1022, 1974
482. Levi, D.F., Williams, R.C., Linstrom, F.D.: Immunofluorescent studies of the myeloma kidney with special reference to light chain disease. Amer. J. Med. 44: 922–933, 1968
483. Levin, A.S., Fudenberg, H.H., Hopper, J.E., Wilson, S.K., Nisonoff, A.: Immunofluorescent evidence for cellular control of synthesis of variable regions of light and heavy chains of immunoglobulins G and M by the same gene. Proc. Nat. Acad. Sci. USA 68: 169–171, 1971
484. Levin, H.S., Mostofi, F.K.: Symptomatic plasmacytoma of the testis. Cancer 25: 1193–1203, 1970
485. Lewinski, U.H., Klein, B., Gafter, U., Djaldetti, M.: Acute plasma cell leukemia followed by extramedullary plasmacytoma. Scand. J. Haematol. 24: 131–136, 1980
486. Lewis, E.B.: Leukemia, multiple myeloma, and anaplastic anemia in American radiologists. Science 142: 1492–1494, 1963
487. Lewis, L.A., Page, I.H.: Serum proteins and lipoproteins in multiple myelomatosis. Amer. J. Med. 17: 670–673, 1954
488. Liang, W., Hopper, J.E., Rowley, J.D.: Karyotypic abnormalities and clinical aspects of patients with multiple myeloma and related paraproteinemic disorders. Cancer 44: 630–644, 1979
489. Lichtenstein, L., Jaffe, H.L.: Multiple myeloma. A survey based on 35 cases, 18 of which came to autopsy. Arch. Pathol. 44: 207–246, 1947
490. Liebling, M.E., Grizzle, J., Hammack, W., Rundles, R.W.: Comparison of chlorambucil and prednisone with urethane and prednisone regimens in the treatment of multiple myeloma. Cancer Chemother. Rep. 16: 253–255, 1962
491. Lin, K.T.: Myeloma proteins in adult Chinese patients. Chin. J. Microbiol. 10: 28–36, 1977

492. Lindgarde, F., Zettervall, O.: Hypercalcemia and normal ionized serum calcium in a case of myelomatosis. Ann. Intern. Med. 78: 396–399, 1973
493. Lindström, F. D., Dahlström, U.: Multiple myeloma or benign monoclonal gammopathy? A study of differential diagnostic criteria in 44 cases. Clin. Immunol. Immunopathol. 10: 168–174, 1978
494. Lindström, F. D., Hardy, W. R., Eberle, B. J., Williams, R. C. Jr.: Multiple myeloma and benign monoclonal gammopathy: differentiation by immunofluorescence of lymphocytes. Ann. Intern. Med. 78: 837–844, 1973
495. Lindström, F. D., Williams, R. C. Jr.: Serum antiimmunoglobulin in multiple myeloma and benign monoclonal gammopathy. Clin. Immunol. Immunopathol. 3: 503–513, 1975
496. Lindström, F. D., Williams, R. C. Jr., Swaim, W. R., Freier, E. F.: Urinary light-chain excretion in myeloma and other disorders – an evaluation of the Bence-Jones test. J. Lab. Clin. Med. 71: 812–815, 1968
497. Löffler, H.: Unspezifische Esterasen und saure Phosphatase bei Plasmozytomen. Blut 15: 330–335, 1967
498. Löffler, H., Knopp, A., Krecke, H. J.: Fälle von multiplem Myelom (Plasmocytom) „ohne Paraprotein". Dtsch. med. Wschr. 12: 226–229, 1967
499. Löffler, H., Schubert, J. C. F.: Cytochemische Unterschiede zwischen Plasmazellen und Myelomzellen. Klin. Wschr. 41: 484–490, 1963
500. Longsworth, L. G., Shedlovsky, T., Macinnes, D. A.: Electrophoretic patterns of normal and pathological human blood serum and plasma. J. Exp. Med. 70: 399–413, 1939
501. Luben, R. A., Mundy, G. R., Trummel, C. L., Raisz, L. G.: Partial purification of osteoclast activating factor from phytohemagglutinin-stimulated leukocytes. J. Clin. Invest. 53: 1473–1480, 1974
502. Lüdin, H.: Die Plasmozytome. In: Handbuch der gesamten Hämatologie. Band V. Urban & Schwarzenberg, München-Berlin-Wien, SS. 381–420, 1969
503. Ludwig, H.: Neue Aspekte in der Therapie des multiplen Myeloms: Kultur und Zytostatikasensitivitätstestung von Myelomstammzellen. Verh. dtsch. Ges. inn. Med. 86: 1101–1105, 1980
504. Ludwig, H., Fritz, E.: Individualized chemotherapy in multiple myeloma by cytostatic drug sensitivity testing of colony-forming stem cells. Anticancer Res. 1: 329–334, 1982
505. Ludwig, H., Fritz, E., Friedl, H. P.: Epidemiologic and age-dependent data on multiple myeloma in Austria. J. Natl. Cancer Inst. 68: 729–733, 1982
506. Ludwig, H., Fritz, E., Pötzi, P.: Cytostatic drug sensitivity testing of myeloma colony-forming stem cells: An approach to individualize chemotherapy. In: Current Chemotherapy and Immunotherapy. Hrsg.: Periti, P., Grassi, G. G., American Society for Microbiology, Washington, SS. 1272–1274, 1982
507. Ludwig, H., Kumpan, W., Sinzinger, H.: Radiography and bone scintigraphy in multiple myeloma: A comparative analysis. Brit. J. Radiol. 55: 173–181, 1982
508. Ludwig, H., Mayr, W. R.: Genetic aspects of susceptibility to multiple myeloma. Blood 59: 1286–1291, 1982
509. Ludwig, H., Pavelka, M.: Phagocytic plasma cells in a patient with multiple myeloma. Blood 56: 173–176, 1980
510. Ludwig, H., Schernthaner, G., Knapp, W.: Zelluläre Immunreaktivität bei Patienten mit multiplem Myelom. Acta Med. Austriaca 5: 167–169, 1978
511. Ludwig, H., Swetly, P.: In vitro inhibitory effect of interferon on colony formation of myeloma stem cells. Cancer Immunol. Immunother. 9: 139–143, 1980
512. Ludwig, H., Vormittag, W.: „Benign" monoclonal IgE gammopathy. Brit. Med. J. 2: 539–540, 1980
513. Luttgens, W. F., Bayrd, E. D.: Treatment of multiple myeloma with urethane. J. Amer. Med. Ass. 147: 824–827, 1951

514. Lynch, P.J., Winkelmann, R.K.: Generalized plane xanthoma and systemic disease. Arch. Dermatol. 93: 639–646, 1966
515. Maeda, K., Abesamis, C., Kuhn, L.M., Hyun, B.H.: Multiple myeloma in childhood: Report of a case with breast tumors as presenting manifestation. Amer. J. Clin. Pathol. 60: 552–558, 1973
516. Magnus-Levy, A.: Bence-Jones-Eiweiß und Amyloid. Z. klin. Med. 116: 510–531, 1931
517. Magnus-Levy, A.: Multiple myeloma (XII). Acta Med. Scand. 95: 218–280, 1938
518. Mähr, G., Rommel, K., Knoth, W.: Paramyloidose mit Karpaltunnelsyndrom bei Bence-Jones-Plasmocytom. Dtsch. med. Wschr. 2166–2170, 1966
519. Maldonado, J.E., Brown, A.L.Jr., Bayrd, E.D., Pease, G.L.: Cytoplasmic and intranuclear electron-dense bodies in the myeloma cell. Light and electron microscopy observations. Arch. Pathol. 81: 484–500, 1966
520. Maldonado, J.E., Brown, A.L., Bayrd, E.D., Pease, G.L.: Ultrastructure of the myeloma cell. Cancer 19: 1613–1627, 1966
521. Maldonado, J.E., Kyle, R.A.: Familial myeloma. Report of eight families and a study of serum proteins of their relatives. Amer. J. Med. 57: 875–884, 1974
522. Maldonado, J.E., Velosa, J.A., Kyle, R.A., Wagoner, R.D., Holley, K.E., Salassa, R.M.: Fanconi syndrome in adults: a manifestation of a latent form of myeloma. Amer. J. Med. 58: 354–364, 1975
523. Mancilla, R., Davies, G.L.: Non-secretory multiple myeloma. Amer. J. Med. 63: 1015–1022, 1977
524. Manolova, Y., Manolov, G., Apostolov, P., Levan, A.: The same marker chromosome, mar17p+, in four consecutive cases of multiple myeloma. Hereditas 90: 307–310, 1979
525. Marconcelli, P., Casalino, C.: Cytomorphological, immunochemical, and therapeutic aspects of multiple myeloma. Minerva Med. 64: 337–357, 1973
526. Marras, S., Magri, D.: Primi dati su una possibile associazione tra HLA-A9 e mieloma in Campania. La Trasfusione del Sangue 23: 307–310, 1978
527. Marschalko, T.V.: Über die sogenannten Plasmazellen; Ein Beitrag zur Kenntnis der Herkunft der entzündlichen Infiltrationszellen. Arch. Dermatol. Syphiol. 30: 1–52, 1895
528. Marshall, M.O.: Comparison of immunofixation and immunoelectrophoresis methods in the identification of monoclonal immunoglobulins in serum. Clin. Chim. Acta 104: 1–9, 1980
529. Martin, W.J., Mathieson, D.R.: Pyroglobulinemia (heatcoagulable globulin in the blood). Proc. Staff Meet. Mayo Clin. 28: 545–554, 1953
530. Martin, N.H., Schultorpe, H.: The non-protein constituents of the plasma in myelomatosis. J. Clin. Pathol. 11: 330–333, 1958
531. Martinez-Maldonado, M., Yium, J., Suki, W.N., Eknoyan, G.: Renal complications in multiple myeloma: Pathophysiology and some aspects of clinical management. J. Chronic. Dis. 24: 221–237, 1971
532. Mason, D.Y., Cullen, P.: HL-A antigen frequencies in myeloma. Tissue Antigens 5: 238–245, 1975
533. Mason, T.J.: Cancer mortality in U.S. counties with plastic and related industries. Environ. Health Perspect. 11: 79–84, 1975
534. Mass, R.E.: A comparison of the effect of prednisone and placebo in the treatment of multiple myeloma. Cancer Chemother. Rep. 16: 257–259, 1962
535. Mass, R.E., MacKenzie, M., Irwin, L.E.: High dose cyclophosphamide vs. CCNU treatment of melphalan resistant myeloma. Proc. Amer. Soc. Clin. Oncol. 17: 250, 1976

536. Matanoski, G.M., Seltser, R., Sartwell, P.E., Diamond, L., Elliot, E.A.: The current mortality rates of radiologists and other physician specialists: specific causes of death. Amer. J. Epidemiol. 101: 199–210, 1975
537. Matthias, J.Q., Misiewicz, J.J., Scott, R.B.: Cyclophosphamide in Hodgkin's disease and related disorders. Brit. Med. J. 2: 1837–1840, 1960
538. Matzner, Y., Benbassat, J., Polliack, A.: Prognostic factors in multiple myeloma. A retrospective study using conventional statistical methods and a computer program. Acta Haematol. 60: 257–268, 1978
539. Matzner, Y., Polliack, A.: Monoclonal gammopathy and subsequent multiple myeloma in a patient on chronic diphenylhydantoin therapy. Isr. J. Med. Sci. 14: 1265–1267, 1978
540. Mauch, H., Hammer, H.J.: Die differenzierende Diagnostik monoklonaler und polyklonaler Immunglobuline mit der Immunfixation. Lab. Med. 5: 227–230, 1981
541. Mauch, H., Hammer, H.J., Uhl, U.J., Scheurlen, P.G.: IgD-Plasmozytom. Dtsch. med. Wschr. 106: 678–681, 1981
542. McArthur, J.R., Athens, J.W., Wintrobe, M.M., Cartwright, G.E.: Melphalan and myeloma: Experience with a low-dose continuous regimen. Ann. Intern. Med. 72: 665–670, 1970
543. McGregor, R.B., Negendank, W.G., Schreiber, A.D.: Impaired granulocyte adherence in multiple myeloma: Relationship to complement system, granulocyte delivery and infection. Blood 51: 591–599, 1978
544. McIntire, K.R., Princler, G.L.: Prolonged adjuvant stimulation in germ-free BALB/c mice: Development of plasma cell neoplasia. Immunology 17: 481–487, 1969
545. McIntyre, O.R., Leone, L., Pajak, T.F.: The use of intravenous melphalan (L-PAM) in the treatment of multiple myeloma. Blood Suppl. I, 52: 274, 1978
546. McIntyre, W.: Case of mollities and fragilitas ossium accompanied with urine strongly charged with animal matter. Med. Chir. Trans. (London) 33: 211–232, 1850
547. McKelvey, E.M., Fahey, J.L.: Immunoglobulin changes in disease: Quantitation on the basis of heavy polypeptide chains, IgG (gammaG), IgA (gammaA) and IgM (gammaM), and of light polypeptide chains, type kappa (I) and type L (II). J. Clin. Invest. 44: 1778–1786, 1965
548. McKissock, W., Bloom, W.H., Chynn, K.Y.: Spinal cord compression caused by plasma-cell tumours. J. Neurosurg. 18: 68–73, 1961
549. McLauchlan, J.: Solitary myeloma of the clavicle with long survival after total excision. Report of a case. J. Bone Joint Surg. 55: 357–358, 1973
550. McMahon, B., Clark, D.W.: The incidence of multiple myeloma. J. Chronic Dis. 4: 508–515, 1956
551. McPhedran, P., Finch, S.C., Nemerson, Y.R., Barnes, M.G.: Alpha-2 globulin „spike" in renal carcinoma. Ann. Intern. Med. 76: 439–441, 1972
552. McPhedran, P., Heath, C.W.Jr., Garcia, J.: Multiple myeloma incidence in metropolitan Atlanta, Georgia: racial and seasonal variations. Blood 39: 866–873, 1972
553. Medical Research Council's Working Party for Therapeutic Trials in Leukaemia: Myelomatosis: Comparison of melphalan and cyclophosphamide therapy. Brit. Med. J. 1: 640–641, 1971
554. Medical Research Council's Working Party for Therapeutic Trials in Leukaemia: Report of the first myelomatosis trial. Part I. Analysis of presenting features of prognostic significance. Brit. J. Haematol. 24: 123–139, 1973
555. Medical Research Council's Working Party on Leukaemia in Adults: Report on the second myelomatosis trial after five years of follow-up. Brit. J. Cancer 42: 813–822, 1980

556. Medical Research Council's Working Party on Leukaemia in Adults: Prognostic features in the third MRC myelomatosis trial. Brit. J. Cancer 42: 831–840, 1980
557. Medinger, F.G., Craver, L.F.: Total body irradiation with review of cases. Amer. J. Roentgenol. 48: 651–671, 1942
558. Medini, E., Levitt, S.H.: Solitary extramedullary plasmacytoma of the upper respiratory and digestive tracts. Cancer 45: 2893–2896, 1980
559. Melchers, F.: Biosynthesis of the carbohydrate portion of immunoglobulins. Biochem. J. 119: 765–772, 1970
560. Mellstedt, H., Ahre, A., Björkholm, M., Holm, G., Johansson, B., Strander, H.: Interferon therapy in myelomatosis. Lancet 1: 245–247, 1979
561. Mellstedt, H., Björkholm, M., Holm, G.: Intermittent melphalan and prednisolone therapy in plasma cell myeloma. Acta. Med. Scand. 202: 5–9, 1977
562. Mellstedt, H., Hammarström, S., Holm, G.: Monoclonal lymphocyte population in human plasma cell myeloma. Clin. Exp. Immunol. 17: 371–384, 1974
563. Mellstedt, H., Holm, G.: In vitro studies of lymphocytes from patients with plasma cell myeloma. I. Stimulation by mitogens and cytotoxic activities. Clin. Exp. Immunol. 15: 309–320, 1973
564. Meltzer, M., Franklin, E.C.: Cryoglobulinemia: A study of twenty-nine patients. I. IgG and IgM cryoglobulins and factors affecting cryoprecipitability. Amer. J. Med. 40: 828–836, 1966
565. Merigan, T.C., Hayes, R.E.: Treatment of hypercalcemia in multiple myeloma. Arch. Intern. Med. 107: 389–394, 1961
566. Merlini, G., Riccardi, A., Gobbi, P., Perugini, S.: Trattamento des plasmocitoma con peptichemio. ATTI del XXVI Congresso Nazionale della Società Italiana di Ematologia, Tipografia Viscontea, Pavia, 554–560, 1977
567. Merlini, G., Waldenström, J.G., Jayakar, S.D.: A new improved clinical staging system for multiple myeloma based on analysis of 123 treated patients. Blood 55: 1011–1018, 1980
568. Mervin, R.M., Algire, G.H.: Induction of plasma-cell neoplasms and fibrosarcomas in BALB/c mice carrying diffusion chambers. Proc. Soc. Exp. Biol. Med. 101: 437–439, 1959
569. Meshkinpour, H., Mynne, C.G., Kramer, L.S.: A unique multi-systemic syndrome of unknown origin. Arch. Intern. Med. 137: 1719–1721, 1977
570. Meyer, J.E., Schulz, M.D.: „Solitary" myeloma of bone: A review of twelve cases. Cancer 34: 438–440, 1974
571. Meyers, B.R., Hirschman, S.L., Axelrod, J.A.: Current patterns of infection in multiple myeloma. Amer. J. Med. 52: 87–92, 1972
572. Milham, S.Jr.: Leukemia and multiple myeloma in farmers. Amer. J. Epidemiol. 94: 307–310, 1971
573. Milham, S.Jr.: Occupational Mortality in Washington State 1950–1971. DHEW Publication No. (NIOSH) 76–175, Washington DC, US Government Printing Office, 1976
574. Mill, W.B.: Radiation therapy in multiple myeloma. Radiology 115: 175–178, 1975
575. Mill, W.B., Griffith, R.: The role of radiation therapy in the management of plasma cell tumors. Cancer 45: 647–652, 1980
576. Miller, R.W.: Cancer epidemics in the People's Republic of China. J. Natl. Cancer Inst. 60: 1195–1203, 1978
577. Miller, S., Perrota, A.: Multiple myeloma: Results with the M-2 protocol in a community hospital. J. Amer. Osteopathol. Ass. 78: 857–864, 1979
578. Mitchel, D.N., Rees, R.J.W., Salsbury, A.J.: Possible transmissibility of human myelomatosis in immunologically deficient mice. Lancet 2: 1009–1012, 1971

579. Miturzynska, H.: Niedoczynnośc przedniego plata przysadki w przebiegu szpiczaka mnogiego. Pol. Typ. Lek. 17: 224–226, 1962
580. Mohr, R.: Das Paraprotein als tumorspezifischer Marker beim Plasmozytom. Vhdl. dtsch. Ges. inn. Med. 84: 196–198, 1982
581. Möller, H., Waldenström, J.G., Zettervall, O.: Pyoderma gangraenosum (dermatitis ulcerosa) and monoclonal (IgA) globulin healed after melphalan treatment. Acta Med. Scand. 203: 293–296, 1978
582. Monson, R.R., Nakano, K.K.: Mortality among rubber workers. II. Other employees. Amer. J. Epidemiol. 103: 297–303, 1976
583. Moon, J.H., Edmonson, J.H.: Procarbazine (NSC-77213) and multiple myeloma. Cancer Chemother. Rep. 54: 245–247, 1970
584. Morell, A., Maurer, W., Skvaril, F., Barandun, S.: Differentiation between benign and malignant monoclonal gammopathies by discriminant analysis on serum and bone marrow parameters. Acta Haematol. 60: 129–136, 1978
585. Morell, A., Skvaril, F.: Correlations between the serum concentrations of IgG myeloma proteins and background IgG. In: Protides of the Biological Fluids. Hrsg.: Peeter, H., Pergamon Press, Oxford-New York, 1973
586. Morell, A., Terry, W.D., Waldmann, T.A.: Metabolic properties of IgG subclasses in man. J. Clin. Invest. 49: 673–680, 1970
587. Morgan, C., Hammack, W.J.: Intravenous urography in multiple myeloma. N. Engl. J. Med. 275: 77–79, 1966
588. Morris, R.C., Fudenberg, H.H.: Impaired renal acidification in patients with hypergammaglobulinemia. Medicine 46: 57–69, 1967
589. Morse, D., Dailey, R.C., Bunn, J.: Prehistoric multiple myeloma. Bull. N.Y. Acad. Med. 50: 447–458, 1974
590. Moseley, J.E.: Bone Changes in Hematologic Disorders. Grune & Stratton, New York-London, 1963
591. Mottot, C., Bastien, H., Guerrin, J., Justrabo, E., Knopf, J.F., Cayot, F., Aupecle, P.: Localisation mammaire bilaterale d'une maladie de Kahler. Sem. Hôp. Paris 54: 1393–1397, 1978
592. Moya-Mir, M.S., Martin-Martin, F., Barbadillo, R., Cuervas-Mons, V., Martin-Jimenez, T., Sanchez-Miro, I., Garcia-Merino, J.A.: Plasma cell dyscrasia with polyneuritis and dermato-endocrine alterations. Report of a new case outside Japan. Postgrad. Med. J. 56: 427–430, 1980
593. Mundy, G.R., Raisz, L.G., Cooper, R.A., Schlechter, G.P., Salmon, S.E.: Evidence for the secretion of an osteoclast stimulating factor in myeloma. N. Engl. J. Med. 291: 1041–1046, 1974
594. Murphy, W.M., Deodhar, S.D.: Studies in multiple myeloma. I. Characteristics by immunoglobulin class. Cleve. Clin. Q. 40: 1–7, 1973
595. Najarian, T., Castleman, B.: Is low-dose radiation associated with myeloma? N. Engl. J. Med. 300: 1278, 1978
596. Namba, Y., Hanaoko, M.: Immunoglobulin synthesis by cultured mouse myeloma cells. J. Immunol. 102: 1486–1497, 1969
597. Navarro, V., Rapado, A., Capote, L., Ruiz, F., de la Barreda, P.: Leucoencefalopatia multifocal progressiva en un mieloma. Rev. Clin. Espan. 131: 319–326, 1973
598. Nestler, J.E.: Immunoglobulin D multiple myeloma with thrombocytosis. Ann. Intern. Med. 94: 412, 1981
599. Newell, G.R., Kremetz, E.T., Roberts, J.D., Kinnear, B.K.: Multiple primary neoplasms in blacks compared to whites. I. Further cancers in patients with Hodgkin's disease, leukemia, and myeloma. J. Natl. Cancer Inst. 52: 635–638, 1974
600. Nicholls, M., Vincent, P.C., Repka, E., Saunders, J., Gunz, F.W.: Isotypic discordance

of paraproteins and lymphocyte surface immunoglobulins in myeloma. Blood 57: 192–195, 1981
601. Niell, H.B., Neely, C.L., Palmieri, G.M.: The postabsorptive urinary hydroxyproline (Spot-HYPRO) in patients with multiple myeloma. Cancer 48: 783–787, 1981
602. Nishiyama, H., Anderson, R.E., Ishimura, T., Ihidak, Y.I., Okabe, N.: The incidence of malignant lymphoma and multiple myeloma in Hiroshima and Nagasaki atomic bomb survivors 1945–1965. Cancer 32: 1301–1309, 1973
603. Norden, C.W.: Infections in patients with multiple myeloma. Arch. Intern. Med. 140: 1150–1151, 1980
604. Nordenson, N.G.: Myelomatosis: A clinical review of 310 cases. Acta Med. Scand. (Suppl. 445), 179: 178, 1966
605. Nørgaard, O.: Three cases of multiple myeloma in which the preclinical asymptomatic phases persisted throughout 15 to 24 years. Brit. J. Cancer 25: 417–422, 1971
606. Norton, L., Simon, R.: Tumor size, sensitivity to therapy, and a design of treatment schedules. Cancer Treat. Rep. 61: 1307–1317, 1977
607. Ockhuizen, T., Steen, G., Muilerman, H.G., Smit, J.W., Wietzes, P., Mandema, E., Marrink, J.: A biclonal origin of two monoclonal proteins, $IgG_3$(kappa) and $IgA_1$-(lambda), from a single patient. Immunology 37: 863–868, 1979
608. Ogawa, M., Kochwa, S., Smith, C., Ishizaka, K., McIntyre, O.R.: Clinical aspects of IgE myeloma. N. Engl. J. Med. 281: 1217–1220, 1969
609. Ogawa, M., McIntyre, O.R., Ishizaka, K., Ishizaka, T., Terry, W.D., Waldmann, T.A.: Biologic properties of E myeloma proteins. Amer. J. Med. 51: 193–199, 1971
610. Ohnishi, K., Hayakawa, M., Koyama, O., Fukuhara, M., Hinami, F., Saito, K., Toyokawa, S., Adachi, K., Takao, N., Tanemoto, K.: A case of multiple myeloma with alveolar calcification in lung showing diffuse disseminated miliary shadows. Jpn. Thorac. Dis. 16: 279–283, 1978
611. Orf, G.: Das Plasmozytom als neurochirurgisches Krankheitsbild. Acta Neurochir. 22: 91–108, 1970
612. Ohtani, H.: Myeloma and immunoglobulins. Jpn. J. Cin. Pathol. 24: 287–293, 1976
613. Ösby, E., Carlmark, B., Reizenstein, P.: Staging of myeloma: A preliminary study of staging factors and treatment in different stages. In: Recent Results in Cancer Research. Lymphoid Neoplasias. II. Clinical and Therapeutic Aspects. Hrsg.: Mathé, G., Seligmann, M., Tubiana, M., Springer Verlag, Berlin-Heidelberg-New York, SS.21–27, 1978
614. Osgood, E.E.: The survival time of patients with plasmocytic myeloma. Cancer Chemother. Rep. 9: 1–10, 1960
615. Osserman, E.F.: Plasma-cell myeloma. II.Clinical aspects. N. Engl. J. Med. 261: 952–960, 1959
616. Osserman, E.F.: Melphalan and antigenic type of Bence Jones proteins in myeloma. Science 149: 564, 1965
617. Osserman, E.F.: Multiple myeloma and related plasma cell dyscrasias. In: Immunological Diseases. Hrsg.: Samter, M., Talmage, D.W., Rose, B., Little Brown & Co, Boston, SS.520–547, 1971
618. Osserman, E.F., Fahey, J.L.: Plasma cell myeloma. In: Hematology. Hrsg.: Williams, W.Jr., Beutler, E., Ersler, A.J., Rundles, W., McGraw-Hill, New York, SS.956–968, 1972
619. Osserman, E.F., Sherman, W.H., Alexanian, R., Gutterman, J.U., Humphrey, R.L.: Preliminary results of the American Cancer Society (ACS)-sponsored trial of human leukocyte interferon (IF) in multiple myeloma (MM). Proc. Amer. Assoc. Cancer Res. 21: 161, 1980

620. Osserman, E. F., Takatsuki, K.: Plasma cell myeloma: Gammaglobulin synthesis and structure. Medicine 42: 357–384, 1963
621. Osserman, E. F., Takatsuki, K.: Considerations regarding the pathogenesis of the plasmacytic dyscrasias. Scand. J. Haematol. 4: Suppl., 28, 1965
622. Otieno, L. S., Ogada, T.: Multiple myeloma at Kenyatta National Hospital 1973–1976. East Afr. Med. J. 54: 574–578, 1977
623. Otto, S., Puskas, E., Medgyesi, G. A., Gergely, J.: Diclonal and multiple gammopathies. Haematologica (Budapest) 6: 471–487, 1972
624. Ottolander, G. J., Den, H., Perret, J.: Verworven hemorragische idathese ten gevolge van geisoleerde factor X-deficientie. Med. Tijdschr. Geneeskd. 109: 852–854, 1965
625. Ottosen, P. D., Courtoy, P. J., Farquhar, M. G.: Pathways followed by membrane recovered from the surface of plasma cells and myeloma cells. J. Exp. Med. 152: 1–19, 1980
626. Outeirino, J., Sanchez, F. J., Ortiz, M. F.: Non-macroglobulinaemic plasma cell dyscrasias in haematological analysis in 100 cases. Sangre (Barcelona) 21: 296–310, 1976
627. Ozer, H., Han, T., Henderson, E. S., Nussbaum, A., Sheedy, D.: Immunoregulatory T cell function in multiple myeloma. J. Clin. Invest. 67: 779–789, 1981
628. Pachter, M. R., Johnson, S. A., Basinki, D. H.: The effect of macroglobulins and their dissociation units on release of platelet factor 3. Thromb. Diath. Haemorrh. 3: 501–509, 1959
629. Paglieroni, T., McKenzie, M. R.: Studies on the pathogenesis of an immune defect in multiple myeloma. J. Clin. Invest. 59: 1120–1133, 1977
630. Paglieroni, T., McKenzie, R. M.: Multiple myeloma: An immunologic profile. III. Cytotoxic and suppressive effects of the EA rosette-forming cell. J. Immunol. 124: 2563–2570, 1980
631. Palade, G.: Intracellular aspects of the process of protein secretion. Science 189: 347–358, 1975
632. Papadimitriou, J. M., Matz, L. R.: The origin of multinucleate giant cells in myeloma kidney from mononuclear phagocytes: An untrastructural study. Pathology 11: 583–593, 1979
633. Pappenheim, A.: Wie verhalten sich die Unnaschen Plasmazellen zu Lymphozyten? Virchow's Arch. pathol. Anat. 166: 424–453, 1901
634. Parr, D. M., Conell, G. E., Powell, A. J., Pruzanski, W.: A pathologic IgM occurring in serum as pentamer, dimer, and monomer. J. Immunol. 113: 2020–2026, 1974
635. Pasmantier, M. W., Azar, H. A.: Extraskeletal spread in multiple plasma cell myeloma: A review of 57 autopsied cases. Cancer 23: 167–174, 1969
636. Patterson, R., Roberts, M., Pruzansky, J. J.: Localization of thermoprecitipable activity to the „heavy" polypeptide chain of a G myeloma pyroglobulin. Proc. Soc. Exp. Biol. (N. Y.) 120: 275–278, 1965
637. Paul, L. W., Pohle, E. A.: Solitary myeloma of bone: Review of roentgenologic features, with report of 4 additional cases. Radiology 35: 651–666, 1940
638. Pavlovsky, S., Saslavsky, J., Tezanos Pinto, M., Cavagnaro, F., Curutchet, M., Lein, J. M., Garay, G., Dragosky, M., Bergna, L.: Assessment of melphalan and prednisone (MP) versus the same drugs plus cyclophosphamide, MeCCNU and vincristine (MPCCV) in the treatment of multiple myeloma. (Abstract C-795), Proc. Amer. Assoc. Cancer Res. 22: 536, 1981
639. Payne, R. B.: A red herring in the detection of Bence-Jones protein (Letter). J. Clin. Pathol. 25: 183, 1972
640. Pederson, N. S., Axelsen, N. H.: Detection of M-components by an easy immunofixation procedure: Comparison with agarose gel electrophoresis and classical immunoelectrophoresis. J. Immunol. Meth. 30: 257–262, 1979

641. Pehamberger, H., Diem, E., Konrad, K.: Systemic lupus erythematosus with multiple myeloma. Acta Dermatol.-Venereol. 58: 527–530, 1978
642. Pengelly, C. D. R., Mondal, B. K., Barna, A. R.: Haemolytic anaemia in myelomatosis. Postgrad. Med. J. 49: 279–281, 1973
643. Penny, R., Castaldi, P. A., Whitsed, H. M.: Inflammation and haemostasis in paraproteinaemias. Brit. J. Haematol. 20: 35–44, 1971
644. Penny, R., Galton, D. A. G.: Studies on neutrophil function. II. Pathological aspects. Brit. J. Haematol. 12: 633–645, 1966
645. Penny, R., Hughes, S.: Repeated stimulation of the reticuloendothelial system and the development of plasma-cell dyscrasias. Lancet 1: 77–78, 1970
646. Pentimone, F., Camici, M., Cini, G., Levorato, D.: Duodenal plasmocytoma. A rare primary extramedullary localization simulating a carcinoma. Acta Haematol. 61: 155–160, 1979
647. Perez-Gutierrez, A., Prieto, S., Espinos, D., Tamarit, J.: Calcitonin in multiple myeloma. Sangre 25: 334–338, 1980
648. Perkins, H. A., McKenzie, M. R., Fudenberg, H. H.: Hemostatic defects in dysproteinemias. Blood 35: 695–707, 1970
649. Perlzweig, W. A., Delrue, G., Geschickter, C.: Hyperproteinemia associated with multiple myelomas: report of an unusual case. J. Amer. Med. Ass. 90: 755–757, 1928
650. Perry, M. C., Kyle, R. A.: The clinical significance of Bence Jones proteinuria. Mayo Clin. Proc. 50: 234–238, 1975
651. Pettersen, D., Mellstedt, H., Holm, G.: Immunoglobulin isotypes on monoclonal blood lymphocytes in human plasma cell myeloma. J. Clin. Lab. Immunol. 3: 93–98, 1980
652. Pezzutto, A., Semenzato, G., Agostini, C., Raimondi, R., Gasparotto, G.: Subpopulations of T-lymphocytes in multiple myeloma. Scand. J. Haematol. 26: 333–338, 1981
653. Philip, P., Drivsholm, A., Hansen, N. E., Jensen, M. K., Killmann, S. A.: Chromosomes and survival in multiple myeloma: A banding study of 25 cases. 18th Congress Internat. Soc. Haematol., Montreal, Abstract 458, 1980
654. Philips. E. D., El-Mahdi, A. M., Humphrey, R. L., Furlong, M. B. Jr.: The effect of the radiation treatment on the polyneuropathy of multiple myeloma. J. Can. Ass. Radiol. 23: 103–106, 1972
655. Pick, A. I., Fröhlichmann, R., Lavie, G., Duczyminer, M., Skvaril, F.: Clinical and immunochemical studies of 20 patients with amyloidosis and plasma cell dyscrasia. Acta Haematol. 66: 154–167, 1981
656. Pick, A. I., Osserman, E. F.: Amyloidosis associated with plasma cell dyscrasias. In: Amyloidosis. Hrsg.: Mandema, E., Ruinen, L., Scholten, J. H., Exerpta Medica, Amsterdam, SS. 100–109, 1968
657. Pietruszka, M., Rabin, B. S., Srodes, C.: Multiple myeloma in husband and wife. Lancet 1: 314, 1976
658. Pileri, A., Boccadoro, M., Mandelli, F., Amadori, S.: Growth kinetics of minimal tumour masses: Implications for rational chemotherapy. Haematologica 66: 545–553, 1981
659. Pilgrim, H. I.: The relationship of chronic ulceration of the ileocecal junction to the development of reticuloendothelial tumors in $C_3H$ mice. Cancer Res. 25: 53–65, 1965
660. Pinsky, C. M., Lee, B. J.: Melphalan treatment of multiple myeloma. Memorial Sloan Kettering Cancer Center Bull. 6: 142–146, 1976
661. Plenk, A., Pretl, K.: Peripheres endobronchiales Plasmozytom der Lunge mit Osteopathia hypertrophicans. Wien. med. Wschr. 25/26: 450–451, 1953

662. Poger, M. E., Lamm, M. E.: Localization of free and bound secretory component in human intestinal epithelial cells: A model for the assembly of secretory IgA. J. Exp. Med. 139: 629–642, 1974
663. Polednak, A. P., Stehney, A. F., Rowland, R. E.: Mortality among women first employed before 1930 in the US radium dial-painting industry. Amer. J. Epidemiol. 107: 179–195, 1978
664. Polliak, A., Nilsson, K., Laskov, R., Biberfeld, P.: Characteristic surface morphology of human and murine myeloma cells: a scanning and trasmission electron microscopic study. Brit. J. Haematol. 39: 25–32, 1978
665. Port, C. D., Maschgan, E. R., Pond, J., Scarpelli, D. G.: Multiple neoplasia in a jaguar (panthera onca). J. Comp. Pathol. 91: 115–122, 1981
666. Poth, J. L., George, R. P.: Hemorrhagic ascites: An unusual complication of multiple myeloma. Calif. Med. 115: 61–64, 1971
667. Potter, M.: Antigen binding M-components in man and mouse. In: Multiple Myeloma and Related Disorders. Hrsg.: Azar, H. A., Potter, M., Harper & Row, New York, SS. 195–246, 1973
668. Potter, M.: The developmental history of the neoplastic plasma cell in mice: A brief review of recent developments. Semin. Hematol. 10: 19–32, 1973
669. Potter, M., Boyce, C. R.: Induction of plasma-cell neoplasms in strain BALB/c mice with mineral oil and mineral oil adjuvants. Nature 193: 1086–1087, 1962
670. Potter, M., Robertson, C. L.: Development of plasma cell neoplasms in BALB/c mice after intraperitoneal injection of paraffin oil adjuvant, heat killed Staphylococcus mixtures. J. Natl. Cancer Inst. 25: 847–861, 1960
671. Prange, H., Kaboth, U., Spaar, F. W., Gremse, B.: Neurologische Komplikationen bei paraproteinämischen Hämoblastosen: Klinische Beobachtungen und Liquorbefunde. Fortschr. Neurol. Psychiat. 47: 387–398, 1979
672. Presant, C. A., Klahr, C.: Adriamycin, 1,3-bis(2-chloroethyl)-1-nitrosourea (BCNU, NSC #409962), cyclophosphamide plus prednisone (ABC-P) in melphalan-resistant multiple myeloma. Cancer 42: 1222–1227, 1978
673. Preston, F. E., Cooke, K. B., Foster, M. E., Winfield, D. A., Lee, D.: Myelomatosis and the hyperviscosity syndrome. Brit. J. Haematol. 38: 517–530, 1978
674. Preud'Homme, J. L., Hurez, D., Danon, F., Seligmann, M.: Intracytoplasmic and surface-bound immunoglobulins in ‚nonsecretory' and Bence-Jones myeloma. Clin. Exp. Immunol. 25: 428–436, 1976
675. Preud'Homme, J. L., Klein, M., Labaume, S., Seligman, M.: Idiotype-bearing and antigen-binding receptors produced by blood T lymphocytes in a case of human myeloma. Eur. J. Immunol. 7: 840–846, 1977
676. Preuss, H. G., Weiss, F. R., Iammarino, R. M., Hammack, W. J., Murdaugh, H. V.: Effects of rat kidney slice function in vitro of proteins from the urines of patients with myelomatosis and nephrosis. Clin. Sci. Mol. Med. 46: 283–294, 1974
677. Pribilla, W. G., Stecher, G., Kanzow, U.: Untersuchungen über die Pathogenese der Anämie bei Plasmocytom und Makroglobulinämie Waldenström. Dtsch. med. Wschr. 90: 988–995, 1965
678. Price, H. I., Danziger, A., Wainwright, H. C., Batnitzky, S.: CT of orbital multiple myeloma. Amer. J. Neuroradiol. 1: 573–575, 1980
679. Prost, A., Soulilou, J. P., Gardais, J., Hurez, D., Cottin, S.: Deux nouvelles observations de myélomes á plasmocytes d'emblée on secondairement non-excrétant. Rev. Rheum. Malad. Osteoart. 40: 151–157, 1973
680. Pruzanski, W.: Clinical manifestation of multiple myeloma: Relation to class and type M component. Can. Med. Ass. J. 114: 896–897, 1976
681. Pruzanski, W., Gidon, M. S., Roy, A.: Suppression of polyclonal immunoglobulins in

multiple myeloma: Relationship to the staging and other manifestations at diagnosis. Clin. Immunol. Immunopathol. 17: 280–286, 1980
682. Pruzanski, W., Platts, M. E., Ogryzolo, M. A.: Leukemic form of immunocytic dyscrasia (plasma cell leukemia). A study of 10 cases and a review of the literature. Amer. J. Med. 47: 60–74, 1969
683. Pruzanski, W., Underdown, B., Silver, E. H., Katz, A.: Macroglobulinemia-myeloma double gammopathy: A study of four cases and a review of the literature. Amer. J. Med. 57: 259–266, 1974
684. Pruzanski, W., Watt, J. G.: Serum viscosity and hyperviscosity syndrome in IgG multiple myeloma. Ann. Intern. Med. 77: 853–860, 1972
685. Püschel, W., Kunath, K.: Statistische Ergebnisse von Autopsiebefunden beim multiplen Myelom. Zentralbl. Allg. Pathol. 121: 381–388, 1977
686. Putnam, F. W.: Aberrations of protein metabolism in multiple myeloma. Interrelationship of abnormal serum globulin and Bence-Jones protein. Physiol. Rev. 37: 512–538, 1957
687. Putnam, F. W., Easley, C. W., Lynn, L. T., Ritchie, A. E., Phelps, R. A.: The heat precipitation of Bence-Jones proteins. I. Optimum conditions. Arch. Biochem. Biophys. 83: 115–130, 1959
688. Queisser, W., Hoelzer, D., Queisser, U.: Cytophotometrisch-autoradiographische Untersuchung der Zellproliferation bei paraproteinämischen Hämoblastosen mit leukämischen Blutbildveränderungen. Klin. Wschr. 51: 230–234, 1973
689. Rabbits, T. H.: Evidence for splicing of interrupted immunoglobulin variable and constant region sequences in nuclear RNA. Nature 275: 291–296, 1978
690. Raisz, L. G., Luben, R. A., Mundy, G. R., Dietrich, J. W., Horton, J. E., Trummel, G. L.: Effect of osteoclast activating factor from human leukocytes on bone metabolism. J. Clin. Invest. 56: 408–413, 1975
691. Ramon Y Cajal, S.: Manual de anatomia patológia general. Barcelona, 1890
692. Rautenstrauch, H.: Analyse der Urinproteine von 50 Patienten mit Plasmozytom durch die Diskelektrophorese. Blut 38: 337–341, 1979
693. Ray, P. K., Besa, E., Idiculla, A., Rhoads, J. E., Basset, J. G., Cooper, D. R.: Efficient removal of abnormal immunoglobulin G from plasma of a multiple myeloma patient. Description of a new method for treatment of the hyperviscosity syndrome. Cancer 45: 2633–2638, 1980
694. Registrar General's Decennial Supplement: England and Wales 1951: Occupational Mortality Tables. HM Stat. Off., London, 1958
695. Reverberi, R., Scapoli, G. L., Menini, C.: Terapia con plasmaferesi in casi di gammapatie monoclonali con sindrome di iperviscosita. Revisione di dieci casi. La Trasf. del Sangue 1: 84–91, 1980
696. Riccardi, A., Merlini, G., Montecucco, D., Perugini, S.: Vincristine in the treatment of multiple myeloma. Haematologica 65: 595–611, 1980
697. Rice, N. T., Woodring, J. H., Mostowycz, L., Purcell, M.: Pancreatic plasmacytoma: Sonographic and computerized tomographic findings. J. Clin. Ultrasound 9: 46–48, 1981
698. Richter, G. W.: The resorption of amyloid under experimental conditions. Amer. J. Pathol. 30: 239–251, 1954
699. Rigoletti, L.: Plasmocitoma della lingua. Arch. Sci. Med. 61: 600–604, 1936
700. Ritchie, R. F., Smith, R.: Immunofixation. III. Application to the study of monoclonal protein. Clin. Chem. 22: 1982–1985, 1976
701. Ritchie, W. A., Warren, S. L.: The occurrence of multiple bony lesions suggesting myeloma in the skeleton of a pre-Columbian Indian. Amer. J. Roentgenol. 28: 622–628, 1932

702. Riva, G.: Das Serumeiweißbild. H. Huber Verlag, Bern-Stuttgart, 1957
703. Rivat, M. H., Colomb, D., Normand, J., Cavailles, M.: Xanthomes et dysglobulinémies myélomateuses. A propos d'un cas associé également à une amyloidose systématisée, dite primitive, type Lubarsch-Pick. Revue de 42 cas de la littérature. Ann. Dermatol. Venereol. (Paris) 106: 755–766, 1979
704. River, G. L., Tewksbury, D. A., Fudenberg, H.: Non-secretory myeloma. Blood 40: 204–206, 1972
705. Rivers, S. L., Patno, M. E.: Cyclophosphamide vs. melphalan in treatment of plasma cell myeloma. J. Amer. Med. Ass. 207: 1328–1334, 1969
706. Rivers, S. L., Whittington, R. M., Patno, M. E.: Comparison of the effects of cyclophosphamide and a placebo in the treatment of multiple myeloma. Cancer Chemother. Rep. 29: 115–119, 1963
707. Rogentine, G. N., Rowe, D. S., Bradley, J., Waldmann, T. A., Fahey, J. L.: Metabolism of human immunoglobulin D (IgD). J. Clin. Invest. 45: 1467–1478, 1966
708. Rogers, J. S. II, Shah, S.: Spontaneous splenic rupture in plasma cell leukemia. Cancer 46: 212–214, 1980
709. Rogers, J. S. II, Spahr, J., Judge, D. M., Varano, L. A., Eyster, M. E.: IgE myeloma with osteoblastic lesions. Blood 49: 295–299, 1977
710. Roof, B. S.: Tumor hypercalcemia. Calif. Med. 118: 35–36, 1973
711. Ropartz, C., Rivat, L., Rousseau, P. Y., Fine, J. M.: Myélomes, maladies de Waldenström et groupes de gammaglobulines Gm et Inv. Rev. Franc. Etudes Clin. Biol. 10: 507–513, 1965
712. Rosenberg, B., Attie, J. N., Mandelbaum, H. L.: Breast tumor as the presenting sign of multiple myeloma. N. Engl. J. Med. 269: 359–361, 1963
713. Rosenthal, C. F., Franklin, E. C., Frangione, B., Greenspan, J.: Isolation and partial characterization of SAA – an amyloid-related protein from human serum. J. Immunol. 116: 1415–1418, 1976
714. Rosner, F., Grünwald, H.: Multiple myeloma terminating in acute leukemia: Report of 12 cases and review of the literature. Amer. J. Med. 57: 927–939, 1974
715. Rosner, F., Grünwald, H. W.: Multiple myeloma and Waldenström's macroglobulinemia terminating in acute leukemia. N. Y. State J. Med. 80: 558–570, 1980
716. Rowe, D. S., Fahey, J. L.: A new class of human immunoglobulins. I. A unique myeloma protein. J. Exp. Med. 121: 171–184, 1965
717. Russel, W.: An address on a characteristic organism of cancer. Brit. Med. J. 2: 1356–1360, 1890
718. Russell, J. A., Powles, R. L.: The relationship between serum viscosity, hypervolaemia and clinical manifestations associated with circulating paraprotein. Brit. J. Haematol. 39: 163–175, 1978
719. Rustizky, J.: Multiples Myelom. Dtsch. Z. Chir. 3: 162–172, 1873
720. Saha, A., Edwards, M. A., Sargent, A. U.: Mechanism of cryoprecipitation. I. Characteristics of a human cryoglobulin. Immunochemistry 5: 341–356, 1968
721. Saleün, J. P., Youinou, P., Le Goff, P., Le Menn, G., Morin, J. F.: HLA antigens and monoclonal gammopathy. Tissue Antigens 12: 233–235, 1979
722. Salmon, S. E.: Immunoglobulin synthesis and tumor kinetics of multiple myeloma. Semin. Hematol. 10: 135–147, 1973
723. Salmon, S. E.: Expansion of the growth fraction in multiple myeloma with alkylating agents. Blood 45: 119–129, 1975
724. Salmon, S. E.: Nitrosoureas in multiple myeloma. Cancer Treat. Rep. 60: 789–794, 1976
725. Salmon, S. E., Fudenberg, H. H.: Abnormal nucleic acid metabolism of lymphocytes in plasma cell myeloma and macroglobulinemia. Blood 33: 300–312, 1969

726. Salmon, S. E., Seligman, M.: B-cell neoplasia in man. Lancet 2: 1230–1233, 1974
727. Salmon, S. E., Samal, B. A., Hayes, D. M., Hosley, H., Miller, S. P., Schilling, A.: Role of gamma globulin for immune prophylaxis in multiple myeloma. N. Engl. J. Med. 277: 1336–1340, 1967
728. Salmon, S. E., Shadduck, R. K., Schilling, A.: Intermittent high-dose prednisone (NSL-10023) therapy for multiple myeloma. Cancer Chemother. Rep. 51: 179–187, 1967
729. Salmon, S. E., Smith, B. A.: Immunoglobulin synthesis and total body tumor cell number in IgG multiple myeloma. J. Clin. Invest. 49: 1114–1121, 1970
730. Salzer, M., Knahr, K.: Die operative Therapie der malignen Knochentumoren. Z. Orthop. 116: 517–525, 1978
731. Sanchez, L. M., Domz, C. A.: Renal patterns in myeloma. Ann. Intern. Med. 52: 44–54, 1960
732. Sanchez-Avalos, J., Soong, B. C. F., Miller, S. P.: Coagulation disorders in cancer. II. Multiple myeloma. Cancer 23: 1388–1398, 1969
733. Sanders, J. H., Fahey, J. L., Finegold, I., Ein, E., Reisfeld, R., Berard, C.: Multiple anomalous immunoglobulins: Clinical, structural and cellular studies in three patients. Amer. J. Med. 47: 43–59, 1969
734. Sandkühler, S.: Das heutige Bild des Plasmocytoms. Dtsch. med. Wschr. 76: 168–171, 1951
735. Sato, I., Abo, T., Onadera, S., Kumagai, K.: Detection of monoclonal lymphocytes in multiple myeloma by immunofluorescence tests of surface immunoglobulins. Scand. J. Haematol. 21: 433–444, 1978
736. Schafer, A. I., Miller, J. B.: Association of IgA multiple myeloma with pre-existing disease. Brit. J. Haematol. 41: 19–24, 1979
737. Schecter, G. P., Wahl, L. M., Horton, J. E.: In vitro bone resorption by human myeloma cells. In: Progress in Myeloma. Hrsg.: Potter, M., Elsevier/North Holland, New York-Oxford-Amsterdam, 1980
738. Schedel, I., Fink, P. C., Schöner, W., Kalden, J. R., Peter, H. H., Deicher, H.: Serum anti-immunoglobulins in multiple myeloma and benign monocolonal hyperglobulinemia. Clin. Immunol. Immunopathol. 15: 586–599, 1980
739. Schedel, I., Peest, D., Stünkel, K., Fricke, M., Eckert, G., Deicher, H.: Idiotype-bearing peripheral blood lymphocytes in human multiple myeloma and Waldenström's macroglobulinaemia. Scand. J. Immunol. 11: 437–444, 1980
740. Schernthaner, G., Erd, W., Ludwig, H., Höfer, R.: „Normalwerte" der renalen Clearance in Abhängigkeit vom Lebensalter. In: Nuklearmedizin. Hrsg.: Schmidt, H. A. E., F. K. Schattauer Verlag, Stuttgart-New York, SS. 316–319, 1975
741. Schernthaner, G., Ludwig, H., Silberbauer, K.: Elevated plasma $\beta$-thromboglobulin levels in multiple myeloma and in polycythaemia vera. Acta Haematol. 62: 219–222, 1979
742. Schilling, A., Finkel, H. E.: Ancillary measures in treatment of myeloma. Arch. Intern. Med. 135: 193–196, 1975
743. Schlossberg, M., Hollander, V. P.: Immuran induced regression of plasma cell tumor. MOPC-315. Cancer Res. 33: 1953–1956, 1973
744. Schnur, M. J., Appel, G. B., Bilezikian, J. P.: Primary hyperparathyroidism and benign monoclonal gammopathy. Arch. Intern. Med. 137: 1201–1203, 1977
745. Schubert, G. E., Veigel, J., Lennert, K.: Structure and function of the kidneys of patients with multiple myeloma. Virchow's Arch. pathol. Anat. 355: 135–157, 1972
746. Schubert, J. C. F., Rinneberg, H.: Der zytochemische Nachweis von Adenosin-Triphosphat-spaltenden Fermenten bei pH 7,2 in menschlichen Knochenmarksausstrichen. Blut 8: 282–288, 1962

747. Schubert, J.C.F., Schubert, H.: Die zytologische Diagnose des Plasmozytoms am Knochenmarksausstrich mit Hilfe der Adenosin-Triphosphatase-Reaktion. Blut 19: 78–98, 1969
748. Schulz, U., Löer, F.: Die Rolle der Strahlentherapie und der Chirurgie beim ossären Plasmozytom. Dtsch. med. Wschr. 20: 719–721, 1979
749. Schur, P.H., Kyle, R.A., Bloch, K.J., Hammack, W.J., Rivers, S.L., Sargent, A., Ritchie, R.F., McIntyre, O.R., Moloney, W.C., Wolfson, L.: IgG subclasses: Relationship to clinical aspects of multiple myeloma and frequency distribution among M-components. Scand. J. Haematol. 12: 60–68, 1974
750. Schweers, C.A., Shaw, M.T., Nordquist, R.E., Rose, D.D., Kell, T.: Solitary cecal plasmacytoma. Electron microscopic, immunologic, and cytochemical studies. Cancer 37: 2220–2223, 1976
751. Scolari, L., Vaerman, J.P., Castigli, E., Voliani, D., Salsano, F., Masala, G., DiGuglielmo R.: Late appearance of an IgA(k) monoclonal protein in a patient with IgG(k) multiple myeloma: Sharing of idiotypic specificities between the two serum proteins. Scand. J. Immunol. 8: 201–206, 1978
752. Seigneurin, D., David, J., Sotto, J.J., Hollard, D.: $\beta$-Glucuronidases plasmocytaires dans les dysglobulinémies. Intérêt diagnostique de leur mise en evidence. Pathol. Biol. 27: 467–479, 1979
753. Sekulich, M., Pandola, G., Simon, T.: A solitary pulmonary mass in multiple myeloma: Report of a case. Dis. Chest. 48: 100–103, 1965
754. Seligmann, M., Danon, F., Mihaesco, C.: Family studies in Waldenström's macroglobulinemia. Scand. J. Haematol. 4: 50–64, 1965
755. Seligmann, M., Preud'Homme, J.L., Brouet, J.C.: B and T cell markers in human proliferative blood diseases and primary immunodeficiencies with specific references of membrane bound immunoglobulins. Transpl. Rev. 85–113, 1973
756. Seligmann, M., Sassy, C., Chevalier, A.: A human IgG myeloma protein with anti-alpha2 macroglobulin antibody activity. J. Immunol. 110: 85–90, 1973
757. Seon, B.K., Yagi, Y., Pressman, D.: Monoclonal IgA and IgM in the serum of a single patient (SC). II. Identity of light chains from IgA(k) and IgM(k). J. Immunol. 110: 345–349, 1973
758. Sewell, R.L.: Lymphocyte abnormalities in myeloma. Brit. J. Haematol. 36: 545–551, 1977
759. Shalit, M., Bar-Sela, S., Leviaton, A., Naparstek, Y.: Hyperglobulinemic purpura in the course of multiple myeloma. Acta Haematol. 64: 331–334, 1980
760. Shaw, M.T., Twele, T.W., Nordquist, R.E.: Plasma cell leukemia: Detailed studies and response to therapy. Cancer 33: 619–625, 1974
761. Shigematsu, T.: The fine structure of various types of myeloma cells as revealed by electron microscopy. Arch. Hist. Jap. 30: 375–400, 1969
762. Shildt, R.A., Rubin, R.R., Schiffman, G., Giolma, P.: Polyvalent pneumococcal immunization of patients with plasma cell dyscrasias. Cancer 48: 1377–1380, 1981
763. Shirakura, T., Takekoshi, K., Umi, M., Kanazawa, K., Okabe, H., Inoue, T., Imamura, Y.: Waldenström's macroglobulinaemia with IgE M-component. Scand. J. Haematol. 21: 292–298, 1978
764. Shulman, G., Lynch, S.R., Bezwoda, W.R., Gilich, G.C.: Serum beta-lipoprotein and other specific protein concentrations in patients with immunocytoma. J. Clin. Pathol. 29: 458–461, 1976
765. Shustik, C., Bergsagel, D.E., Pruzanski, W.: Kappa and lambda light chain disease: Survival rates and clinical manifestations. Blood 48: 41–51, 1976
766. Sikora, K.: Does interferon cure cancer? Brit. Med. J. 281: 855–858, 1980

767. Silberbauer, K., Pietschmann, H., Ring, F., Sinzinger, H.: Monoclonale Gammopathie und Thrombozytenfunktion. Wien. klin. Wschr. 22: 755–758, 1979
768. Silverstein, A., Doninger, D. E.: Neurologic complications of myelomatosis. Arch. Neurol. (Chicago) 9: 534–544, 1963
769. Siris, E. S., Sherman, W. H., Baquiran, D. C., Schlatterer, J. P., Osserman, E. F., Canfield, R. E.: Effects of dichloromethylene diphosphonate on skeletal mobilization of calcium in multiple myeloma. N. Engl. J. Med. 302: 310–314, 1980
770. Sirot, G.: Cutaneous manifestations of multiple myeloma. Cutis 23: 174–177, 1979
771. Skoog, W. A., Adams, W. S.: Clinical and metabolic investigation of eight cases of multiple myeloma during prolonged cyclophosphamide administration. Amer. J. Med. 41: 76–95, 1966
772. Skvaril, F., Morell, A., Barandun, S.: The IgG subclass distribution in 659 myeloma sera. Vox Sang. 23: 546–551, 1972
773. Slager, U. T., Taylor, W. F., Opfell, R. W., Myers, A.: Leptomeningeal myeloma. Arch. Pathol. Lab. Med. 103: 680–683, 1979
774. Smetana, K., Hermansky, F., Koblizkova, H., Pospisil, V.: A further note on the ultrastructure of myeloma plasmacytes. Neoplasma 18: 3–13, 1971
775. Smetana, K., Gyorkey, F., Gyorkey, P., Busch, H.: Ultrastructural studies in human myeloma plasmacytosis. Cancer Res. 33: 2300–2309, 1973
776. Smith, G., Walford, R. L., Fishkin, B., Carter, P. K., Tanaka, K.: HL-A phenotypes, immunoglobulins and kappa and lambda chain in multiple myeloma. Tissue Antigens 4: 374–377, 1974
777. Smith, P. G., Doll, R.: Late effects of X irradiation in patients treated for metropathia haemorrhagica. Brit. J. Radiol. 49: 224–232, 1976
778. Snapper, I., Kahn, A. I.: Multiple myeloma. Semin. Hematol. 1: 87–143, 1964
779. Snapper, I., Kahn, A.: Myelomatosis. Fundamentals and Clinical Features. S. Karger Verlag, Basel-New York, 1971
780. Snapper, I., Schneid, B.: On the influence of stilbamidine upon myeloma cells. Blood 1: 534–536, 1946
781. Snapper, I., Turner, L. B., Moscovity, H. L.: Multiple Myeloma. Grune & Stratton, New York, 1953
782. Sod, L. M., Lewis, M., Wiener, M. D.: Intradural extramedullary plasmacytoma. J. Neurosurg. 16: 107–109, 1959
783. Solis, O. J., Gonzales, R., Deluca, S.: Evaluation del mieloma con cintilografia osea usando $99^m$Tc-diphosphonate. Revision de la literatura. Rev. Interamer. Radiol. 2: 71–75, 1977
784. Solly, S.: Remarks on the pathology of mollities ossium: With cases. Med. Chir. Trans. (London) 27: 435–461, 1844
785. Somer, T.: Hyperviscosity symdrome in plasma cell dyscrasias. Adv. Microcirc. 6: 1–55, 1975
786. Sorensen, G. D.: Electron microscopic observations of bone marrow from patients with multiple myeloma. Laboratory Invest. 13: 196–213, 1964
787. Sorenson, G. D.: Virus-like particles in myeloma cells of man. Proc. Soc. Exp. Biol. Med. 118: 250–252, 1965
788. Southeastern Cancer Study Group: Treatment of myeloma. Comparison of melphalan, chlorambucil, and azathioprine. Arch. Intern. Med. 135: 157–162, 1975
789. Southwest Oncology Group Study: Remission maintenance therapy for multiple myeloma. Arch. Intern. Med. 135: 147–152, 1975
790. Sovia, J., Sovia, C., Samama, M., Fine, J. M., Bousser, J.: Analysis of fibrin abnormalities in a case of multiple myeloma. Scand. J. Haematol. 15: 207–218, 1975
791. Spain, D. M., Greenblatt, I. J., Snapper, I., Cohn, T.: Degree of coronary and aortic ar-

teriosclerosis in necropsied cases of multiple myeloma. Amer. J. Med. Sci. 231: 165–167, 1956
792. Speed, D.E., Galton, D.A.G., Swan, A.: Melphalan in the treatment of myelomatosis. Brit. Med. J. 1: 1664–1669, 1964
793. Spence, R.K., Hill, G.S., Goldwein, M.I., Grossman, R.A., Barker, C.F., Perloff, L.J.: Renal transplantation for end-stage myeloma kidney: Report of a patient with long term survival. Arch. Surg. 114: 950–952, 1979
794. Spiegelberg, H.L.: Biological activities of immunoglobulins of different classes and subclasses. Adv. Immunol. 19: 259–294, 1974
795. Spiers, A.S.D., Halpern, R., Ross, S.C., Neiman, R.S., Harawi, S., Zipoli, T.E.: Meningeal myelomatosis. Arch. Intern. Med. 140: 256–259, 1980
796. Spitler, L.E., Spath, P., Petz, L., Cooper, N., Fudenberg, H.H.: Phagocytes and $C_4$ in paraproteinaemia. Brit. J. Haematol. 29: 279–292, 1975
797. Spjut, H.J., Dorfman, H.D., Fechner, R.E., Ackerman, L.V.: Tumors of bone and cartillage. In: Atlas of Tumor Pathology. Armed Forces Inst. of Pathol., Washington, D.C., 1970
798. Stalsberg, H.: Lymphoreticular tumors in Norway and in other European countries. J. Natl. Cancer Inst. 50: 1685–1702, 1973
799. Stamp, T.C.B., Child, J.A., Walker, P.G.: Treatment of osteolytic myelomatosis with mithramycin. Lancet 1: 719–722, 1975
800. Stavem, P., Frøland, S.S., Haugen, H.F., Lislerud, A.: Nonsecretory myelomatosis without intracellular immunoglobulin. Immunofluorescent and ultramicroscopic studies. Scand. J. Haematol. 17: 89–95, 1976
801. Stegman, R., Alexanian, R.: Solid tumors in multiple myeloma. Ann. Intern. Med. 90: 780–782, 1979
802. Stobbe, H.: Zum Sekretionsmechanismus der Plasmazellen. Schweiz. med. Wschr. 90: 1265–1269, 1960
803. Suissa, L., La Rosa, J., Linn, B.: Plasmacytoma of lymph nodes. A case report. J. Amer. Med. Ass. 197: 294–296, 1966
804. Suki, W.N., Yium, J.J., von Minden, M., Sallertterbeit, C., Eknoyan, G., Martinez-Maldonado, M.: Acute treatment of hypercalcemia with furosemide. N. Engl. J. Med. 283: 836–841, 1970
805. Sullivan, P.W., Salmon, S.E.: Kinetics of tumor growth and regression in IgG multiple myeloma. J. Clin. Invest. 51: 1697–1708, 1972
806. Sun, N.C., Fishkin, B.G., Nies, K.M., Glassy, E.F., Carpentier, C.: Lymphoplasmacytic myeloma: An immunological, immunohistochemical and electron microscopic study. Cancer 43: 2268–2278, 1979
807. Swash, M., Perrin, J., Schartz, M.S.: Significance of immunoglobulin deposition in peripheral nerve in neuropathies associated with paraproteinaemia. J. Neurol. Neurosurg. Psychiat. 42: 179–183, 1979
808. Szimigielski, A., Litwin, J. Zupanska, B.: Cyto-enzymatical differentiation of normal and neoplastic plasma cells. J. Clin. Pathol. 18: 345–346, 1965
809. Taetle, R., Dickman, P.S., Feldman, P.S.: Pulmonary histopathologic changes associated with melphalan therapy. Cancer 42: 1239–1245, 1978
810. Takatsuki, D., Yodoi, J., Wakisaka, G.: Plasma cell dyscrasia with polyneuritis and an endocrine anomaly: Endocrinological study of a new syndrome. Folia Endocrinol. Jpn. 50: 567, 1973
811. Talerman, A.: Clinico-pathological study of multiple myeloma in Jamaica. Brit. J. Cancer 23: 285–293, 1969
812. Talerman, A.: Thrombembolic complications in myelomatosis. Brit. Med. J. 2: 709, 1970

813. Tanaka, Y.: Fibrillar structures in the cells of blood-forming organs. J. Natl. Cancer Inst. 33: 467–475, 1964
814. Tattersall, M.H.N., Jarman, M., Newland, E.S., Holyhead, L., Milstead, R.A.V., Weinberg, A.: Pharmacokinetics of melphalan following oral or intravenous administration in patients with malignant disease. Eur. J. Cancer 14: 507–513, 1978
815. Tavassoli, M., Baughan, M.: Virus like particle in human myeloma without paraproteinemia. Arch. Pathol. 96: 347–349, 1973
816. Taylor, J.S., Lewis, L.A., Battle, J.D., Butkus, A., Robertson, A.L., Deodhar, S., Roenigk, H.H.: Plane xanthoma and multiple myeloma with lipoprotein-paraprotein complexing. Arch. Dermatol. 114: 425–431, 1978
817. Thiery, J.P.: Microcinematic contributions to the study of plasma cells. In: Ciba Foundation Symposium on Cellular Aspects of Immunity. Hrsg.: Wolstenholme, G.E.W., Connor, M., Churchill, London, SS.59–91, 1960
818. Thomas, F.B., Clausen, K.P., Greenberger, N.J.: Liver disease in multiple myeloma. Arch. Intern. Med. 132: 195–202, 1973
819. Thomas, J.J.: A case of myeloma of the spine with compression of the cord. Boston Med. Surg. J. 145: 367–373, 1901
820. Thomas, T.L., Decoufle, P., Moure-Eraso, R.: Mortality among workers employed in petroleum refining and petrochemical plants. JOM 21: 619–623, 1979
821. Tichy, M., Hrncir, Z., Mracek, J., Hrncirova, L., Mateja, F.: Immunochemical and clinical characteristics of a series of 516 paraproteinemic patients. Neoplasma 25: 477–481, 1978
822. Toma, V.A.: A comparative electron microscopic study of plasma cells in plasma cell malignancy and reactive states. Thesis, Univ. of Bloemfontein, South Africa, 1976
823. Toma, V.A., Retief, F.P., Potgieter, G.M., Anderson, J.D.: Plasma cell leukaemia. Diagnostic problems in our experience with 11 cases. Acta Haematol. 63: 136–145, 1980
824. Tomasi, T.B., Zigelbaum, S.: The selective occurrence of gamma-1A globulins in certain body fluids. J. Clin. Invest. 42: 1552–1560, 1963
825. Tong, D., Griffin, T.W., Laramore, G.E., Kurtz, J.M., Russel, A.H., Groudine, M.T., Herron, T., Blasko, J.C., Tesh, D.W.: Solitary plasmacytoma of bone and soft tissues. Radiology 135: 195–198, 1980
826. Tong, E.C.K., Rubenfeld, S.: The strontium 85 bone scan in myeloma. Amer. J. Roentgenol. 103: 843–848, 1968
827. Tornyos, K., Silberman, H., Solomon, A.: Phase II study of oral methyl-CCNU and prednisone in previously treated alkylating agent-resistant multiple myeloma. Cancer Treat. Rep. 61: 785–787, 1977
828. Trecan, G., Dufier, J.L., Blatrix, C., Aftimos, G., Saranx, H., Thomas, M.: Exophthalmie maligne bilatérale révélatrice d'un myélome multiple a IgM. Sem. Hôp. Paris 53: 1867–1871, 1977
829. Turesson, I., Grubb, A.: Non-secretory or low secretory myeloma with intracellular kappa chains. Report of six cases and review of the literature. Acta Med. Scand. 204: 445–451, 1978
830. Twomey, J.J.: Infections complicating multiple myeloma and chronic lymphocytic leukemia. Arch. Intern. Med. 132: 562–565, 1973
831. Underdown, B.J., Dorrington, K.J.: Studies on the structural and conformational basis for the relative resistance of serum and secretory immunoglobulin A to proteolysis. J. Immunol. 112: 949–959, 1974
832. Unna, P.G.: Über Plasmazellen insbesondere beim Lupus. Monatschr. prakt. Dermatol. 12: 296–317, 1891

833. Van Camp, B. G. K., Cole, J., Peetermans, M. E.: HLA antigens and homogeneous immunoglobulins. Clin. Immunol. Immunopathol. 7: 315–318, 1977
834. Van Camp, B., Reynaert, P., Broodtaerts, L.: Studies on the origin of the precursor cell in multiple myeloma, Waldenström's macroglobulinaemia and benign monoclonal gammopathy. Clin. Exp. Immunol. 44: 82–89, 1981
835. Van Camp, B. G. K., Shuit, H. R. E., Hijmans, W., Radl, J.: The cellular basis of double paraproteinemia in man. Clin. Immunol. Immunopathol. 9: 111–119, 1978
836. Van den Berghe, H., Broeckart-Van Orshoven, A., David, G., Verwilghen, R., Michaux, J. L., Sokal, G.: Philadelphia chromosome in human multiple myeloma. J. Natl. Cancer Inst. 63: 11–16, 1979
837. Van Epps, D. E., Williams, R. C.: Suppression of leukocyte chemotaxis by human IgA myeloma components. J. Exp. Med. 144: 1227–1242, 1976
838. Van Kaick, G., Lorenz, D., Muth, H., Kaul, A.: Malignancies in German Thorotrast patients and estimated tissue dose. Health Phys. 35: 127–136, 1978
839. Vaerman, J. P.: A new case of IgE myeloma (Des) ending with renal failure. J. Clin. Lab. Immunol. 2: 343–348, 1979
840. Vaerman, J. P., Heremans, J. F., Laurell, C. B.: Distribution of alpha-chain subclasses in normal and pathological IgA-globulins. Immunology 14: 425–432, 1968
841. Valderrama, A. F., Bullough, P. G.: Solitary myeloma of the spine. J. Bone Joint. Surg. 50B: 82–90, 1968
842. Vercelli, D., Cozzolino, F., Di Guglielmo, R.: A comparison of two staging systems for myeloma. Nouv. Rev. Fr. Hematol. 23: 107–110, 1981
843. Vercelli, D. R., di Guglielmo, R., Guidi, G., Scolari, L., Buriechi, L., Cozzolino, F.: Bone marrow percentage of plasma cells in the staging of monoclonal gammopathies. Nouv. Rev. Fr. Hematol. 22: 139–145, 1980
844. Vitetta, E. S., Uhr, J. W.: IgD and B cell differentiation. Immunol. Rev. 37: 50–88, 1977
845. Vix, V. A.: Intravenous pyelography in multiple myeloma. A review of 52 studies in 40 patients. Radiology 87: 896–902, 1966
846. Vogel, H., Niewisch, H., Màtioli, G.: The self-renewal probability of hemopoietic stem cells. J. Cell. Physiol. 72: 221–228, 1968
847. Vrana, M., Bunn, P. A. Jr.: A review of therapeutic trials in multiple myeloma and perspectives for future trials. In: Progress in Myeloma. Hrsg.: Potter, M., Elsevier/North Holland, New York-Oxford-Amsterdam, SS. 239–262, 1980
848. Wagoner, J. K.: Leukemia and other malignancies following radiotherapy for gynecological disease. (Thesis), Boston: Harvard School of Public Health, 1970
849. Wahner, H. W., Kyle, R. A., Beabout, J. W.: Scintigraphic evaluation of the skeleton in multiple myeloma. Mayo Clin. Proc. 55: 739–746, 1980
850. Waldbaum, B., Gelfand, M.: Myelomatosis in the Rhodesian African. Trop. Geogr. Med. 26: 26–30, 1974
851. Waldenström, J.: Clinical diagnosis and biochemical findings in material of 296 sera with M-type, narrow gamma-globulins. Acta. Med. Scand. (Suppl.) 367: 110–126, 1961
852. Waldenström, J.: Diagnosis and Treatment of Multiple Myeloma. Grune & Stratton, New York, 1970
853. Waldenström, J., Adner, G., Gydell, K., Zetterval, O.: Osteosclerotic „plasmacytoma" with polyneuropathy, hypertrichosis and diabetes. Acta Med. Scand. 203: 297–303, 1978
854. Waldeyer, W.: Über Bindegewebszellen. Arch. Mikroskop. Anat. 11: 176–194, 1875
855. Waldmann, T. A., Bull, J. M., Bruce, R. M., Broder, S., Balestra, S. T., Suer, M. E.: Serum immunoglobulin E levels in patients with neoplastic disease. J. Immunol. 113: 379–386, 1974

856. Waldmann, T.A., Ito, A., Ogawa, M., McIntyre, O.R., Strober, W.: The metabolism of IgE. Studies in normal individuals and in a patient with IgE myeloma. J. Immunol. 117: 1139–1144, 1976
857. Waldmann, T.A., Strober, W.: Metabolism of immunoglobulins. Progr. Allergy 13: 1–110, 1969
858. Waldmann, T.A., Strober, W., Mogielnicki, R.P.: The renal handling of low molecular weight proteins. II. Disorder of serum protein catabolism with tubular proteinuria, the nephrotic syndrome, or uremia. J. Clin. Invest. 51: 2162–2173, 1972
859. Wallgren, A.: Über die Natur der Myelomzellen. Virchow's Arch. path. Anat. 232: 381–391, 1921
860. Walsh, J.C.: The neuropathy of multiple myeloma. Arch. Neurol. 25: 404–414, 1971
861. Wang, A.C., Gergely, J., Fudenberg, H.H.: Amino acid sequences at constant and variable regions of heavy chains of monotypic immunoglobulins G and M of a single patient. Biochemistry 12: 528–534, 1973
862. Warner, T.F.C.S., Krueger, R.G.: Circulating lymphocytes and the spread of myeloma. Lancet 1: 1174–1176, 1978
863. Waxman, A.D., Siemsen, J.K., Levine, A.M., Holdorf, D., Suzuki, R., Singer, F.R., Bateman, J.: Radiographic and radionuclide imaging in multiple myeloma. The role of gallium scintigraphy: concise communication. J. Nucl. Med. 22: 232–236, 1981
864. Webb, H.E., Harrison, E.G., Masson, J.K., Remine, W.H.: Solitary extramedullary myeloma (plasmacytoma) of the upper part of the respiratory tract and oropharynx. Cancer 15: 1142–1155, 1962
865. Weening, R.S., Schoorel, E.P., Roos, D., van Schaik, M.L.J., Voetman, A.A., Bot, A.A., Batenburg-Plenter, A.M., Willems, C., Zeijlemaker, W.P., Astaldi, A.: Effect of ascorbate on abnormal neutrophil, platelet, and lymphocyte function in a patient with the Chediak-Higashi syndrome. Blood 57: 856–865, 1981
866. Weiss, A.H., Smith, E., Christoff, N., Kochwa, S.: Cerebrospinal fluid paraproteins in multiple myeloma. J. Lab. Clin. Med. 66: 280–293, 1965
867. Weiss, H.J., Kochwa, S.: Antihaemophilic globulin (AHG) in multiple myeloma and macroglobulinaemia. Brit. J. Haematol. 14: 205–214, 1968
868. Weitze, L., Hopper, J.E., Rowley, J.D.: Karyotypic abnormalities and clinical aspects of patients with multiple myeloma and related paraproteinemic disorders. Cancer 44: 630–644, 1979
869. Weitzel, R.A.: Carcinoma coexistent with malignant disorders of plasma cells. An autopsy survey. Cancer 11: 546–549, 1958
870. Westerhausen, M.: Die malignen Erkrankungen der Immunzellen der späten Differenzierungsstufe: Plasmozytom, Morbus Waldenström u.a. In: Das Knochenmark. Hrsg.: Queißer, W., Georg Thieme, Stuttgart 1978
871. Westerfield, B.T., Michalski, J.P., McCombs, C., Light, R.W.: Reversible melphalan-induced lung damage. Amer. J. Med. 68: 767–771, 1980
872. Western Cancer Study Group: Sequential therapy compared with combination therapy in multiple myeloma. Arch. Intern. Med. 135: 163–171, 1975
873. Wetter, O., Lindner, K.H.: Blood lymphocytes in myeloma patients: High percentage of complement receptor bearing cells is accompanied by decreased anti-immunoglobulin (Ig) binding capacity. Eur. J. Cancer 15: 173–181, 1979
874. Whicher, J.T., Hawkins, L., Higginson, J.: Clinical applicaitions of immunofixation: A more sensitive technique for the detection of Bence Jones protein. J. Clin. Pathol. 33: 779–780, 1980
875. Williams, R.C., Gibbons, R.J.: Inhibition of bacterial adherence by secretory immunoglobulin A: A mechanism of antigen disposal. Science 177: 697–699, 1972

876. Wilson, W.L.: Chemotherapy of human solid tumors with 5-FU. Cancer 13: 1230–1239, 1960
877. Wiltshaw, E.: Extramedullary plasmacytoma. Brit. Med. J. 2: 327, 1971
878. Wiltshaw, E.: The natural history of extramedullary plasmacytoma and its relation to solitary myeloma of bone and myelomatosis. Medicine 55: 217–238, 1976
879. Wiltshaw, E.: Chemotherapy in the management of extramedullary plasmacytoma. Cancer Chemother. Pharmacol. 1: 167–175, 1978
880. Wintrobe, M.M.: Plasma cell dyscrasias. Multiple myeloma. In: Clinical Hematology. Hrsg.: Wintrobe, M.M., Lea & Febinger, Philadelphia, SS. 1599–1623, 1974
881. Wintrobe, M.M., Buell, M.V.: Hyperproteinemia associated with multiple myeloma: With report of a case in which an extraordinary hyperproteinemia was associated with thrombosis of the retinal veins and symptoms suggesting Raynaud's disease. Bull. John Hopkins Hosp. 52: 156–165, 1933
882. Wochner, R.D., Strober, W., Waldmann, T.A.: The role of the kidney in the catabolism of Bence Jones proteins and immunoglobulin fragments. J. Exp. Med. 126: 207–221, 1967
883. Wolf, N.S.: The haemopoietic microenvironment. In: Clinics in Haematology. Vol 8/2, Hrsg.: Lajtha, L.G., Saunders Co Ltd, London-Philadelphia-Toronto, SS. 469–500, 1979
884. Wolfe, J.A.: Panhypopituitarism due to multiple myeloma. South. Med. J. 63: 32–33, 1970
885. Woodroffe, A.J.: Multiple myeloma associated with long history of hyposensitization with allergen vaccines. Lancet 1: 99, 1972
886. Woodruff, R.: Treatment of multiple myeloma. Cancer Treat. Rev. 8: 225–270, 1980
887. Woodruff, R.K., Malpas, J.S., Paxton, A.M., Lister, T.A.: Plasma cell leukemia (PCL): A report on 15 patients. Blood 52: 839–845, 1978
888. Woodruff, R.K., Malpas, J.S., White, E.: Solitary plasmacytoma. Cancer 43: 2344–2347, 1979
889. Woodruff, R.K., Sweet, B.J.: Multiple myeloma and massive Bence Jones proteinuria and preservation of renal function. Aust. N.Z. J. Med. 7: 60–62, 1977
890. Woodruff, R.K., Wadsworth, J., Malpas, J.S., Tobias, J.S.: Clinical staging in multiple myeloma. Brit. J. Haematol. 42: 199–205, 1979
891. Woodruff, R.K., Whittle, J.M., Malpas, J.S.: Solitary plasmacytoma I: Extramedullary soft tissue plasmacytoma. Cancer 43: 2340–2343, 1979
892. Woolfenden, J.M., Pitt, M.S., Durie, B.G.M., Moon, T.E.: Comparison of bone scintigraphy and radiography in multiple myeloma. Radiology 134: 723–728, 1980
893. Wright, C.J.E.: Long survival in solitary plasmacytoma of bone. J. Bone Joint Surg. 43: 767–771, 1961
894. Wright, J.H.: A case of multiple myeloma. John Hopkins Hosp. Rep. 9: 359–366, 1900
895. Wuhrmann, F., Märki, H.H.: Classification and clinical significance of dysproteinemias and paraproteinemias. J. Soc. Cienc. Med. Lisboa 126: 1–18, 1962
896. Wurster Hill, D.H., McIntyre, O.R., Cornwell, G.G. III: Chromosome studies in myelomatosis. Virchow's Arch. Cell. Pathol. 29: 93–97, 1978
897. Wutke, K., Rüdiger, K.D., Kelenyi, G.: Prognose-relevante klinische und morphologische Klassifikation des multiplen Myeloms. Arch. Geschwulstforsch. 49: 671–684, 1979
898. Yoneda, T., Mundy, G.R.: Prostaglandins are necessary for osteoclast activating factor production by activated peripheral blood leukocytes. J. Exp. Med. 149: 279–283, 1979
899. Young, G.P., Bhatal, P.S., Wall, A.J., Sullivan, J.R., Hurley, T.H.: Jaundice in multiple myeloma: The role of oxymetholone. Aust. N.Z. J. Med. 8: 14–22, 1978

900. Young, J.L., Asire, A.J., Pollack, E.S.: SEER program: Cancer incidence and mortality in the United States. 1973–1976. DHEW Publication No.(NIH)78–1837, 1978
901. Zagury, D., Uhr, J.W., Jamieson, J.D., Palade, G.E.: Immunoglobulin synthesis and secretion. J. Cell. Biol. 46: 52–63, 1970
902. Zavazal, V., Sach, J., Rozprimova, L., Brumelova, V.: An unusual case of IgE myeloma. Allergol. Immunopathol. 6: 423–426, 1978
903. Zawadzki, Z.A., Edwards, G.A.: Dysimmunoglobulinemia in the absence of clinical features of multiple myeloma and macroglobulinemia. Amer. J. Med. 42: 67–88, 1967
904. Zawadzki, Z.A., Edwards, G.A.: Pseudoparaproteinemia due to hypertransferrinemia. Amer. J. Clin. Pathol. 54: 802–809, 1970
905. Zawadzki, Z.A., Kapadia, S., Barnes, A.E.: Leukemic myelomatosis (plasma cell leukemia). Amer. J. Pathol. 70: 605–611, 1978
906. Zbigniew, A., Zawadzki, Z.A., Edwards, G.A., George, A.: Dysimmunglobulinemia associated with hepatobiliary disorders. Amer. J. Med. 48: 196–202, 1970
907. Ziegler, J.B., Hansen, P.J., Penny, R.: Leukocyte function in paraproteinaemia. Aust. N. Z. J. Med. 5: 39–45, 1975
908. Zielinski, C.C., Lanzer, G., Ludwig, H.: Defects of leukocyte locomotion in multiple myeloma. J. Clin. Lab. Immunol. 7: 111–114, 1982
909. Zimelman, A.P.: Thrombocytosis in multiple myeloma. (Letter), Ann. Intern. Med. 78: 970–971, 1973
910. Zinneman, H.H., Hall, W.H.: Recurrent pneumonia in multiple myeloma and some observations on immunologic response. Ann. Intern. Med. 41: 1152–1163, 1954
911. Zucker-Franklin, D.: Multiple myeloma – II. Structural features of cells associated with paraproteinemias. Semin. Hematol. 1: 165–198, 1964

# XIV. Sachverzeichnis

Abstoßungsreaktion 97
Abtötungsfähigkeit, intrazelluläre 100, 101
Acute Leukemia Group B 142
Adenosin-triphosphatase 49
Adenylcyclase 57
Aderlaß 2
Adriamycin 156, 161, *164,* 171
Äquivalenzbereich 63
Ätiologie *5*
agglutinierend 56
Aggregationstendenz 103
aktivieren 53
Aktivität, körperliche 182
Albumin-Globulinquotient 85
- konzentration 28, 58, 85
-, radiojodiertes 150
- Trioxyd 2
Albumosurie 3
Aldophosphamid 158
Alkylantien-resistent 156, 161, 164, 165
alkylierend 156, 158
Allergen 57
Allergie 6
allergische Reaktion 57, 171
Allgemeinsymptome 20
Allotyp 15
Alopezie 168, 171
alpha-2-Fraktion 59
- - Lipoprotein 59
- - Makroglobulin 6
- Strahlung 7
Altersabhängigkeit 12, 88, 143
- verteilung 13
Aminoacidurie 104
- glykosid 184, 186
Ammoniumproduktion 103
Amyloid 119, 132
- ablagerungen 105, 108, 109, 116, 132
Amyloidose 21, 103, 107, 110, 112, 116, 119, 125, 127, *132*
- frequenz 127
- Herz- 115, 132

-, primäre 132
-, renale 184
-, sekundäre 132
Anämie 29, 86, 120, 124, 127, 128, 131, 152
-, Coombs-positive hämolytische 87
-, hyperchrome makrozytäre 87
-, refraktäre 47
-, Ursachen 179
anaphylaktische Reaktion 171
Anfall 108
Anorexie 112
Antibiotika, nephrotoxische 186
Antigen-Antikörperreaktion 57, 118
- determinante 25
- eigenschaft 60
- exposition, chronische 6
- konzentration 25
- stimulation *5,* 6, 24, 35
Antigene, Blutgruppen- 15
-, natürliche 92
Anti-Immunglobuline *96*
Antikörperaktivität 5
- fragmente 25
-, monoklonale 95
- spezifität 6, 25
antiproliferative Substanzen *156, 165,* 172, 173
Antiserum 25, 60
- trog 62
Ascorbinsäure 186
Asynchronie, Kern-Zytoplasma 148
Aszites 112
Atombombe 7
Augenhintergrund 116
Ausdifferenzierung 99
Autoimmunerkrankung 15, 108
Autopsie 2, 137
- studie 112, 147
Azaserin 150
Azathioprin 154, 165
Azidose 104, 106
Azotämie 21, 104, 124, 127, 139, 180

231

bakteriolytisch 55
BALB/c-Mäuse 5
Basophile 57
Basophilie 35
BCNU 160, 165, 167, 171
Becken 26, 76, 80, 120
Beckenkamm 67, 70, 147
Befund, archäologischer 1
–, pathognomonischer 25, 67
–, radiologischer 73
–, Röntgen- 67
–, scanning-elektronenmikroskopischer 47
–, szintigraphischer 73
–, zytochemischer 49
Bence-Jones Protein 5, 21, 103, 142, 184
– – – urie 3, 21, 24, 64, 86, 104, 105, 124, 126, 128, 132, 141, 152, 166
benigne monoklonale Gammopathie 22, 25, 26, 30, 49, 70, 109, 128, 143, 152
Bestrahlung 124
$\beta$-Glucuronidase 30, 49
– Lipoprotein 90, 110
– Thromboglobulin 117
Blebs 47
Bleomycin 166, 171
Blutegel 2
Blutgruppenantigene 15
Blut-Hirnschranke 108
Blutungen 112, 149, 179
B-Lymphozyten 31, 56, 70, 93, 94, 96
Bogenwurzel 80
Born-Test 117
Bradykinin 57
British Medical Research Council Study Group 157
Bronchitiden 20, 92

Calzitonin 68, 69, 180, 181
Cancer and Leukemia Group B 160, 168
Cauda equina 107
CCNU 160
Cephalosporine 184, 186
$CH_3$-Mäuse 5
Chemikalien 9
Chemotherapie, Effizienz 34, 124, 154, 165
–, Individualisierung 168, 173
–, Nebenwirkungen 88, 170, 178
Chinesen 15
Chlorambucil 161, 171
Cholesterin 90

Chromatinkondensation 40
Chromatinstruktur 35
Chromosomenaberration 19
Cis-Platinum 165, 172
Clavikula 26, 80
Colitis ulcerosa 112
computertomographisch 84
Concanavalin A 98
Corticoide 160, 180
Corticosteroide 166
Cortison 156, 157, 179
C1q-Bindungsaktivität 53, 96
Cristae 44
Cyclophosphamid 131, 151, 155, 157, 158, 161, 167, 171, 176
–, Resistenz 160
Cystein 62
Cytosin-Arabinosid 131, 154, 166

Dedifferenzierung 125, 131, 146, 170
Degeneration, axonale 108
Dehydratation 102, 106, 180, 184
Deletion 51, 56
Demyelinisierung 108
Depotfleck 62, 63
Dermatosen 112
desensibilisiert 6
Destruktionen, osteolytische 1, 19, 21, 25, 26, 28, 34, 70, 76, 107, 120, 131, 135, 141, 154
Determinanten 60
Diagnose 20, 180
Diagnosezeitpunkt 86
Diagramme, standardisierte 137
Diathese, hämorrhagische 184
Differentialdiagnose 23, 26, 30
–, Kriterien 28
Differenzierung 51
Differenzierungsgrad 36, 145, 147
Dimere 55
Diphosphonate 82, 180, 181
Dissemination 29, 112, 121, 123, 127, 131
Disulfidbrücken 53, 55, 62
Diurese, forcierte 180
DNA-Gehalt 35
–, Quervernetzung 158
DNCB 97
Doppelbande 63
Doppelparaproteinämie 129
Doppelungen 61

Dosierung 178
Dosisanpassung 157
Dosisreduktion 167, 170
DTH-Testantigene 97
Dura 108

E-CFA 57
E. coli 91, 114
Ehepaare 9
Einschlüsse, Eisen- 47
–, intranukleäre 36, 40, *47*
–, kristalline 36
–, zytoplasmatische 35, 36, 38, *47*
Eisenüberladung 47
Eiweißkonzentration 25, 85, 108
Ekzeme 112
Elektrophoregramm 57
Elektrophorese *57*
–, Acetatfolien- 28, 57
–, Agarose- 57, 62, 86
–, Harn- 64
–, Immun- 4, 11, 59, *60*
– – fixations- 60, *62,* 65
–, Serum- 4, 11, 24
elektrophoretisches Kurvenbild 25, 59
enddifferenziert 31
Endomitose 35
endoplasmatisches Retikulum 35, *43,* 44, 46, 47, 51, 125, 131
Endstadium 89, *169*
Entwicklung, klonale *31*
Entzündung, akute 59
–, chronische 6, 22
Entzündungsherd 5
Enzyminduktion 160
Epidemiologie *11*
Erbrechen 21, 112, 171, 179, 180
Erhaltungstherapie 32, 131
Erstmanifestation 21, 131
Erythema annulare 112
Erythropoese 88, 179
Erythrozyten 106, 179
Esterase 30, 49
Exophthalmus 115
Exozytose 51
Expansion, klonale 96

Faktor VIII-Inhibitor 119
Faktor X-Mangel 119

familiäre Häufung 15
Fanconi-Syndrom 104
$F_c$-Anteil 53, 57
Fehldiagnose 59
Femura 26, 80, 120
Ferritin 47
Fibrinogen 65, 118
Fibrinpolymerisation 118
Fluorose 182
5-Fluoro-Uracil 166
Flüssigkeitsausscheidung, vermehrte 180
Folsäureantagonisten 150
Folsäuremangel 88, 179
Foramina intervertebralia 107
Formazangranula 49
Fragmente 60, 64
Frakturen, pathologische 26, 76, 115, 178
Fundus paraproteinämicus 116
Furosemid 180

Gallenblase 6, 113
Gammaglobulinpräparat 186
Gammastrahlung 7
Gammopathie, benigne monoklonale 22, 25, *26,* 30, 49, 70, 109, 128, 143, 152
–, biklonale 60, *129*
–, multiklonale 129
–, triklonale 129
Ganzkörperbestrahlung 179
Gastrointestinaltrakt 6, 92, *112*
Gefäßveränderungen, arteriosklerotische 90
Gehirn 108
Gelbildung 65, 118
Gelbsucht 112
Gen 51
Generationszeit 32
genetische Faktoren 15
– Information 51
Genom 51
Gerinnung *116,* 118
Gerinnungsfaktoren, Inhibitoren 118
Gerinnungsstörung 87
Geschlechtsverhältnis 15
Geschlechtsverteilung 120, 122, 126
Gesichtsfeldausfälle 108
Gewichtsverlust 112, 132
Gewichtung der Prognosefaktoren 137
Gipsbett 182
Glomerula 105

Glucosetransport 166
Glukoneogenese 103
Glukosurie 104
Glykosylierung 51, 126
Gm-Allotypen 16
Golgi-Apparat 34, 35, *44*, 46, 49, 53, 126
Gompertz'sche Funktion 32
good risk 152, 166, 167, 168
Granulozyten 53, 96
Granulozytenadhärenz 100
Granulozytenfunktion *100*, 186
Grundlagen, pathophysiologische 67
Gynäkomastie 107

Halbkörperbestrahlung 179
Halbwertszeit 53, 56, 126, 128, 186
Halswirbelsäule 80
Hämatokrit 87, 184
Hämatopoese, Suppression 170
Hämochromatose, primäre 47
Hämodialyse 184
Hämoglobin 28, 86, 135, 141, 154, 179
Hämoglobinurie 64
Haptoglobin 59
Harnanalyse *64*
Harnelektrophorese 64
Harnsediment 106
Harn, 24-Stunden 24, 69, 135
Harnteststreifenbefund 124
Haut 107, *109*, 122, 127, 132
Hautfenstertest 100
Heilung 123, 178
Heiserkeit 132
Helper/Inducer T-Zellen 94, 95
Henle'sche Schleife 104
Hepatomegalie 113, 131
Herddosen 124
herdförmig 67
Herpes zoster 20, 92, 169
Herzamyloidose 132
Herzbeutel 116
Herzmuskel 116
Hexamethylmelamin 165, 172
Hirsutismus 108
Histamin 57
histologische Veränderungen *70*
historischer Rückblick *1*
2-Hit Mutationsmodell 6
HLA-Antigene 15
– assoziiert 18

honigwabenartig 76
Hormonabhängigkeit 15
Horner'scher Symptomkomplex 115
$^3$H-Thymidin-Infusion 155
Humeri 26
Hydronephrose, intrarenale 105
4-Hydroperoxy-cyclophosphamid 158, 173
Hydroxylapatitkristalle 82
Hydroxylapatitverteilung 71
Hydroxyprolinausscheidung 69
Hydroxyprolin-Kreatininquotient 69
Hydroxyurea 166
25-Hydroxy-Vitamin D3 69
Hypalbuminämie 58
Hyperdiploidie 19
Hypergammaglobulinämie, polyklonale 5, 24, 60, 124, 150
Hyperkalzämie 29, 86, 89, 102, 106, 108, 115, 120, 124, 127, 131, 149, 152, 182, 184
Hyperlipidämie 110, 111
Hyperparathyreoidismus, primärer 69
–, sekundärer 69, 90
Hyperphosphatämie 90
Hyperproteinämie 4, 58, 85, 101
Hypertonie 21
Hyperurikämie 103, 104, 180, 184
Hyperviskositätssyndrom 104, 107, 108, 116, 184
Hypodiploidie 19
Hypogammaglobulinämie 62, 85, 92, 121, 124
Hypokaliämie 104
Hypophosphatämie 90, 104
Hypophyse 116
Hypoproteinämie 86
hypotone Kreislaufdysregulation 132

Idiotyp 31, 51
– determinanten 122, 129
IgA 44, *55*, 104
– Dimere 55, 104
– Moleküle 30, 51
– Monomere 55
– Myelom 18, 35, 116, 130, 135, 141
– Polymere 55, 63, 100, 104
–, Secretory- 55
IgD *56*, 62
– lambda 114
– Myelom 18, 104, *126*, 131, 141, 152

IgE 56, 62
- Myelom 18, *127*
IgG 53
- Myelom 18, 135
- Rezeptor 95
IgM 56, 99
- Myelom 19, 141
- Pentamere 30
Ileus, paralytischer 172
Immunabsorption 185
Immundefekt, humoraler 92, 185
immundefizient 9
Immundiffusion, radiale 25, 62
Immunelektrophorese 4, 11, 59, *60*
Immunfixation 60, *62*, 65
-, Nachweisgrenze 64
Immunfluoreszenz 129
Immunglobulinallotypen 15
Immunglobulineinlagerung 35
Immunglobulinfragmente 60
Immunglobulinkatabolismus 92
Immunglobulinketten 51
Immunglobulinklassen 18, 51, 60, 62, 92, 93, 185
Immunglobulin, Kohlehydratanteil 51, 53, 126
-, Konzentration, polyklonale 92
-, Membran- 31
- monomere 60
- polymere 60
- sekretion 53
- synthese 25, *51*, 53, 92, 125
- -, induzierte 93
Immunität, zelluläre 92, *96*
Immunkomplexe, zirkulierende 96
Immunregulation 93
Immunsuppression 7
Immuntherapie 169
Indianer 1
indolent myeloma 28
Indomethacin 70
Induktionstherapie 131, 156
Infektabwehr 53
Infektionen 20, 98, 114, 160, 169, 179, 186
-, bakterielle 20, 91, 148
-, chronische 22, 60
Infektionserreger, gramnegative 91
Infiltrate, plasmazelluläre 21, 103, 104, 116
-, pulmonale 91, 114
Insuffizienz, myeloische 88
Interferon 165, 172, 176

Interstitium 53
intraperitoneal 5
Inzidenz *11*, 132
-, altersabhängige 10
Inzidenzrate, altersspezifische 13
-, Schwankungen 12
ionisierende Strahlung 7
isoelektrischer Punkt 103
Isotyp 31, 51, 129

Japaner 15
J-Ketten 30, 55, 56

Kala Azar 150
Kälteagglutininerkrankung 24
Kalziumausscheidung 69, 180
Kalziumfreisetzung, ossäre 180
Kalziumkarbonat 182
Kalziumresorption, enterale 69, 180
Kalziumresorptionsrate 68
Kalzium, Serum- 89, 135, 141
kappa: lambda Quotient 51, 62, 104, 125, 126
kappa-Leichtketten 51, 103, 125
- - myelom 49
Kardiopathie 168, 171
Karpaltunnelsyndrom 109
Karyotyp 19
karzinogen 172
Karzinom 22, 66
Kasein 100
Katabolismus, Immunglobuline 92
Keimdrüsenfunktion 172
Kern 34, *40*
Kernatypien 35
Kernmembran, Lappung 40
Kern-Zytoplasma-Asynchronie 148
Keyhole limpet-Hämocyanin 92
Klassifizierung, morphologische 147
Klebsiellen 91
Klinik *120*
klinische Beschreibung 1
- Parameter 50
klonale Entwicklung *31*
- Expansion 96
Km-Allotypen 16
Knochen *71*
Knochenabbau 68, 69, 70, 71, 182
Knochenanbau 71, 89

Knochenauftreibungen 76
Knochendefekt 25
Knochengewebe 70
Knochengewebszylinder 67
Knochenmark 6, 21
-, plasmazelluläre Infiltration 21
Knochenmarksaplasie 156, 160
Knochenmarksbiopsie 133
Knochenmarksempfindlichkeit 144
Knochenmarksinsuffizienz 131
Knochenmarkspunktion 11, 120
Knochenmarkstoxizität 161
Knochenneubildung 25, 82, 120, 182
Knochenresorption 49, 69, 166, 181
Knochenstoffwechsel 69, 89
Knochenumbau 71
Knochenvolumen 71
Kokultivierung 93
Kollagenose 60, 64
Koma 108, 184
Kompakta 76
Komplement 53, 55, 56, 100
-, Nebenschluß 55, 92
Komplikationen, renale 124
Kongorotfärbung 133
Konsolidierungstherapie 32
konstante Region 51
kontinuierlich 157
Kontrastmittel 106
Kopfschmerzen 108, 116
Koreaner 15
Krankheitsdauer 86, 90, 112, 115, 130, 171
Krankheitsverlauf 86, 88, 91, 134, *143*, 154, 178
Kreatinin 102, 135, 166
-, Clearance 88, 102, 105
- spiegel 88
Kreislaufdysregulation, hypotone 132
Kreuzresistenz 160
Kristalle, polymorphe 105
Kryoglobulinämie, essentielle monoklonale 65, 110
kryoglobulinämische Vaskulitiden 110
Kryoglobuline *65,* 86
Kryopräzipitate 65

Labeling-Index 29, 143, 152, 155
Laborbefunde *85*
Ladung 65, 103
Lähmung 21, 172

lambda-Leichtketten 51, 56, 103, 125
lamellär 44
Laminektomie 107, 150, 185
Läsionen, osteolytische 178
Latenzzeit 5, 7, 10, 27, 121, 122
Latex-Partikel 47
Lebensalter *143*
Leber 29, 112, 122, 127, 132, 147
Leberbiopsie 133
Leberzirrhose 60
leichte Ketten 51, 103
Leichtkettenfragmente 63, 132
Leichtketten, freie 51, 62, 63, 102, 104, 126
-, kappa 60, 65, 103, 125
-, lambda 56, 60, 103, 108, 118, 125, 126, 127, 132
Leichtkettenmyelom 18, 58, 64, 85, 135, 141
-, kappa 49
-, lambda 49, 141, 152
Leichtkettenpolymere 63
Leichtkettensyntheserate 135
Leichtkettentyp 18, 141
Leichtkettenverhältnis 18
Leitsymptom 20
Leptomeningen 108
Leukämie 31, 172
-, akute 31
- -, myeloische 172
Leukämie, chronische lymphatische 12
- -, myeloische 170
Leukämieinzidenz 7, 172
leukämoide Reaktionen 88
Leukenzephalopathien, multifokale 108
Leukozyten 88, 106
Leukozytenphosphatase, alkalische 50
Leukozytenwanderungsaktivität 100
Lipoproteine 90
Liquor cerebrospinalis 108
Loci 51
Lunge *114,* 131
Lungenfibrose 171
Lungeninfiltrate, interstitielle 171
Lupus erythematosus 112
Lymphadenopathie 131
Lymphknoten 29, 112, *114,* 123, 127, 132, 147
lymphoide Stammzelle 31
Lymphokin 70
Lymphominzidenz 7
lymphoplasmozytoid 19, 34

lymphoplasmozytoides Immunozytom 34
lymphoretikuläre Systemerkrankung 18
Lymphozyten, B- 31, 56, 70, 93, 94, 96
Lymphozytenkulturen, gemischte 97
Lymphozytensubpopulationen *94*
Lymphozyten, T- 31, 70, 95
Lymphozytentransformation 97, 98

Makroglobulinämie 15, 108, 117
Makroglossie 21, 132
Malabsorption 112
maligne Transformation 6, 31, 32, 96, 130
Malignome 64, 160
Mamma 116
Mammakarzinom 82
Manifestationsalter 13, 15, 88, 107, 120, 122, 126, 131
Markerchromosomen 19
Mastzellen 57
Mastzellhyperplasien 70
Mäuse 5, 108, 151
–, immundefiziente 9
Mäuseeinzuchtstämme 5
Megaloblasten 88
Mehrkernigkeit 35
Melphalan 125, 131, 151, 155, *156,* 158, 166, 167, 170, 176
– resistent 157, 160, 161
Metaphase 164
Metastasen 109
Methotrexat 155
Methyl-CCNU 161
Methylgrün-Pyronin Färbung 130
M-Gradient 24, 57, 59, 86, 126, 152
–, Flächenintegral 25
Migrationsfähigkeit 100
Mikrofilamente, intermediäre *45*
Mikroorganellen 35
Milz 29, 113, 127, 132, 147
Milzzellen 94
Mineralgehalt *71*
Mineralöl 5
Mithramycin 180, 181
Mitochondrien *44,* 46
mitogenstimuliert 98
Mitomycin C 166
Mitosehemmstoff 164
M-Komponente 21, 27, 28, 60, 62, 86, 120, 131, 152, 154, 166, 169
Monozyten 53, 93, 94, 95, *100,* 166

MOPC-315-Mäuseplasmozytom 165
Morbidität 91, 144
Morbus Hodgkin 11, 18, 167
– Waldenström 9, 19, 34, 36, 56, 130
Morphologie *34*
morphologische Klassifizierung *36,* 147
morphologischer Differenzierungsgrad 23, *145*
Morulazellen 35
mottenfraßähnlich 26, 76
Mott-Zellen 35
M2-Protokoll 168
Müdigkeit 28, 132, 179, 180
Multivarianzanalyse 28, 137, 141
Mutation 6
Myeloma Task Force des National Cancer Institutes 152
Myelomherde 80, 185
Myelominzidenz 7, 9, 14, 15
Myelomnephropathie 127
Myelomniere 104, 105, 186
Myelomrisiko 10
Myelomstammzellcluster 173
Myelomstammzellen 151, 173
Myelomstammzellkolonie 173
Myelomzelle 2, 4, *31, 34,* 36, 44, 45
–, klonale Entwicklung 23
–, Riesen- 34, 36
–, Wachstumsverhalten 32
Myelopoese 88, 171
–, Suppression 185
Myelotomie 70
Myelozyten 88

nacktkernige Formen 35
Nadir 144, 171
Natrium-Fluorid 182
Nephropathie 21
nephrotisches Syndrom 59, 132
nephrotoxisch 103, 186
Nephrotoxizität 103, 181
Nerven 107, 108
Nervensystem *106*
Netzhautblutung 184
neurochirurgischer Eingriff 21
nicht sezernierendes Myelom 18, 25, 86, 93, *124,* 154
Niedervoltage, periphere 132
Niere *101,* 132, 147
Nierenbiopsie 133

Nierenfunktion 88, 105, 139, 141, 171, 180
Nierenfunktionseinschränkung 21, 86, 88, 102, 103, 106, 124, 141, 150, 152, 158, 160, 179, 182
Niereninsuffizienz 64, 69, 104, 120, 128, 131, 149
Nitrosoharnstoffderivate *160*
Normoblasten 88
Nukleinsäuresynthese 164
Nukleolus 2, 22, 35, 38, 40

Ödem 2, 21, 102, 105, 106, 132
OKT4-positiv 94, 95
OKT8-positiv 94, 95
Opsonisierung 55, 92
Organe, andere *115*
-, endokrine 107, 122
Organinfiltration 147
orthopädische Maßnahmen 182
Osteoblastenaktivität 71
Osteoidbildung 71
Osteoklasten 70
osteoklastenaktivierender Faktor 68, 69, *70,* 166, 180
Osteoklastenaktivität 71
Osteolysen, seifenblasenartige 76
osteolytische Prozesse 20
- Skelettdestruktionen 1, 19, 21, 25, 26, 28, 34, 70, 76, 107, 120, 131, 135, 141, 154
Osteomalazie 104
Osteoporose 73, 76, 81
osteoporotisch 26, 71
Osteosklerose 78
osteosklerotisch 26, 107
Oxymetholon 179


Pankreas 113
Papierelektrophorese 57
Papilla vateri 113
Paraamino-Hippursäure 103, 105
Paraparese 107
Paraplegie 21, 107, 185
Paraprotein 4, 5, *24,* 47, *51,* 86, 94, 108, 120, 124, 135, 170
-, Abbaurate 134
Paraproteinämie 21, 58, 106, 172
Paraprotein, IgA 5, 6, 15, 24, 55, 99, 129
-, IgD 114
-, IgE 18

-, IgG 24, 53, 93, 99, 104, 108, 116, 129
-, IgM 19, 24, 34, 62, 99, 108, 129, 184
Paraproteinkonzentration 24, 25, 28, 50, 62, 63, 101, 134, 152
Paraproteinkristalle 36, 105, 116
Paraproteinsyntheserate 53, 86, 134
Paraproteintyp 18, 24, 50, 96
Parasiten 15
Parästhesie 121, 132, 172, 185
Parathormon (PTH) 68
PAS-positiv 36
Pathogenese 6
pathognomonisch 25, 67, 120
pathologische Frakturen 26, 76, 115, 178
- Untersuchung 2
pathophysiologische Aspekte *68*
- Grundlagen 67
Patienten *151*
-, good risk 152, 166, 167, 168
-, poor risk 152, 166, 167, 168
Pentamere 56
Pentamidin 150
Peptichemio 165, 172
Periostabhebung 76
Peritonealdialyse 184
Pferdetetanusserum 6
Phagozytose 36, 55, 100
Philadelphia-Chromosom 19
Phosphamidmustagen 158
Phosphat, anorganisches 90
Phosphatase, alkalische 50, 89
-, saure 30, 49
Phosphorylierung, intrazelluläre 166
Photonenabsorptionsdensitometrie 71
Phythämagglutinin (PHA) 97
Pilzinfekt 92
Pinozytose 103
Piperazindion 166
Plasmaclottechnik 173
Plasmacytoma Factor 94
Plasmacytoma-Induced Macrophage Substance (PIMS) 94
plasmaonkotischer Druck 85
Plasmapherese 116, 117, 184
Plasmavolumen 87, 93, 134, 184
Plasmazelldyskrasien 6, 19, 24, 27, 57, 85, 109, *120,* 130, 132
Plasmazellen 4, 22, 130
-, Basophilie 4
-, flammende 35, 44
-, IgA 55

238

-, lymphoide 34
-, Marschalko- 34
-, normale *34,* 51
-, phagozytierende 47
-, reaktive 30
-, reife 23, 31
-, unreife 22, 109
Plasmazellklon 51
Plasmazelleukämie 88, 127, 128, *130,* 151
Plasmoblasten 22, 38, 109, 145
plasmoblastisches Myelom *38*
Plasmozyten 145
Plasmozytom 107, 115, 116, 152, 178
-, extramedulläres 21, 29, 109, 112, 114, *122,* 178
-, Hormonabhängigkeit 15
-, induziertes 6, 10
-, intradurales 107
-, kutanes 109
-, orbitales 115
-, solitäres 6, 29, *120,* 130
-, spontanes 5
Plasmozytose, reaktive 23, 70
Plastik 5
Plateau 32, 154, 155
Plättchenaktivität 117
Plättchenfaktor 3 117
Plättchenfunktion 116
Plättchenproduktion 116
Pleozytose 108
Pleuraerguß 114, 115
Pneumococcen 114
Pneumocystis carinii 92
Pneumonie 20, 91, 97, 169
Pneumoniefrequenz 114
Pokeweed Mitogen (PWM) 93, 98
polarisiertes Licht 133
Polychemotherapy 151, 157, 164, 165, *167,* 168
polyklonale Immunglobuline 25, 29
Polymere 55, 60, 63
Polymerisation 55, 56, 132
Polymerisierungstendenz 44, 104, 185
Polyneuropathie 26, 107, 164, 172
Polypeptidketten 51, 126, 132
Polyploidie 35
Polypose, gastrointestinale 112
poor risk 152, 166, 167, 168
porotisch 2
Prä-B-Zelle 31, 96
Prausnitz-Küstner Reaktion 57

Präzipitat 2, 25, 65
Präzipitationsbande 63
Präzipitationslinie 60, 61
Prednison 131, 151, 160, 161, 166, 167, 171, 181
Primärharn 103
Procarbacin 165, 167
Produktionsdefekt 25
Prognose 28, 36, 131, *134, 145,* 160
Prognosefaktoren 86, 88, 128, 134, 137, *139,* 168
-, Gewichtung 137
Proliferation, mitogenstimulierte 98
Proliferationsfähigkeit 31
Proliferationskinetik 141, 142
Proliferationsrate 30, 98, 154, 164
Proplasmoblasten 145
Prostaglandine 57, 70
Prostaglandinmetaboliten 68
Prostatakarzinom 82
Proteinkatabolismus 166
Protein-Loosing-Enteropathie 112
Proteinurie 3, 21, 24, 64, 86, 89, 102, 104, 105, 124, 126, 128, 132, 141, 152, 166
Proteolyse, spontane 126
Proteus 91
Prothrombinzeit 118
proximaler Tubulus 103, 104
Prozonenartefakt 61
Pseudomonas 91
Pulmonalembolie 119
Purinantagonisten 150
Purpura 110, 116
pX-174 92
Pyelographie, intravenöse 106, 184
Pyelonephritis 6, 103, 105, 184
Pyoderma gangraenosum 112
Pyroglobuline *65*
Pyrazofurin 166

Quadriplegie 21
quantitative Veränderungen 22
qualitative Kriterien 22
Querschnittläsionen 107

radiale Immundiffusion 25, 62
radikuläre Symptome 107
Radiographie 11, 82, 185
-, Sensitivität 82

Radiojod 150
radiologische Befunde *73*
Radium 150
Randzone 63
Rasse, schwarze 15
Reagine 57
Reaktionen, anaphylaktische 171
Region, konstante 51
–, variable 51
Regressionsanalyse 135, 137, 143
Reifungsdissoziation *36*
Reifungsstörung 34, 129
reifzelliges Myelom *36*
Rekombination 51
Rektumbiopsie 132
Remissionskriterien *152*
Remissionsphase 34, 90, 92, 101, 143, 154, 164, 172
Remissionsrate 142, 156, 157, 158, 161, 167
Resorptionsschwankungen 157
Respirationstrakt 92
–, oberer 122
Retraktion 118
Rezeptoren 53, 57
rheumatoid 20
Ribosomen 51
Riesenformen 22, 35
Riesennukleolen 35
Riesenzellen 104
Riesenzellmyelom 145
Rippen 2, 26, 76, 80, 81, 115, 178
Risiko 18
Risikofaktoren 7, 134, 141, 143, 145
RNA-Gehalt 35
–, infektiöse 94
– Polymerase 164
– Synthese 164
–, transkribierte 51
Rückenmarkskompression 20, 21, 107, 121, 178, 183, 185
Rückresorption, tubuläre 103, 180
Russelkörperchen 35, 47

Sacrum 80
Salpetersäure 2
scanning-elektronenmikroskopisch *47*
Schädel 26
Schädeldach 79
Schädeldestruktionen 20
Schleimhäute 109, 122

Schmerzen 2, 20, 82, 84, 107, 121, 185
–, abdominelle 112
Schmerzerleichterung 178
Schockzustände, anaphylaktische 106
schrotschußähnlich 76
Schulter 80
Schulterblätter 26
Schwäche 28, 132
Schwangerschaft 172
schwere Ketten 51, 53, 56, 60
Schwerkettenkrankheit 59, 61, 112
Schwindel 108, 184
Screeningmethode 57
Secretory IgA 55
– Piece 55
Sedimentationsklassen 60
Sehstörungen 108
Sehvermögen 116
Sekretionsdefekt 25, 126
Sekundärreaktionen 53
Senfgasderivate 150
Senkungsbeschleunigung 21, 86
Serotonin 57
Serum-Akutphase-Protein 132
Serum-Kalzium 89, 135, 141
– Kreatinin 88, 102, 135, 166
Serumlipide 90
Serumviskosität 118
Sinusitiden 20, 92
Skelett 1
Skelettdestruktionen, osteolytische 1, 19, 21, 25, 26, 28, 34, 70, 76, 107, 120, 131, 135, 141, 154
Skelettläsionen *25,* 67, 68, 73
Skelettsystem *67,* 120, 121, 181
Skelettveränderungen 120
–, histopathologische 68
–, sklerosierende 78
smouldering myeloma 28, 152
solider Tumor 31
South-Eastern Cancer Study Group 143, 154, 161
South West Oncology Group
Spiculae 76
Spindelproteine 164
Splenomegalie 113
Spontanfraktur 2
S-RSA 57
Stadieneinteilung *134*
Stammzelle 31, 145
–, lymphoide 31

Standardtherapie 156
Staphylococcen 91, 114, 185
– proteine 53
Stenosierung 112
Sterberisiko 143
Sternum 26, 80
Stickstoff-Lost 156, 158
Stilbamidin 150
Strahlenexposition 7
Strahlentherapie 29, 109, 116, 121, *178*
Streptococcen 91
Stützmieder 182
Subklassen 53
–, Verteilung 53
subkutane Tumore 21
Substanzen, alkylierende 156, 158, 167
–, antiproliferative 151, *156, 165,* 172, 173
–, unwirksame *166*
–, zellzyklusspezifische 154, 155, 156, 164
Suppressor/Cytotoxic T-Zellen 94, 95
Suppressorzellen 93
Suppressorzellfunktion, Con A-induzierte 99
Szintigraphie 82, 185
szintigraphische Befunde *73*

Takazuki-Syndrom 107
teratogen 172
Testantigen 92
Testosteron 15, 179
Teststreifen 86
Therapie *150*
–, Anämie *179*
–, Androgene 179
–, chirurgisch-orthopädische *182*
–, Erhaltungs- 32, 131
–, Hyperkalzämie *180*
–, Hyperviskositätssyndrom *184*
–, Induktions- 131, 156
–, Infektionen *185*
–, intermittierende 156, 157, 160
–, Konsolidierungs- 32
–, kontinuierliche 160
–, malignes Endstadium *169*
– neurologischer Komplikationen *185*
–, Niereninsuffizienz *184*
–, Osteoporose *181*
–, palliative 178
–, Remissionsphase *169*
–, sequentielle *155*

–, Standard- 156, 167
–, symptomatische *179*
–, zukünftige Entwicklung *172*
–, zytostatische 30, 96, 98, 123, 133, 148, 151, 156
Therapieerfolge 34, 124, 154, 156, 165
Thiamidinpräparate 150
6-Thioguanin 154, 166
Thorium X 150
thrombembolische Komplikationen 55, 116
Thrombinzeit 118
Thrombopenie 88, 127, 131
–, protrahierte 157
Thrombopenieinzidenz 116
Thromboplastinzeit 118
Thrombozytenadhäsivität 117
Thrombozytenaggregation 117
Thrombozytose 88
Tiere 19
tierexperimentell 5, 15, 94, 123, 151
Todesursache 102, 112, 132, 137, *148*
Tomographie 84, 185
Toxozität 167
Transferrin 59
Transformation, maligne 6, 31, 32, 96, 130
Translokation 19, 51
Trasportvesikel 51
Traubenzelle 35
Trenimon 151
Trinkmenge 184
Trübung 2
tubuläre Rückresorption 103, 180
Tubuli contorti 104
–, proximale 103, 104
Tubulusepithelzellen, Atrophie 103
Tumorergüsse, diffuse pulmonale 114
Tumorgröße 32, 135, 151
Tumorinfiltrate 71, 113, 114
Tumormasse 33, 98, 128, 134, 154
Tumorprogression 21, 31, 32, 86, 92, 155, 157, 161, 181
Tumorproliferationsmodus 21
Tumorreduktion 32, 121, 154, 157, 160, 161, 165
Tumorregression 142, 178
Tumorrezidiv 121, 155
Tumor, solider 31
–, subkutaner 21
Tumorverdopplungszeit 32, 33

Tumorzellmutanten 125, 147
Tumorzellzahl 32, 33, 69, 134, 146, 154

Übelkeit 21, 108, 112, 171, 179, 180
Überempfindlichkeitsreaktion, verzögerte 96
Überlebenszeit 4, 36, 127, 128, 131, 134, 137, 139, 141, 142, 143, 145, 152, 154, 157, 160, 161, 166, 168
Ultrastruktur *38*, 124
Ultrazentrifugationsanalyse 56, 60
Umweltfaktoren *9*, 122
Unreife 35
unreifzelliges Myelom *36*
Untersuchungen, computertomographische 84
–, elektronenmikroskopische 9, 148
–, immunelektrophoretische 24, 60, 64, 86
–, immunfixationselektrophoretische 64
–, röntgenologische 120
–, tierexperimentelle 5, 15, 94, 108
–, tomographische 84
Urethan 150
Urin 2, 86, 103, 124
Uromitexan 171

Vaccination 92
Vakuolisierung 44
variable Region 51
Vasa vasorum 108
Vaskulitiden, kryoglobulinämische 110
Verbindungskette 30
Verbundosteosynthese 183
Verkalkungen, alveoläre 115
Verlauf *134*
Verlaufsbeobachtung 25
Vinblastin 164
Vincristin 131, 154, 155, 164, 167, 168, 176
Vindesin 164
Vinkaalkaloide 155, *164*, 172
Viren 9
virusähnliche Partikel 6, 9
Virusätiologie 9
Virusinfektion 34
Vitamin B 12 87, 179
– C 186
– D 182
– D3-Metaboliten 68
Voraussagegenauigkeit 175

Wachstumsfraktion 32, 155
Wachstumsrate 32, 34
Weichteiltumor 178, 179
Western Cancer Study Group 155
Wirbel 178
Wirbeleinbrüche 107
Wirbelkörper 26, 80, 183
Wirbelsäule 26, 79, 120, 121, 182

Xanthome 110

Zelldifferenzierung 31
Zellen, enddifferenzierte 31
Zellkern *35*
Zellkinetik *32, 154*
Zellklon, resistenter 176
–, sensibilisierter 6
Zellinien 125
Zellmembran 51
Zelluloseacetatstreifen 63
Zellverlust 32
Zellzyklusphase 30, 53, 156
zellzyklusphasenspezifisch 164
zellzyklusspezifisch 32, 154, 167
zirkulierende Immunkomplexe 96
Zirrhose, primäre biliäre 113
Zisterne 35, 43, 44, 47, 51
Zweitneoplasie 19
Zylinder, hyaline 106
Zymosan-aktiviert 100
Zystitis, hämorrhagische 171
zytochemische Befunde *49*
– Methoden 30
Zytoplasma *35*, 47
zytoplasmatische Einschlüsse 35, 36, 38, 47
Zytostatikasensitivität 151, 172, 173
zytostatische Therapie 30, 96, 98, 123, 133, 148, 151, 156
zytotoxisch 56
Zytotoxizität, antikörperabhängige zelluläre 93, 99

## Aktuelle Therapie bösartiger Blutkrankheiten

Herausgeber: P.G. Scheurlen, H.W. Pees
1982. 55 Abbildungen, 113 Tabellen.
XII, 298 Seiten. DM 88,-. ISBN 3-540-10994-3

I. Boll

## Zytologische Knochenmarkdiagnostik

Ein Leitfaden
2., neubearbeitete Auflage. 1980. 4 Abbildungen, 5 Tabellen. XI, 84 Seiten
DM 45,-. ISBN 3-540-10055-5

## Clinical Aspects of Blood Viscosity and Cell Deformability

Editors: G.D.O. Lowe, J.C. Barbenel, C.D. Forbes
With a Foreword by G.P. McNicol
1981. 79 figures, 20 tables. XV, 262 pages
Cloth DM 70,-. ISBN 3-540-10299-X

J.C. Cawley, G.F. Burns, F.G.J. Hayhoe

## Hairy-Cell Leukaemia

1980. 64 figures, 4 tables. IX, 123 pages (Recent Results in Cancer Research, Volume 72)
Cloth DM 56,-. ISBN 3-540-09920-4

## Disorders of the Monocyte Macrophage System

Pathophysiological and Clinical Aspects
Editors: F. Schmalzl, D. Huhn, H.E. Schaefer
1981. 107 figures, 57 tables. X, 259 pages
(Haematology and Blood Transfusion, Volume 27)
DM 98,-. ISBN 3-540-10980-3

K. Lennert

## Histopathologie der Non-Hodgkin-Lymphome

((Nach der Kiel-Klassifikation)
In Zusammenarbeit mit H. Stein
1981. 68 zum Teil farbige Abbildungen.
VIII, 135 Seiten
Gebunden DM 78,-. ISBN 3-540-10310-4

## Immunobiology of Bone Marrow Transplantation

International Seminar of the Institut für Hämatologie, GSF, Munich under the auspices of the European Communities, March 8-10, 1979, Neuherberg/München.
Editors: S. Thierfelder, H. Rodt, H.J. Kolb
1980. 123 figures, 123 tables. XV, 430 pages
(Haematology and Blood Transfusion, Volume 25)
DM 98,-. Reduced price for the subscribers of the journal „Blut" DM 78,40
ISBN 3-540-09405-9

H.-P. Lohrmann, W. Schreml

## Cytotoxic Drugs and the Granulopoietic System

1982. 6 figures, 87 tables. VIII, 222 pages (Recent Results in Cancer Research, Volume 81)
Cloth DM 96,-. ISBN 3-540-10962-5

## Modern Trends in Human Leukemia

4. Latest Results in Clinical and Biological Research
Including Pediatric Oncology.
Organized on behalf of the Deutsche Gesellschaft für Hämatologie und Onkologie and the Deutsches Krebsforschungszentrum. Wilsede, June 16-19, 1980
Wilsede Joint Meeting on Pediatric Oncology I
Hamburg, June 20/21, 1980
Editors: R. Neth, R.C. Gallo, T. Graf, K. Mannweiler, K. Winkler
1981. 252 figures, 118 tables. XXV, 557 pages
(Haematology and Blood Transfusion, Volume 26)
DM 168,-. Reduced price for the subscribers of the journal „Blut" DM 140,-
ISBN 3-540-10622-7

Springer-Verlag Berlin Heidelberg New York

# Current Topics in Microbiology and Immunology

Editors: M. Cooper, W. Henle, P. H. Hofschneider, H. Koprowski, F. Melchers, R. Rott, H. G. Schweiger, P. K. Vogt, R. Zinkernagel

## Volume 92
### Natural Resistance to Tumors and Viruses
Editor: O. Haller
1981. 22 figures. VI, 128 pages
Cloth DM 68,-. ISBN 3-540-10732-0

## Volume 93
### Initiation Signals in Viral Gene Expression
Editor: A. J. Shatkin
1981. 30 figures. V, 212 pages
Cloth DM 85,-. ISBN 3-540-10804-1

## Volume 94/95
1981. 46 figures. IV, 308 pages
Cloth DM 132,-. ISBN 3-540-10803-3

Contents: C. W. Ward: Structure of the Influenza Virus Hemagglutinin. - H. G. Boman, H. Steiner: Humoral Immunity in Cecropia Pupae. - G. Hobom: Replication Signals in Prokaryotic DNA. - W. Ostertag, I. B. Pragnell: Differentiation and Viral Involvement in Differentiation of Transformed Mouse and Rat Erythroid Cells. - J. Meyer: Electron Microscopy of Viral RNA. - J. Hochstadt, H. L. Ozer, C. Shopsis: Genetic Alteration in Animal Cells in Culture.

## Volume 96
### Gene Cloning in Organisms Other Than E. coli
Editors: P. H. Hofschneider, W. Goebel
1982. 63 figures. VII, 259 pages
Cloth DM 92,-. ISBN 3-540-11117-4

## Volume 97
1982. 28 figures. IV, 204 pages
Cloth DM 94,-. ISBN 3-540-11118-2

Contents: M. R. Macnaughton: The Structure and Replication of Rhinoviruses. J. A. Holowczak: Poxvirus DNA. - H. Persson, L. Philipson: Regulation of Adenovirus Gene Expression. - K. H. Nierhaus: Structure, Assembly, and Function of Ribosomes.

## Volume 98
### Retrovirus Genes in Lymphocyte Function and Growth
Editors: E. Wecker, I. Horak
1982. 8 figures. VIII, 142 pages
Cloth DM 66,-. ISBN 3-540-11225-1

## Volume 99
1982. 30 figures. III, 200 pages
Cloth DM 96,-. ISBN 3-540-11419-X

Contents: H. Garoff, C. Kondor-Koch, H. Riedel: Structure and Assembly of Alphaviruses. - I. Nakamura, G. Cudkowicz: Fine Specificity of Auto- and Alloreactive Cytotoxic T-Lymphocytes: Heteroclitic Cross-reactions Between Mutant and Original H-2 Antigens. - H.-P. Mühlbach: Plant Cell Cultures and Protoplasts in Plant Virus Research. - S. Siddell, H. Wege, V. ter Meulen: The Structure and Replication of Coronaviruses. - H. Wege, S. Siddell, V. ter Meulen: The Biology and Pathogenesis of Coronaviruses.

## Volume 100
### T Cell Hybridomas
A Workshop at the Basel Institute for Immunology
Organized and edited by H. V. Boehmer, W. Haas, G. Köhler, F. Melchers, J. Zeuthen
With the collaboration of S. Buser-Boyd
1982. 52 figures. XI, 262 pages
Cloth DM 48,-. ISBN 3-540-11535-8

## Volume 101
### Tumorviruses, Neoplastic Transformation and Differentiation
Editors: T. Graf, R. Jaenisch
1982. 27 figures. Approx. 220 pages
ISBN 3-540-11665-6
In preparation

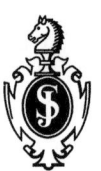

Springer-Verlag Berlin Heidelberg New York

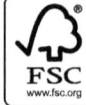

If you have any concerns about our products,
you can contact us on
**ProductSafety@springernature.com**

In case Publisher is established outside the EU,
the EU authorized representative is:
**Springer Nature Customer Service Center GmbH
Europaplatz 3, 69115 Heidelberg, Germany**

Printed by Libri Plureos GmbH
in Hamburg, Germany